U0132149

后浪

The Untold Story of Pain

疼痛的黑暗历史

THE SONG OF
伤痕之歌
OUR SCARS

Haider Warraich

[巴基斯坦]海德·瓦莱奇 著

刘晓燕 译

贵州出版集团
贵州人民出版社

致我深爱的艾米、贝卢、伊娃和戈哈尔！

目　录

导　言

没有痛苦，就没有意识的觉醒。

—— 瑞士心理学家、分析心理学创始人

卡尔·荣格（Carl Jung）

疼痛是一项基本事实。它很可能是婴儿在出生之初获得的第一种感受，是通往意识体验的世界的大门。婴儿几乎都会把这样一种感觉和"活着"这件事紧密地联系在一起。事实上，在生命中接下来的每一天里，我们都会体验到各种疼痛。它们通常是无害的，但有时会变得颇为棘手。疼痛是每个人在共识现实①（consensus reality）中体验到的最为相通的层面之一，是所有生命体具有意识的象征，是在数百万年的生命演化中被嵌入身体构造中的。

然而，疼痛又是一切感受中最变化多端、难以捉摸的。人类在物理意义上视物、聆听、触摸和品尝的方式似乎没有随着历史的变迁而变化，但我们感知和忍受疼痛的方式在20

---

① 即大多数人公认的现实。这个现实是独立于人类心智之外、始终存在的真实世界，其中包括可以被描述和公认的身体症状和体验。——译者注

世纪的百年中却发生了巨大的改变。疼痛不再被视为一种"灵性之力"，即上帝与凡人沟通的唯一途径，而被降格为完全可以通过生物学的发展来理解和治愈的一种本质为肉身腐坏的现象。不过，社会对疼痛的其他认知定位却没有发生改变。鉴于评估疼痛与赋予权力密不可分，和疼痛相关的一切——如何认识、对待和施加疼痛——在历史上一直，在未来也仍会是当权者用来压迫弱者的一项工具。

疼痛是帝国主义的一种体现。欧洲殖民者总是嘲弄黑人和棕色皮肤的土著人的疼痛，一方面将他们视为软弱者，一方面又利用这种不幸对其进行剥削。英国建立了人类史上最大规模的鸦片生产体系，为了倾销鸦片、令外国人对其上瘾而发动了战争，却禁止本国人民消费鸦片，因为它知道这种以罂粟为原料制成的药物有多容易让人无法脱身。

疼痛与种族歧视密不可分。在历史上，奴隶主常常以黑人过于迟钝、不像他们的白人"主人"那样容易感受到痛苦这样荒谬的借口，随意向黑人施加无法用语言描述的暴力。即使到了今天，一些本应颇有见识的人，包括一些医生，还相信某些陈旧不堪的无稽之谈，例如"黑人的皮肤比白人厚，所以他们对痛苦的感受没有白人那么强烈"。这种观念也是黑人的痛苦始终得不到充分认识和诊治的原因之一。[1]

疼痛还体现出性别歧视。女性更容易感到疼痛，但她们的疼痛也更容易被忽视。许多女性本着减轻痛苦的需求向医生求助，却遭遇了一些医生的轻视以及不合理的对待。

　　最重要的是，疼痛是个人的体验，甚至可以说，世上唯有疼痛才是完完全全属于我们自己的。它是如此隐秘难解，以至于无法通过语言来传达。作为人类最为复杂的一种感受，疼痛在我成年之后一直与我相伴相随。这也是我下定决心写这本书来揭示疼痛本质的根本原因。

　　同心跳一样，疼痛是生命的信号，而它的消失通常意味着死亡。从脚趾尖到头皮的任何人体部位都可以产生疼痛的感受，甚至连早已被截去的肢体都会令我们感到疼痛，例如因误踏地雷、患糖尿病或被食肉菌①感染而截肢的患者感受到的幻肢痛（phantom pain）。我们习惯从杀伤力的角度来衡量从石块、长矛到武装无人机、战术核导弹的武器的演变，但实际上人类制造它们的根本目的往往是在身体、心理、文化、种族以及经济等层面造成痛苦。

　　在一些宗教界人士看来，疼痛是通往神性的阶梯。伊斯兰教什叶派将自我鞭笞视为重要的宗教仪式之一，因为它在一定程度上具有救赎的性质。"斯科维尔指数"（Scoville units）是衡量辣椒辣度的标准，而嗜辣的老饕四处搜寻有更高指数的辣椒，让他们的味蕾接受这种炙烤，并纵情享受随之而来的紊乱快感。疼痛还会给某些人带来通过温和刺激的方式永远无法实现的性快感。

　　疼痛还是人类最好的老师。人们经常将指导和教诲抛诸

———————————

① 又称"噬肉菌"，不是单一种类的细菌，而是对链球菌或能造成肌肉组织损坏的菌类的总称。——译者注

脑后，但带来疼痛的教训却会令他们终生难忘。对我的小女儿来说，一千遍苦口婆心的劝诫也比不上被热锅烫过一次更能让她自觉远离这一类危险。当然，疼痛并不总会带给我们有益的经验。体罚是非常糟糕的教育手段，可能会给受罚者带去持续终生的精神创伤。

在 19 世纪和 20 世纪，我们对人体发育和衰老的认知得到了飞跃。但是，即使现代医学已经获得了精妙绝伦的成就，疼痛仍然是我们最难理解的一种感觉。

我们对疼痛的基础机制所知甚少，在面对尤其不易了解的慢性疼痛时更显得茫然无措，背后其实是有原因的。自 19 世纪以来，一些人开始尝试用临床和科学术语来定义疼痛，而现在这一类努力已失去当初的愿景，沦为现代医学的工具，只留下空洞的形式。当医疗系统的商业化运作将患者变为消费者，人类的痛苦从此为实现资本最大化并产生丰厚利润提供了良机。一场为危重患者提供安慰的医学运动被追逐利润的制药公司劫持，整个过程堪称人类历史上谋划得最精心的阴谋之一。

作为医生，我每天都在为疼痛患者提供治疗。但是，我最早与疼痛的接触却要追溯到当年我作为患者四处求医的时候。

在巴基斯坦读医科时，我每天都会花几个小时在健身房锻炼，不是在打篮球，就是在举铁或在跑步机上跑步。我不是什么天资出众的运动健将，但我在运动时就像一只在轮子上飞奔的仓鼠那样快乐。运动对我而言是强身健体、振奋精神的良方。

一天晚上，在做一组仰卧推举时，我听到后背传来响亮的"咔嚓"一声。我的身体在一瞬间失去了平衡。我正在举的杠铃砸了下来，把我压在长凳上动弹不得。我开始感到恐慌。由于上半身受到 180 千克左右的重压，我开始喘不过气。我试着将杠铃歪向一边，希望让那一侧的铁片滑落，但随即想起，我把它们卡在夹槽里固定住了。

直到这时，我才做了在意外发生的瞬间就该做的事——大喊救命。我的呼吸已明显变得有些微弱。

几个医学生冲过来，笨手笨脚地抬走了压在我胸口的杠铃。这些人到这个装有空调的体育中心来的本意和我一样，一方面是为了躲避卡拉奇①的酷暑，另一方面则是为了暂时从记忆病理知识和治疗药物的紧张学习进程中抽身片刻。由于我的意外受伤，他们的这一临时避难所似乎变得和附近某个急诊室的创伤中心没什么两样。这些医学生抓住我的胳膊，想扶我站起来，但我立即痛苦地大叫起来。于是，一个学生冲到外面，为我找来一把轮椅。

在那个晚上之前，我曾数百次往返于医院与体育中心之间。这段路程很短，短到几乎无法给人留下任何印象，但我永远都忘不掉那天坐在轮椅上返回医院的感受。地面上的凹

①　巴基斯坦第一大城市。——编者注

凸不平、地砖之间的微小缝隙带给轮椅的每次轻微晃动都会给我的身体造成巨大的痛苦。

正是从这一天开始，疼痛变成了我生活的一部分。它打乱了我的生活方式，使我失去了许多朋友。它还夺走了我在健身房的快乐时光，而我只有在那里才能暂时从医学专业超高强度的学习带来的压力中解脱。它甚至一度有可能从我这里夺走更多。不止一次，难言的疼痛让我认为，唯一的解脱方式就是结束自己的生命。

自从在体育中心发生意外之后，疼痛便永远进驻了我的身体。它改变了我这一生的发展曲线，但也成为驱动我写这本书的最重要的原因。我清楚，我的经历其实并不特殊。就人类的生存技能来说，没有什么比感知疼痛的能力更重要。

作为医学生，我认识医学中心的大部分工作人员，因此在到达急诊室之后，我没有在拥挤的候诊区停留，而是立即被安置到一张较为安静的病床上。我背部的痛感最为强烈。它沿着我的脊柱上下移行，像一根摆锤般破坏掉沿途的一切。急诊室的值班医生给我静脉注射了酮咯酸（一种抗炎止痛药），并告诉我，我扭伤了一块肌肉。他向我保证，一周后我就会康复。

一周很快过去，接着又过了一周。过了几周之后，我依然疼得无法活动。坐着太疼了，站着也好不到哪里去。我在睡觉时只能像胎儿那样蜷缩着侧卧，膝盖贴着胸口，再在中间垫上一个枕头。

走路时，我可以清楚地感受到我的身体重心是如何在双腿和腰部之间来回移动的。就没有哪个动作能让我感觉舒服。我没有任何方法可以逃离疼痛。曾经，我在举铁时不小心撕裂了肱二头肌。当时我只有在以某些特定方式活动手臂时才会感到疼痛，而我只要稍加留意就可以避免做这些动作。这次后背受伤后，我可就没有那么幸运了。

作为一名正在接受训练的实习医生，我每天只要一睁眼，就要不断重复坐下、站立、行走这三项活动。轮到我和我的团队去查房并察看患者时，我满脑子只想着如何找一把椅子坐下或在墙上靠一下。整家医院里最让我感到害怕的是手术室，因为我往往要在那里连续站好几个小时。医学生通常会被安排在一个远离操作台的位置，承担一些看上去除了受折磨再无其他实际意义的任务。于是，我在手持金属拉钩以保证患者身上的切口随时处于张开的状态时，通常需要把身体扭成奇怪的角度才能使上力。我本该着重观察主刀医生的手部动作，但我能看到的只有操作台的侧边或某个手术团队成员的后背。现实很快令我意识到，成为外科医生对我来说可能不是一条可行的职业道路了。同理心是一名医生必须具备的素质，但我不得不将全部注意力转向内部，来提防体内的每一个异常警报，早已无力顾及他人。在那些最黑暗的日子里，我甚至不确定自己是否还能继续做医生。

从那时起，慢性疼痛就一直占据着我的生活。即使到了今天，某些特殊的运动方式或一整天的辛苦工作仍有可能把我推回这条疼痛之路的起点。不过，许多人都面对着与我相似的经历以及困境。事实上，背部是人体中最容易出问题的地方。绝大多数背部损伤都可以得到治愈，但也有不少会发展为痼疾。在美国乃至全世界，背部疾病都是导致残疾和慢性疼痛的最常见因素。然而，背部疾病一般不会出血或形成肿瘤，相较其他问题不容易被发现，因此大多数人在背部出问题之前很少会注意到这个部位，而只有那些习惯了与背部疼痛相伴的患者才真正了解它的可怕之处。[2]

　　对许多人而言，在人生中某个阶段出现的慢性疼痛都会彻底改变他们的生活。慢性疼痛无疑是一种全球普遍存在的现象，据估计影响到了 15 亿人，但它又是一种颇为典型的"美国病"。一项研究表明，美国人似乎比其他国家的居民更容易受到疼痛困扰，而且最常用阿片类药物 ① 来缓解疼痛。美国有 1/5 的成年人（估计约有 6600 万人）受到慢性疼痛的困扰，造成了价值高达 5000 亿美元的直接医疗费用以及生产力损失。慢性疼痛对弱势群体的影响更为明显。女性、有色人种、低收入群体、老年人、失业者和生活在农村地区的群体有更大概率患上这一类疾病。2400 万美国人由于慢性疼痛失去了生活自理的能力，而这一数字还在继续上升。[3]

　　人在一生中难免会感受到疼痛。但是，今天人们眼中的

----

① 从尚未成熟的罂粟植物中提取出的乳状胶体在干燥后制成的固体物即为阿片，俗称"鸦片"。阿片类药物指能与人体内阿片受体结合并产生镇痛效果的天然或合成药物。此类药物极易使人成瘾。——译者注

疼痛——它如何影响我们的生活，我们如何赋予它意义，以及我们利用哪些方法战胜它——与历史上的情况是完全不同的。医学只是相关认识出现变化的原因之一。当下的社会对疼痛的认识在本质上是由几场相互融合且影响更为深远的社会、文化以及经济运动共同改变的。因此，我们必须学习如何修复并抚慰出了问题的身体。

在历史上，人们认为疼痛源于超自然力量的干预。无论是膝盖的酸痛还是头部的阵痛，都是超自然力量在像抚弄印度西塔琴的琴弦一样拨动着人体内发炎的神经。疼痛是有意义的，而且被放置在一个更宏大的背景之中。根据《圣经》宣讲的教义，女性在分娩时感受到的疼痛，是为夏娃在受到魔鬼诱惑后犯下的原罪付出的代价。这意味着甚至晚至18世纪，试图缓解分娩疼痛的行为在西欧还要以死刑论处。苏格兰首名被烧死的女巫的罪行，就是帮助一名产妇在生育双胞胎的过程中减轻痛苦。这名产妇也受到牵连，被一同烧死在火刑柱上。缓解疼痛的举动被看作对神之戒律的非正常干预。

随着西方社会走向世俗化，人们对疼痛的认识也随之出现了变化。治疗疼痛的地点从教堂转移到了诊所。人们开始寻医问药，而不再靠祈祷来减轻痛苦。然而，即使麻醉手术和吗啡都是在19世纪出现的，医学的根本目的仍然是延长生命，而不是提供缓解痛苦的方法。

医学的进步的确大大延长了人类的生命。然而，人们活得越久，与行动不便和痛苦作战的时间就越长。由于癌症和心力衰竭等非传染性疾病取代传染性疾病成为致死的主要原因，许多人在生命末期感到极度痛苦。他们的骨骼受到恶性肿瘤侵蚀，肺部被自身的分泌物堵塞。即使在这般让人不忍直视的状况下，医生们也不会主动帮患者摆脱痛苦。

进入 20 世纪之后，一场声势浩大的社会运动出现了，呼吁人们去争取更多掌控自己身体的权力。这场运动有着丰富的表现形式，在女权、人权和去殖民化运动中都可以看到它的影子。由于医学界长期受到父权制的影响，变革在此处发生得比较缓慢，但在以上这些影响更为广泛的社会力量的推动下，权力开始从医生向患者倾斜，患者在健康问题上获得了更多的自主权。这一权力倾斜现象的最早的表现，是由英国医生西塞莉·桑德斯（Cicely Saunders）发起的"临终关怀运动"。这一运动主张医生不仅要挽救生命，还应避免让患者陷入痛苦和绝望。疼痛不再被看作疾病的表征，而被理解为疾病本身。疼痛也不再被视为善恶失衡引发的超自然现象，而被视为功能紊乱造成的身体感受，而且像能被治愈的骨折一样，也能通过简单的方式缓解。当然，这种简单化的认识不足以概括疼痛的复杂性，与疼痛相关的文化背景的转变也没有延缓慢性疼痛在美国乃至全世界带来越来越大的灾难的进程。

阿片类药物的泛滥或许是这一转变最明显的标志。据美国疾病控制和预防中心（Centers for Disease Control and

Prevention）统计，从 1999 年到 2019 年，美国医生过度使用阿片类处方药来治疗慢性疼痛的行为已经对患者造成了相当大的消极影响。许多患者开始对这类药物上瘾，还有一些患者出现了海洛因和芬太尼等毒品和违禁药物滥用的问题。在这方面，舆论的矛头主要指向销售这类药品的制药公司。由于普渡制药公司（Purdue Pharma）生产的奥施康定（OxyContin）被认为是这场危机的导火索，该公司的所有者——萨克勒（Sackler）家族的成员成了众矢之的。

　　然而，人们却很少关注在背后纵容普渡制药公司和其他阿片类药物制造商的美国医疗体系：医生出卖神圣职责以换取利益；医学期刊轻率地发表有严重漏洞的研究论文；监管机构的不作为致使公众遭受危险药物的伤害；经销商把这些危险药物发往美国的每个角落；药店不作任何把关就向弱势个体售卖大量危险药物。整个医学领域以治疗疼痛为中心，却没有多少实证来指导其实践。医疗护理的企业化加上消费主义的兴起，创造出了一种过度依赖药品的文化。人们把对康复的一切希望和梦想都寄托在药物和手术上。

　　在了解到这一悲剧的广泛影响之后，我们还必须考虑一些更基本的事实——我们所有与疼痛有关的知识和治疗方法几乎都是错的。如果我们想打击美国当前阿片类药物的泛滥，并防止它在未来卷土重来，这个认识就是我们一切工作的出发点。

　　在人类所有的感觉中，疼痛受环境影响的程度是最高的。在马拉松运动员冲过终点线的那一刻，他周身上下的疼痛立即有了不同的意义。性行为过程中的疼痛既可以带来无上快感，也有可能造成终生难愈的创伤。虔诚的信徒在斋戒期间感受到的胃痛与付不起饭钱的穷人在饥饿时感受到的大不相同。如果说个体对疼痛的不同敏感度可以被归因为生理差异，那么我们在疼痛时作出的不同反应则在很大程度上是受周围环境调节的。事实上，连人体内引发疼痛的基因表达也受到个体成长环境的深刻影响。

人类自摆脱蒙昧以来，一直在试图理解疼痛的复杂性。在《理想国》（*The Republic*）的第 9 卷中，苏格拉底（Socrates）对格劳康（Glaucon）说："我们不是说痛苦是快乐的对立面吗？"苏格拉底在此想向格劳康说明，痛苦之所以产生，并不仅仅是因为不快乐，更要取决于一个人最初所处的状态。人们是直接从快乐转为痛苦，还是以一个平静的中间状态为起点？在苏格拉底看来，痛苦和快乐分别位于坐标轴的两端，而一个人的出发点决定了他之后的体验。也就是说，从快乐走向痛苦，比痛苦加深更让人感到沮丧。那么，今天我们对疼痛的理解是否已经更进一步了呢？

被疼痛折磨的人最害怕听到的话就是，他们的痛苦"全是想象出来的"。这个说法的用意通常是否定痛苦，并抹除疼痛者的人格。不过，大脑的确对塑造我们感受到的疼痛起着至关重要的作用。表达疼痛的脉冲信号在抵达大脑后，会被充分地再加工。大脑会基于过去的经验和当前的期望将痛感调到略高或略低的程度。情绪和注意力集中程度都可以影响我们对疼痛的感受。如果以马戏团来打个比方，大脑不是什么无关紧要的工作人员，而是整个团队的领导者。不经大脑的允许，老虎不会跳过燃烧的铁圈，空中飞人不会做出危险刺激的动作，更不会有人敢吞下一把匕首。[4]

在慢性疼痛的体验中，大脑扮演着更加重要的角色。绝大多数人认为，如果疼痛持续一定时间，一般来说超过 3 个月，它就会转变成慢性疼痛。不只那些与我一样生活在疼痛中的人有这种想法，许多医生（包括我在内）在接受培训时也是以这种态度来治疗慢性疼痛的：在本质上将慢性疼痛看作急性疼痛的延续。但是，如果深入探究近期的医学成果，你会看到一幅截然不同的景象——急性疼痛和慢性疼痛本质完全不同，因此不该采用同一种治疗方式。

由于科学领域的"孤岛现象"，截至目前，我们并没有找到一个独立的有效理论来解释慢性疼痛。然而，我仔细阅读过的数千份研究报告、与数十名专家和患者的深入交谈以及这个残破的身体带我走过的艰苦旅程，都让我意识到绝大多数慢性疼痛并不仅仅是一种生理感受。对我们的神经系统来说，慢性疼痛更像是大脑通过某个身体部位感受到的一种情绪，一种一直在我们的脑海里徘徊的、过度习得的创伤性记忆，在所受伤害被完全治愈后通常还会持续一段时间。急性疼痛一般是以身体某处的伤口或受损的神经为起点，一路上行传导至大脑的；慢性疼痛则恰恰相反，是从大脑沿着脊髓向下传导的，而且来自下方某处的刺激不一定存在。

　　鉴于经历疼痛的患者、治疗疼痛的临床医生和研究疼痛的医学界人士三者之间的巨大鸿沟，疼痛仍然是一个比较棘手的问题。由于这种鸿沟的存在，人们习以为常的许多观念会像魔法一样无法在现实中获得依托。人们常说，杀不死你的，会让你更强大。研究结果却表明，事实恰恰相反。生活在慢性疼痛之中的人对疼痛更敏感，甚于那些把疼痛视为能随时下车的临时车站而非人生终点站的普通患者。人群之中还流行着这样一种观念：疼痛不可避免，受煎熬却是你自己选择的。我无法想象任何经历过慢性疼痛的患者或亲自照顾过他们的亲友会相信这样的鬼话。一旦疼痛出现并拒绝离开，痛苦就会成为像死亡一样不可逃避的现实。疼痛给我上的唯一一课，就是对无休止的痛苦可以彻底摧毁人类精神这一事实的第一手体验。

　　当我站在这里时，我能感觉到疼痛从四面八方向我袭来。它来自我的体内，来自被病痛折磨到半夜时分仍无法入睡的痛苦记忆；它也来自我接诊的那些被恶性疾病侵蚀内脏，全身上下每一个毛孔都在感受疼痛的病患；它更来自我阅读的大量关于疼痛的论文和著作，以及我与之探讨过疼痛问题的科学研究者、临床医生和患者。

　　理解疼痛意味着认识人类的身体和精神以及二者的相互作用，是对人为割裂二者的当代临床医学的迎头痛击。

理解疼痛意味着认识到种族、性别、民族和权力以怎样不可撼动的方式参与我们生而为人的体验。

理解疼痛意味着了解阿片类药物滥用的局面是如何一步步形成的，贪得无厌的资本界和守旧、腐败的学术界是如何导致这一人类历史上最大的医疗悲剧发生的，以及我们应该如何避免类似悲剧的重演。

理解疼痛意味着探索人类苦难的真正本质，探索宗教和精神世界缘何成为疼痛者最有效的慰藉，以及理解为何存在主义、女权运动和消费主义等运动不仅能改变我们的观念，甚至还能影响我们的感受。

对我来说，理解疼痛的迫切愿望并不仅仅出于对科学的好奇。理解疼痛还为我自身承受的痛苦找到了更深层次的意义。这一类知识并不总能让我免于痛苦，却让我发现了与身体共处的新方式。

作为一名临床医生，我在工作中会不时目睹他人感受到疼痛。从更多角度来观察疼痛后，我能更清晰地理解他们对疼痛的体验。医生和护士们几乎总是在第一时间直接面对患者的痛苦，但由于我们越发依赖血液化验和医学影像去了解困扰患者的病因，而疼痛是无法用这些方法量化的，这种存在主义意味上的飞跃——去感受他人痛苦的同理心——就成了一种格外重要的素质。帮助患者缓解疼痛可说是临床医生在职业生涯中所能获得的最大的满足感之一。具有讽刺意味的是，疼痛被定义为一种生理感受——一种类似心率或血压等生命体征的现象——的改变却不是在临床医生的推动下自然实现的。是制药业在不断助力这个进程，为的是利用临床医生缓解患者痛苦的深切愿望，来向他们出售价值超过数万亿美元的产品。它们出售的药物和医疗设备在短期看的确有一定作用，但对慢性疼痛患者而言在多数情况下是无效的，有时甚至是致命的。

如果你扭伤了脚踝或撞到了头，或者正在忍受永不消退的折磨，你的感受和反应可不仅仅是汇集在脑干的神经信号的总和，而是你的整个存在与人类全部历史的汇总，只不过这一切都被封装在被我们称为"疼痛"的多维度体验之中。重新认识人类如何感受疼痛，会改变我们与正在承受痛苦的自我相处的方式。当我们整合好我们对疼痛各种基本属性的了解后，我们就能再向前迈进一步，走向一个有痛苦却不再受煎熬的未来。此外，认识到疼痛的多个层面并掌握回应他人痛苦的方法，还可以帮助我们建立一个更加公正和平等的社会。

第1章

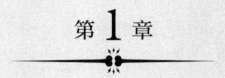

解读痛苦
当我们谈论疼痛时我们在谈论什么

苦难使人成长，并会通往更有意义的人生。

——《治愈的本质》（*The Nature of Healing*）作者
埃里克·卡塞尔（Eric Cassell）

受过训练的医生在描述疼痛时采用的方式与普通人的大不相同。人们可能会认为，鉴于缓解疼痛是医生的工作重点，他们应该更懂得如何描述疼痛，至少会描述得比大众更准确。但我不这样认为。疼痛是复杂的，涉及生理和心理上的一些存在交叉也存在分化的领域。在一些情况下，例如，一本掉落的书砸到了你的脚趾，疼痛可能是无意义且短暂的；但在另一些情况下，例如，体内的肿瘤开始侵蚀骨骼，它就打开了通往无休止煎熬的大门。疼痛的多维性质本应是显而易见的，但现代医学却已经基本丧失了从这个视角思考问题的能力。

谷歌宣称，自20世纪70年代以来，英文书籍中"疼痛"（pain）一词的使用量增加了一倍，但这个词的意义也发生了改变。现代医学乃至整个社会逐渐将疼痛理解为严格意义上的生理感受。它在本质上被定义为一个纯粹受到机械破坏的过程，被剥离了情感、精神、环境和创伤感受等多个层面，因此成为一个要完全通过医疗来解决的问题。对我们的身体拥有巨大影响力的医生们应该对这种现象承担部分责任。

在进入医学院的头几年里，我学到了关于人体如何感知和处理疼痛的知识。我是通过在大教室里听讲或在图书馆里苦读教科书获得这些知识的。接下来，当我开始与现实中的患者互动时，我学到的一切几乎都是关于如何评估患者的痛苦的。在医学训练中，我用来学习询问病史或进行体检的患者原型是一个正在受疼痛折磨的人，而这种训练为我如今按压和检查患者腹部的手法以及简单问诊的方式打下了基础。可以说，全世界所有医学生都是通过疼痛这一框架来学习如何成为一名医生的。

　　尽管疼痛如此重要，临床医生将疼痛概念化以及在实践中处置疼痛的过程却存在严重的缺陷。继把疼痛限定为一种物理实体之后，现代医学又把它视为某种生命体征，一个类似体温或心率的抽象数字。我们现在采用的这种分类方法不但是错误的，而且是极其危险的。2005 年发表于医学期刊《麻醉与镇痛》（*Anesthesia & Analgesia*）上的一项研究表明，对疼痛进行量化的方法会让患者住院期间阿片类药物滥用的风险翻番。

　　事实上，疼痛是迥异又互相叠加的三种现象中的一种。在所谓的"疼痛光谱"上，伤害性感受（nociception）位于一端，指神经系统感知和传导具有潜在伤害性的刺激的过程，人们经常把它与疼痛混淆。伤害性感受是纯粹的生理过程，包括动物细胞和植物在内的所有生物都有这种体验。"疼痛光谱"的另一端是许多人口中的"煎熬"（suffering），一种内心或情感受伤后产生的心理现象。煎熬是纯粹的心理体验，而似乎只有高等动物，尤其是人类，才有这一类感受。疼痛（pain）处于伤害性感受和煎熬二者之间，既是生理上的感受，又是情感上的体验，同时表现在生理和心理两个层面上。它多由伤害性感受触发，经常会导致我们感到煎熬。

要实现对疼痛的共同认识，我们必须先统一我们在谈论疼痛时使用的语言。我们先来了解一下在人体中游走的潜意识报警信号——伤害性感受。这是因为所有疼痛和煎熬都有着同一个源头——接触。

所有受到疼痛折磨的人都明白，自己的感受只属于自己，难以向他人诉说并寻求他们的理解。但感觉到不适的能力却是各种形式的生命共有的。通过研究其他生命体，我们不但能了解它们的生活状态，而且能认识到感受伤害的能力并非人类独有，人类与地球上的其他生命形式有着许许多多共同点。

有机生命体的首要需求是处理来自其所处环境的信息。察觉与整合这些信息的方式——触觉、视觉、味觉、嗅觉等——被统称为"感觉"。所有这些感觉中最基本的一种是触觉，因为就算是一个最低等的单细胞有机体，为了生存，也必须知道自己是否正在与其他物体接触。然而，在所有感觉中，我们对触觉的认识也是最贫乏的。我们甚至才刚开始试着了解它。事实上，2021 年 10 月，美国科学家戴维·朱利叶斯（David Julius）和雅顿·帕塔普蒂安（Ardem Patapoutian）刚刚凭借对人类如何察觉触碰、温度和伤害性感受的开创性研究成果被授予诺贝尔生理学或医学奖。

触觉不仅会帮助我们在这个世界中找到自身的位置，还会协助管理在我们体内发生的一切。吃掉一个苹果后，我们能感觉到它进入胃部，而当它拉伸我们的直肠时，我们会意识到应该马上去厕所。这一切过程都需要人体细胞感知压力与张力的能力来进行协调。

我们能做到这一点，要感谢 PIEZO 蛋白。它是上文中的诺贝尔奖获得者雅顿·帕塔普蒂安于 2010 年发现的。这种蛋白得名自希腊语中的"压力"一词，尺寸巨大，可以跨越细胞膜。它的外形有些像螺旋桨，长着 3 个叶片，中央有一个能在机械力作用下打开的小孔。当小孔打开后，离子便可以进入细胞并改变极性，于是细胞发出电信号，使之沿神经和脊髓上传到大脑。这些信号最终会被大脑加工和处理。[1]

植物对触碰也有非常敏感的表现。虽然捕蝇草等特定品种对触碰的反应或许更明显一些，但几乎每种植物都可以感知物理触碰。一项实验发现，科学家只需每周从根部向上轻轻抚摸植物一次，植物就会表现出明显的反应。某些种类的植物会因此变得更容易开花，并且不易受到虫害，但另一些品种却会因为接受不了这样的打击而渐渐枯死。拟南芥是一种很小但生命力很顽强的十字花科植物，通常生长在路边、墙角和石缝中。一项以其为对象的实验表明，仅仅 30 分钟的触碰就足以改变其基因组的 10%，并引发植物激素的喷发。这种反应很可能是一种防卫机制：当有昆虫落在植物上，或者其他植物因为离得太近而抢走了它们所需的阳光时，植物就会作出反应。[2]

由于植物能释放各种电信号和化学信号，并能对光、水和触碰等外部因素作出反应，一些科学家声称，植物实际上展示了某种"智能"。接下来，我们当然会追问，既然植物能察觉触碰并作出反应，那么它们是否也具有类似触觉的感觉呢？当你扯下玫瑰的花瓣时，它会有什么感觉？牧场上的牛在咀嚼一丛青草时，这丛青草又会感受到什么？[3]

植物对环境的感知和反应远比我们大多数人想象中敏锐，而它们对触碰的反应竟然与人类的有些惊人的相似。当一只昆虫落在捕蝇草上时，捕蝇草会立即闭合由叶片组成的捕蝇夹。但是，如果在夹子附近喷一些可以使人类陷入昏睡的麻醉剂，例如乙醚，昆虫就能大摇大摆地穿过捕蝇草，而不会引起它的任何反应。与人类一样，一些植物也会通过以机械方式激活的通道感受压力。此外，植物在感受到压力时，还会释放一种气态的激素——乙烯。在 20 世纪初，乙烯曾被用作一种麻醉剂。总之，植物能以适应性的方式回应压力，实现当下和长期的自我保护。植物的根在生长期间会根据周围的土壤特质作出调整，而风的外力作用则会使它们的茎变得更粗、更强壮。[4]

我们知道，从枝头摘下果实会引起植物的生物反应，那么这个动作会激发它们的情感反应吗？可能不会。除了机械力的惯性作用，被折断的植物不会有其他感觉。植物不具备动物那种神经系统，也就不具备形成知觉和意识的能力。因此，触碰可以引发植物复杂的生理反应，却不太可能激发它的情感反应。

对更高级的生物来说，触碰是一系列程度不同的行为的集合，比如，温暖的轻拥就很容易转变成有力的搂抱，但对脸颊的爱抚究竟因为什么和耳光区别开？在区分触碰与伤害性感受时，刺激的强度并不是唯一的影响因素。人类对触摸的敏感性以及为它赋予意义的能力，正是疼痛这种感受的起源。

人类的每一种感觉对不同个体都有不同程度之分，因此才被合称为"光谱"。绯红之王乐队（King Crimson）的音乐对某些人而言是圣歌，在另一些人听来却不啻一种折磨。堪称"辣椒之王"的哈瓦那辣椒深受某些人的喜爱，但另一些人却不敢轻易品尝。沙漠烈日下的炎热和壁炉提供的温暖的差别不仅在于强度，更在于性质和效价①。

感觉与知觉的区别也正在这里：大脑为我们感觉到的信息提供背景，从而形成了知觉。这就是触碰令我们感到不适时的生理机制：触碰被转化成伤害性感受，我们的感觉被大脑加工成了知觉，而不适是感觉神经传导通路对潜在或真实的破坏性刺激作出的反应。

伤害性感受是大自然赋予生命的最古老的礼物之一。察

----

① 指某一物质引起生物反应的功效单位。——译者注

觉环境中潜在威胁的能力，是生物得以避开危险的关键。正如行人要躲避飞驰的摩托车一样，细胞也需要想方设法避开酸性介质。细菌等低等生物不像高等生物那样具有复杂的感觉和交流能力，因此更需要通过物理接触来感知周遭的世界，与盲人用白手杖来感知世界同理。

仅仅根据触碰的速度，人类就可以判断它将带给人何种程度的愉悦感受。一般来说，人类认为以每秒 3 厘米的速度移动的爱抚动作比更快或更慢的触碰更能让人感到愉快。许多研究人员认同人类采用两种不同的系统来分别察觉引发愉悦和痛苦的触碰的假说，但来自英国利物浦大学的学者最近的研究对这种二分法提出了质疑。在评价一个轻抚的动作是令人愉快还是不适时，人们会启用许多标准。除了触碰，皮肤还能察觉热、冷以及化学刺激等多种外部作用，而这些外部作用都可能体现为积极或消极的感受。

要将伤害性感受转化为疼痛，生命体还需要具备许多能力。它要能察觉到某个事物的存在，将它辨识为某种有害物，赋予它否定的隐含意义，调动身体作出躲避的动作，以及学习如何在今后规避类似的风险。这种转化不是借助皮肤，而是通过大脑来实现的。本质上说，疼痛是伤害性感受在意识层面的显现。

迄今为止，如何定义人类的意识仍然是科学和哲学难以攻克的一大难题。正在阅读本书的每一位读者都拥有意识，但恐怕没有人敢说自己充分了解它。不过，尽管我们不完全理解意识，但我们仍然可以为方便研究而暂时赋予它一个定义：意识是一个实体对自身和所处环境的独特、主观的认识。有哪种认识会比感受疼痛、从疼痛中学习并通过行为表达疼痛的能力更独特、更主观呢？因此，疼痛可被视为意识的一种标志。通过研究哪些生物具有意识以及它们如何获得意识，我们就能获得一些宝贵的线索，来揭示为何某些生物能感到疼痛，以及它们是如何做到这一点的。

在对意识起源的研究中，全局神经元工作空间理论 ①（global neuronal workspace theory）和整合信息理论 ②（integrated information theory）具有较高的接受度。不过，二者都有缺陷。举例来说，整合信息理论认为能够处理和整合信息的任何物体都有意识，这样看来，你的手机也是有意识的。根据过去的经验，我们可以推断，二者都不会成为对意识的本质一锤定音的理论。

不过，几乎每个研究意识的学者都会认同以下观点：

1. 我们的生活体验，即活着的感觉以及随之而来的一切，如冲动和克制、视物和听声、记忆和梦境、反思和预判、疼痛和愉悦……都来自布满沟回的大脑皮质后部。

2. 不是每一次感觉都能进入意识。事实上，大多数感觉仅仅存在于潜意识之中，并会在此消亡。在大多数时间里，

①　全局神经元工作空间理论主张大脑中不存在中央处理系统。意识过程是由分工各异、功能专门化的模块单元构成的过程。——译者注
②　整合信息理论试图将意识看作对信息的整合并进行量化研究。——译者注

感觉是一个被动的过程。当你一边开车一边用手机发短信时，你的耳朵仍然会留意附近其他车辆的动静，你的眼睛也还在捕捉某些自你身边飞驰而过的模糊影像，但你的意识却只关注正在操作手机的手指。神经信号的收集、传导和表达完全可以不上升到意识层面。

3. 接收感觉信息的大脑结构，例如加工视觉信息的初级视皮质（primary visual cortex），实际上并不参与有意识的视觉体验形成的过程。人眼接收到的色彩和光线与它们在我们意识中最终呈现的状态是不一样的。当你环顾四周，你所看到的与其说是真实的世界，不如说是你对它再创造的结果。感官会把无限繁复的宇宙压缩成一系列经过简化、可以在意识层面上被我们理解的信息。

4. 通过整合，情感和记忆被灌输到一段又一段记录了色彩、声音、气味和压力的电流之中。整合过程将意识凝聚为性质单一并不断变化的整体。

借助这样一套意识框架，我们才能理解疼痛及其与伤害性感受的区别。

当注射器刺穿你肩部的皮肤并将流感疫苗注入肌肉中时，你接收到的危险信号就是伤害性感受。当一记重拳打在你胸口时，大脑被各种电流轰炸而嗡嗡作响的情况也是一种伤害性感受。

疼痛则是伤害性感受在大脑皮质中被整合后的结果。它是大脑对伤害性感受的解释，为的是将这些无声的语言转化为我们能理解的信号。这个转化过程受到许多因素的影响，比如强度和速度。用一根羽毛在皮肤上拨弄会让我们感觉到轻柔的触碰，但将同一根羽毛刺入皮肤则会让我们产生受伤害的感受。偏好也是一种影响因素。辛辣的食物和催泪弹可以唤醒同一种感受器，然而嗜辣的人对它们带来的影响却有着截然不同的感受。此外，来自其他感官的信息也会对整合过程产生一定影响。设想有一只手在抚摸你的背部。如果你知道这是爱人的手，你会感到舒适，但如果换成陌生人，这必然会引发你的反感。

就像沿着引线燃烧的火花最终引爆炸药一样，在我们意识到疼痛后，潜意识中的伤害性感受会被转化为强烈的痛苦。事实上，疼痛和意识之间的联系之所以如此紧密，在一定程度上是因为这两个过程是在大脑的同一个区域发生的。[5]

近年来，关于疼痛的最主要的问题是，它与伤害性感受被混为一谈了。人们逐渐开始认为，疼痛等同于从受伤的身体远端传导到大脑的感觉信号。然而事实上，疼痛是人类大脑中生成的一种有意识的整合性体验，通常（但不必然）是对超负荷的伤害的反应。疼痛的感觉不同于其他感觉。皮肤中察觉冷与热的感受器只有一种专属功能，即对不同的温度作出反应，并将此类信号的出现或消失传给大脑。味觉感受器也是如此，会直接对接触舌头的糖作出反应。然而，疼痛却并不是实际存在于我们周围环境中的一种因素。

1979 年，国际疼痛研究协会（International Association

for the Study of Pain，IASP）率先将疼痛定义为"一种与实际或潜在的组织损伤相关或可被描述为受到此类损伤的不愉快的感觉和情感体验"。虽然这一定义得到了大众的接受，但疼痛的可描述性这一限定条件仍然存在一定的争议。我们完全不清楚是否只有能够描述疼痛的人才真的能感受到它，但最微弱的意识已经足以让一个生命体感受到疼痛了。在这一定义被发表之后，我们已经发现，处于深度昏迷中的患者也可以感到疼痛，尽管他们可能无法在疼痛发生过程中描述或在事后想起这种感受。美国约翰斯·霍普金斯大学的麻醉师和疼痛研究学者斯里尼瓦萨·拉贾（Srinivasa Raja）——下文简称为"拉吉"（Raj）——发表评论表示："我们没能与疼痛领域的新发现接轨。一些批评指出，这一定义没能充分体现新生儿和老年人等失能或被忽略人群的疼痛问题。"[6]

国际疼痛研究协会要求拉吉主持一个为疼痛草拟新定义的委员会。他对我说："我起初并没有意识到这项任务的意义是多么重大，而且上一版定义在全球范围内通用，人们也对其进行过无数反思。现在我把上一版定义看作一种宝贵的财富。"这个委员会经过多年准备，其间也吸取了公众的意见，最终提出了一个与前一版定义非常相似的版本，但删除了与可描述性有关的部分。疼痛的新定义是："一种与实际或潜在的组织损伤相关或类似的不愉快的感觉和情感体验。"描述疼痛的能力不再是定义中的一部分，意味着疼痛的内涵得到了扩展。过去，疼痛仅与完整的意识状态相关，而现在它可以出现在任何意识状态之中。我们甚至可以说，疼痛也会出现在处于深度昏迷或生命状态仅剩下潜意识的患者身上。[7]

确定疼痛定义的过程如此艰难，足以表明疼痛是一种我们几乎无法形容更难以量化的个体感受。个体经历、文化特质、种族和性别方面的不平等以及遗传基因和后天倾向……这许许多多因素都可能对个体对疼痛的感知造成影响。因此，尽管我们期待对意识的研究可以帮我们进一步理解疼痛，但也许我们应该对它的逆向过程抱有更大的希望，即对人类感受疼痛的机制的研究有可能解开人类意识存在之谜。

对我们如今的疼痛观具有最大影响力的人物既不是医生，也不是生物学家，而是法国哲学家勒内·笛卡尔（René Descartes，1596—1650）。他认为只有人类才能自我反省，产生意识和感受疼痛。根据他的观点，动物对电流刺激的反应和一台微波炉的反应没有什么差别。受到电流刺激时，微波炉虽然可以发出警报，但不知道这些警报的具体意义。因此，动物的哀鸣类似于人类膝跳反应中关节的轻微响动，是一种没有规律也没有理性存在的无意识反射。

鉴于评价疼痛依然要以个体对其不适感的强度所作的描述为关键标准，人类感受到的疼痛是很难被总结的。至于地球上与我们共存的那些动物，无论它们体表覆盖的是黏液还是硬壳，是滑行还是缓慢移动，是皮毛蓬乱还是身体光滑，如果它们想做到同样的事情，难度显然要提升许多个量级。

动物具有意识吗？它们是否会感到疼痛？这些问题的答

案可以帮助我们解决一个根本性的谜题：为什么疼痛会令我们感到煎熬？

　　观察作为单细胞生物的细菌时，你会发现它们显然会对有害刺激作出负面反馈。由于细菌没有神经系统，我们可以合理地认为它们既不具备意识，也感受不到疼痛。

　　当演化发展到某一阶段，随着生命形式的日渐复杂，出现了多细胞无脊椎动物，随后又出现了有脊椎的鱼类。它们发展出更精密的身体器官，以感知周遭环境。水下的生存环境比陆地上的简单一些，因为水生动物不太可能遭遇到陆生动物要面对的多种多样的挑战。那么，疼痛是为了更好地在险恶的陆地环境中生存而演化出的机制吗？还是说，鱼类在下一步演化之前就已经能感觉到疼痛了？

　　我们知道，海胆和海星等大多数无脊椎动物都拥有某些与人类相同的伤害性感受器，例如酸敏感离子通道（acid-sensing ion channels）。这些结构可帮助它们探察到危险。鳟鱼和斑马鱼等鱼类拥有这类通道，而且适用于人类的止痛药对这些通道具有同样的抑制作用。很显然，这些生物在形成对伤害性感受的体验时，采用了某种与演化程度更高的物种相似的机制。[8]

　　伤害性感受可以被简单地看作具有智能的生物的一大特征，但对这些生物，特别是对鱼类和无脊椎动物等来说，伤害性感受与疼痛是如何被区分的？这是一个极其重要的问题。人们普遍认为，就疼痛的复杂程度而言，动物（特别是大型哺乳动物）的感受力接近人类。这一认识促使人类对虐待动物的行为投入更多关注。然而，许多研究人员认为，鱼类没有感觉疼痛的能力，因此涉及鱼类的行为不需要遵守当下我们为哺乳动物设定的规则。[9]

鱼当然不可能亲口告诉我们它们可以感觉到疼痛，因此科学家们通过密切地监控它们回应有害刺激的行为，在其中发现了昭示疼痛关键特征的线索——学习行为。能感受到疼痛的动物在未来的行为中应该会表现出不同于简单反射的改变，而这标志着疼痛在它们的记忆中留下了某种印记。在理想情况下，这种行为应该会随着止痛药的施用而消失。鱼类的"疼痛行为"意味着它们不仅能感受到疼痛，而且至少具备某种形式的意识。鱼类和无脊椎动物能够感到疼痛的证据还表明，疼痛乃至意识可能并不是生命演化史上较晚近的一次进步，而是在发达的中枢神经系统出现之前那些古老的生命形式就已具备的特征。

近年来的一系列实验似乎都证实了这一点。

一种流行的观点称，金鱼只有大约 3 秒的记忆。为此，金鱼受到了许多嘲讽。然而，一项实验表明，金鱼远比大众印象中聪明，也具有一定程度的反思能力。实验中，研究人员在水族箱的某个特定区域对金鱼进行电击。金鱼在受到电击后便开始远离那个区域。而且，当电压上升，金鱼回避危险区域的时长也随之上升。[10]

在另一项实验中，研究人员训练鱼群在水族箱的特定区域进食，并在那里对它们进行电击。鱼群的反应和之前一样：它们离开了那个区域。接着，研究人员开始设法控制鱼群的饥饿程度。他们发现，鱼群越饥饿，就越有可能回到电击区。这项实验表明，这些鱼能记住电击的伤害和烈度，具有能权衡获得食物和忍受电击这二者的相对优势的智力水平，因此它们能根据自己愿意付出的代价来调整自己的行为。这些实验无疑表明，鱼类能感受到疼痛，而不仅仅是接收到伤害性感受。[11]

鱿鱼是一种无脊椎动物。它们非常聪明，而且具有从疼痛中学习的能力。如果不吸取教训，它们就会面对非常严重的后果。在一项实验中，研究人员弄伤了鱿鱼的触须，然后将它们的天敌黑海鲈鱼放到它们附近。黑海鲈鱼天性喜欢捕猎受伤的鱿鱼，但后者往往比未受伤的同类更警觉，会与黑海鲈鱼保持更远的距离。疼痛感不仅令受伤的鱿鱼更加警惕和谨慎，而且出人意料的是，它们会因此获得比未受伤的鱿鱼更大的生存优势。[12]

在下一阶段的实验中，研究人员用氯化镁对受伤的和未受伤的鱿鱼进行了麻醉。氯化镁是一种可以在受伤的鱿鱼体内激活的天然镇痛剂。实验表明，人工麻醉对未受伤的鱿鱼没有产生影响，但受伤的鱿鱼此时不再能从疼痛中获得教训，被黑海鲈鱼吃掉的概率在所有组别中是最高的。镇痛剂不仅没有帮助受伤的鱿鱼，反而缩短了它们的生命。

尽管这些实验表明，鱼类和鱿鱼像人类一样能感受到疼痛，但它们感受疼痛的方式却与人类的有着很大的不同。鱼类和鱿鱼在受伤后似乎全身都会感到疼痛，无法精准地确认伤口位置。假如给一条鳟鱼注射酸液，那么无论将其注射在它身体的哪个部分，它都会开始呼吸困难，摇晃整个身体，在水族箱的边缘蹭来蹭去。吗啡等阿片类镇痛剂可以显著地消除鳟鱼的这些异常行为。

鱼类和多种无脊椎动物在感受疼痛方面的一致表现足以有力地证明这些生物具有意识，尽管它们的意识只是在人类身上得到充分体现的情况的雏形。

不过，伤害性感受并不必然会带来疼痛。事实上，有时我们会体验到伤害性感受，但不会有疼痛感。亨利·比彻（Henry Beecher）是世界上第一位麻醉学讲席教授，同时也是生物伦理学的先驱。第二次世界大战期间，当盟军进攻意大利的安齐奥滩头阵地时，他在一家野战医院里获得了一次具有历史意义的观察体验。这家医院当时接收了一批"连续几个星期遭到几乎从不间断的炮击"的伤兵。比彻采访了他们中的一些人。这些伤兵是因为常由剧烈爆炸造成的大面积损伤被送入医院的，但他们意识清醒，未出现休克状态，而且已有数小时未服用任何止痛药。尽管肢体损伤非常严重，但只有四分之一的士兵表示自己痛苦难忍，希望得到缓解痛苦的任何处置。此外，在这少数报告有疼痛感的士兵中，他们的受伤强度和感受到的疼痛程度之间似乎也没有关系。比

彻认为，由于不必再回到地狱般的战场上，这些士兵心中的
解脱感替代了他们原本可能感受到的疼痛。[13]

　　有伤害性感受却无疼痛的情况不只出现在战场上。运动
员在参加重要赛事时经常会体验到伤害性感受，但疼痛感在
比赛结束后才会出现。长时间、无痛苦的伤害性感受体验通
常足以导致整个物种的灭绝。看看那些任由黑海鲈鱼品尝的
被麻醉的鱿鱼吧！会带来疼痛的伤害才能帮我们在一个残酷
的世界中生存下来。将简单的对伤害性感受的感知转化为复
杂的疼痛体验，显然是演化史上最伟大的成就之一。

　　疼痛存在以及在许多物种中普遍存在的事实，说明它具
有重要的意义。我们之所以会感受到它，是因为它试图带给
我们一些对我们有益的教训。波士顿刺骨的寒风提醒我，在
冬天要把自己包裹得暖和些，免得被冻掉手指。一个生物的
寿命越长，它就越需要牢记那些最痛苦的记忆，因此疼痛在
它身上烙下的印记就需要越深刻。我记得我在小时候曾把一
支笔插进电源插座。那一瞬间，我全身上下都被电流带来的
刺痛感所包裹。我不记得关于那次触电的其他信息——当时
我年龄多大、身处哪里或者在想什么——只记得那种飞速
流动的感觉传遍了我的全身。这段回忆足以警告我，永远不
要将任何尖锐的东西插进电源插座，而且在看到我女儿试图
这样做时，我会立刻跳起来制止她。既然人类的生命如此漫
长，我们理应更小心地应对疼痛带来的伤害，而有关疼痛的

记忆可能在数十年后还会派上用场。

大量的证据表明，令我们感到厌恶的事物、厌恶感的阈值以及我们的反应强度，已被详尽地编码入我们的基因。疼痛越令人难过，我们就越有可能记住它，并尽一切可能避免它再次发生。

我们会以某种方式感觉到疼痛，背后必然存在某种对应的原因。

举一个例子。虽然所有鱼类都能感到疼痛，但对不同种类的鱼而言，疼痛的阈值是不同的。虹鳟鱼不会因为低温产生伤害性感受，而斑马鱼则恰恰相反。这显然不是生物学意义上的缺陷，而是大自然有意设计的演化特征。我们知道，虹鳟鱼生活在寒冷的水域，而斑马鱼则是一种热带鱼。这两种鱼的疼痛机制恰好完美地契合了它们栖息的环境。[14]

相较鱼类，人类能精确定位伤口的原因之一是，与没有四肢的鱼类不同，我们可以利用灵活的身体作出反应，将受到的伤害降至最低，例如包扎起胫骨上流血的伤口、拔出扎进脚跟的生锈钉子或者挥手驱赶落在肩膀上的黄蜂。

可以想象，绝大多数读者并不是第一次听说疼痛能帮我们避免危险的道理，但疼痛的故事到这里并没有终止。当我女儿头朝下摔倒时，强烈的伤害性感受会在她的脑海中形成疼痛体验。当她摔倒时，在第一滴眼泪还没有流下脸颊，当声嘶力竭的哭喊还没有从她小小的身体中迸发的时候，她会在第一时间环顾一下四周。她落泪的速度、哭泣的音量和耍赖的强度都将取决于最警觉、最爱她的监护人是否在场。这个反应机制始终在起作用，无论她自己是否意识到了这一点。

在一个既有嗜血的捕食者也有给予保护的血亲的世界里，我们必须从社会的维度对疼痛自身的历史展开叙述。这是因为，尽管所有疼痛体验都是私人的，但如果没有见证者，疼痛就不可能获得充分的关注；虽然每个人都知道疼痛很难用语言来表达，但疼痛的主要功能之一是实现与他人的沟通；尽管疼痛的存在取决于个体的感受，但疼痛只有在被他人看见后才能延续。

应该不会有谁喜欢去牙医诊所。没人喜欢金属刮器的切凿声、牙釉质被研磨时的高频刺耳声响、时不时会戳到牙龈的牙钻、随着牙医的动作在嘴里泛起的血腥味，以及不得不像一根烤过头的长棍面包一样僵硬地躺在椅子上的状态。而在忍受这一切的同时，你还要任由一个陌生人把两只手甚至半张脸都探进你的嘴里为所欲为。这一整套流程可以把最能忍痛的强者都变成只会发出呜咽声的软蛋。但是，如果你的牙医不是一个陌生人，情况会有所不同吗？

巧的是，我母亲就是我的牙齿矫正医生，而我不出意料成了她最糟糕的患者。我大声向她抗议，频繁要求漱口，总觉得局部麻醉的剂量不够。许多关键的治疗程序因为受到我的干扰而无法完成。直到今天，我嘴里还有一颗让她耿耿于怀的歪牙。

　　我要在这里特别说明，我母亲是一位受到大多数患者喜爱的医生。我会有这些举动，更多是因为给我看牙的这个人的身份，而不是出于我的实际感受。我们之间的关系，而不是那些吓人的仪器，放大了我在这个过程中的反应。

　　仔细审视动物世界，你会发现疼痛和感受疼痛的方式随处可见。从无脊椎动物到智人，情况都是类似的：伤害先引发伤害性感受，伤害性感受接着触发疼痛。然而，如何对疼痛作出反应以及如何用声音和行为表现疼痛，是演化史晚期才发展出的机制。

　　疼痛唤起的第一反应是保护性的反射。最先出现也最重要的行为就是动物的后撤。这通常是一种几乎不需要大脑参与的脊髓反射。在多数情况下，这种反应可以防止动物受到进一步的伤害。许多动物接下来的反应是磨蹭或舔舐。这些举动可以带来舒适和轻松的感觉，同时也有着另一个目的：清除蚊虫、其他生物或带来伤害的事物。有些动物在一条腿受伤后会用跛行等方式保护伤口，以免它进一步恶化。

　　表现疼痛的行为不但是一种自我保护机制，而且是一种不可或缺的沟通手段。有什么会比孩子的哭喊更能驱使父母迅速奔向孩子呢？动物也是如此。当未成年的幼兽发出痛苦的哀鸣，母兽会关切地赶到它们身边。当幼兽渐渐长大，它们会越来越擅长伪装痛苦，但大多数动物父母都能准确地判断子女的呼唤到底是在吸引注意力，还是在表示它们真的遇到了危险。

　　表现疼痛的行为具有向他人展示自身感受的作用。正如我们不会告诉陌生人我们的信用卡号码或电子邮箱密码一样，动物们也会谨慎地选择展示自己疼痛的对象。在一项实验中，小鼠在体内被注射酸液后出现了痛苦的扭动。但是，小鼠扭动的幅度会根据同伴的不同而变化。如果同一个笼子里的两只小鼠同时接受了注射，而且可以看到彼此，那么它们的挣扎就会表现得更激烈。如果一只接受注射的小鼠并不认识另一只，它们就不会夸张地表现自己承受的痛苦。这表明疼痛可以作为一种寻求帮助和展示弱点的途径在社会层面上传递，但仅限于可信任的对象之间，以免将弱点暴露给天敌。[15]

　　因此，就像我们逢什么人就说什么话一样——我们在信任的人面前总是比在不太了解的人面前更坦诚——我们对表现疼痛的行为的选择也会受到行为对象身份的影响。

　　亲属的在场是一种有效的镇痛方式。当有家庭成员在身边时，小鼠的痛苦程度会减轻。在前文提到的实验中，金鱼在靠近食物时会受到电击，但假如有另一条同种类的鱼在附近，被电击过的金鱼就有更大可能更快地回到电击区。[16]

　　有时，表现疼痛的行为甚至可以在不同物种之间实现沟通。人类婴儿的啼哭不仅会令人类的应激激素皮质醇[①]（cortisol）水平上升，也会在家养的狗身上唤起同样的反应。这种现象表明，同理心是许多物种都具有的能力。[17]

_____

① 由肾上腺皮质分泌的一种激素。在压力状态下，人体需要皮质醇来维持正常的生理功能。——译者注

表现疼痛不一定需要大声哭喊。大多数哺乳动物都能将扭曲的表情视为身体不适的信号。扭曲的表情也并非只有一种。科学家为多种动物建立了相关的量表，可以根据它们的面部表情判断出它们的不适达到了何种程度。

识别表现疼痛的行为的能力对物种的延续是至关重要的。这些行为不仅标志着亲族成员需要帮助，也能够表明危险的存在。一头掉入陷阱的熊的吼叫会提醒附近的熊提高警惕。具有一定智力水平的动物可以从这一类信号中获取许多信息。

需要注意的是，并不是所有关于疼痛的沟通都对求救的动物有利：捕食者可以轻易地识别出处于疼痛状态的猎物，并优先捕猎它们，就像黑海鲈鱼对受伤的鱿鱼做的那样。一头受伤的瞪羚的叫声既可能引来热切的同伴，也可能吸引来许多猎豹。再者，并不是所有动物都会给痛苦中的同伴友善的回应。有些受伤的动物会受到其他动物的排斥。在有些情况下，羊羔会攻击表现出疼痛的同类，也许是为了避免这些弱者引来附近的狼群。表现疼痛的行为对动物自身也可能造成一些损害。疼痛中的动物会对进食、移动和交配表现消极，因此生存能力减弱，在择偶的同类眼中的吸引力也会大减。[18]

人类表现疼痛的行为是最微妙、最有层次的。尽管疼痛经常被看作私事，但它实际上是一种社会体验。疼痛构成了我们对身边人采取开放还是回避态度的决定性的基础。此外，人们可以选择何时以及如何表现他们的痛苦，而且这些选择会受到周围环境的影响。例如，在女性面前，尤其是在美丽性感的女性面前，男性很少会表现出自己身体上的不适。因为男性通常不愿意暴露自己脆弱的一面，担心会被视为"没有男子气概"。无论是否被他人察觉，克制疼痛的行为都是一种有意识的社交信号。[19]

展示疼痛通常是一种沟通行为：只有在确定这种行为会被稳妥地接受时，我们才会进行表达。一些男性会在不熟悉的女性面前展露硬汉形象，但在伴侣或爱自己的人身边时，他们很可能会因为感到安全并期待获得照顾而夸大自己的疼痛。当人们体验到较严重的疼痛时，他们会渐渐地退缩到安全空间，避开不熟悉的人，并把这个安全空间变成自己的牢狱。

在感受到他人的苦痛时，甚至在像父母至亲听到孩子哭泣这样基本的情况下，不同人的反应都存在差异。几乎一半的父母在听到婴儿哭闹时的第一反应是想伤害他们。而且很不幸，有些父母的确会将这些恶毒的念头付诸实践。事实上，在新冠肺炎疫情期间，摇晃婴儿综合征①的发病率上升了。我们会对孩子的哭声作出怎样的反应？哪些因素会导致人们作出关切、无视或虐待的反应？这些问题涉及疼痛研究中最重要的一个层面——疼痛引起的反应。从这一层面说，表达疼痛时，适当的方式是非常重要的。如果你告诉医生，

① 指瞬间以不当的方式摇晃婴儿所导致的脑部伤害甚至死亡，一般发生在 0～4 岁的婴幼儿身上。——译者注

你的膝盖剧痛无比，按 1 ~ 10 分的标准已经达到 10 分，但是你看起来并没有什么异常，既没有走路一瘸一拐，也不会在膝盖被触摸和摆弄时痛得从座位上跳起来，那么，医生有可能认为你夸大了病情。[20]

通过研究地球上与人类共存的生物，我们可以更多地了解自己以及我们为什么会感到疼痛。我们已经发现，由于植物与人类的一些感受器是共通的，在某些方面我们察觉疼痛的方式与植物相似。我们也认识到，通过伤害性感受来发现危险的能力对生命的存续至关重要。如果说伤害性感受是由可能带来伤害的外力触发的无意识感觉，那么疼痛则是由生物活跃的大脑创造出的一种不适的体验，可以帮助生物对环境作出回应，吸取教训，调节行为，以及实现与朋友和天敌的沟通。

然而，关于疼痛，动物研究能告诉我们的就只有这么多了。美国哲学家朱利安·杰恩斯（Julian Jaynes）批评动物研究是"伪装成科学的蹩脚诗歌"。如果只关注动物研究，我们或许会忽略疼痛最可怕的一面——煎熬。似乎只有人类才能完全感受到它。[21]

成为一名医生有许多奇妙之处。其中特别有趣的一点是，医生和护士自身患上重病的概率极低。医生们负责开药，安排影像学检查，执行一些他们从未亲身体验过的流程，就好像从来没有品尝过自己做的菜的主厨。

然而，最近这种情况有所改变，因为我和我的一名患者感染了同一种病毒——带状疱疹病毒。

即使水痘彻底康复，导致这种疾病的带状疱疹病毒仍然会潜伏在人体的神经里，有可能在多年之后卷土重来。它的复发多由压力导致，通常伴有带来疼痛的皮疹。

当我在躯干一侧发现一个水疱似的皮疹时，最初我认为带状疱疹是可能性最小的情况。我高度怀疑它的罪魁祸首是"毒藤"，因为我和我女儿到后院散步时曾被它向外延伸的枝条蹭过。不过，根据我对带状疱疹的了解，每次我的衬衫摩擦到水疱时的那种火烧火燎的刺痛是在提醒我，它的确是带状疱疹。幸运的是，一个星期后，疱疹在破溃后渐渐有了好转的迹象。又过了一个星期，疼痛也随之消退了。

在我走向康复的这段日子，我的患者却刚刚开始面对他的考验。带状疱疹患者有可能出现所谓的"带状疱疹后神经痛"，在疱疹消失后的很长一段时间里继续感受到疼痛。然而，我还从未在其他患者身上见过这位患者的状况。我们多次尝试用药物或神经阻滞的方法来减轻他的痛苦，却始终没能让他恢复此前不受疼痛困扰的生活。

与刚患病时相比，他的疼痛已经转变成一种完全不同的类型。这名患者非常沮丧，对未来不抱任何希望，甚至不愿意进食。他给我看了一张他在患病之前打高尔夫球的照片——此刻的他已经和照片中的他判若两人。他的疼痛如此剧烈，如此折磨人，已经耗尽了他的全部力气和精神。他整个人看上去羸弱不堪。

当时，我们已经尝试过所有能想到的医疗手段——老实说，我们已经没有什么方法或说辞可以减轻他的痛苦了。我们甚至不知道他的痛苦到底来自何处。是神经的灼烧感导致了他的紧张综合征，还是他的抑郁情绪煽动了炙烤神经的烈火？于是，我们试图明确一些更基本的事实：他正在经历的是疼痛还是煎熬？

在我的母语乌尔都语中，表示"旅程"的词语刚好与"痛苦"同音。再没有比这更恰当的巧合了。疼痛一旦出现，往往预示着一段痛苦旅程的开始。然而，受伤并不是让人感到煎熬的先决条件。失去爱人、丢掉工作、发现自己最喜欢的喜剧演员竟是个性犯罪者这些事件都会带给我们煎熬。

那么，煎熬是什么？它又与疼痛有什么不同？

如果说疼痛折磨的是身体，煎熬则会摧残人的心灵与精神。疼痛源于生理上的不适，而煎熬则来自精神上的痛苦。自从笛卡尔率先在其作品中将心灵和肉体分为两个不同的体系之后，西方思想之中始终存在对二者的划分。

以此为框架，我们就可以轻松地区分人类与包括鱼类和其他哺乳动物在内的较复杂的生命形式：后者可以感觉到疼痛，但似乎并不会感受到煎熬。长期以来，煎熬作为人类独有的体验，曾与幸福一起被分置于情感天平的两端。世界仿佛成了一个巨大的竞技场，不但有善与恶的力量在其中角力，幸福和痛苦也像两个相扑选手一样在殊死搏斗。

笛卡尔肉体与心灵分离的理论并未触动教会在形而上学领域内的统治。在这一前提下，生物学家和医生们得以放开手脚在现实世界中探索，推动了科学在西欧的蓬勃发展。但是，历史上对肉体与心灵的划分却恰恰是现代疼痛科学的"原罪"。医学训练使得医生们不是将疾病判定为"器质性的"，即真实存在的、可以追溯生理源头的病症，就是将其视为"功能性的"——一种表达它们"都出自想象"的委婉方式。假如通过显微镜的观察或触诊发现了疾病，医生们会排除万难地与之作斗争；但如果病理检查或 CT 扫描①都无法找出令患者感到煎熬的原因，他们就会让患者去找心理治疗师。

大多数人在某种程度上都会意识到，我们的社会一般认为疼痛更加真实，而煎熬则相对虚无缥缈。由于现代社会倾向于将带有主观色彩的感受视为不真实的，也难怪许多人会将精神上的愤懑和焦虑通过腹痛乃至癫痫等生理现象表达出来了。

如果说疼痛——尤其是慢性疼痛——会导致患者终生痛苦，那么我们又该如何划分疼痛的终点与煎熬的起点呢？正常的疼痛反应，例如不敢用痛风发作的腿发力，与慢性疼痛的受害者经常深陷其中的绝望，又有什么不同？

---

① 又称"计算机 X 射线轴向分层造影扫描"，即用 X 射线传感器围绕人体轴向旋转，记录下人体不同组织的密度，从而呈现出大脑、器官乃至整个人体切面的图像。——译者注

　　仿佛被无数条毒藤缠绕、每日每夜都在被疼痛折磨的那些患者，或许是最有动力厘清二者区别的人。安·玛丽·高登就是这样一名患者。在成年后的大多数时间里，她都在面对各种各样的疼痛。

　　在第一次怀孕之前，安·玛丽一直过着相对正常的生活。"一天晚上，我被骨盆处的剧痛疼醒了，完全不知道发生了什么，"她这样告诉我，"于是我打车去了急诊室。医生让我提供尿样，结果我发现我尿出来的都是血。"

　　在接下来的几年里，她因为反复出现的类似尿路感染的症状不断就医，但她的化验结果显示，不存在任何细菌感染。"医生什么药都不给我开，因为他们无法确诊。我就只能忍着。"她抱怨道，"慢性疼痛在医生看来不是什么大病，毕竟又不是得了淋巴瘤。"安·玛丽认为，在她的医生眼里，只有淋巴瘤才有"资格"得到治疗。

　　安·玛丽最终被确诊为间质性膀胱炎和膀胱疼痛综合征。但她永远不会忘记，在获得一个名正言顺的医学标签之前，她的疼痛一直无法被认真对待的痛苦经历。这段遭遇鼓励安·玛丽去帮助那些处于相似困境中的人。她重新回到大学，进修了专门帮助慢性疼痛患者的心理治疗课程。安·玛丽认为，自己虽然没有能力治疗那些所谓"干净的"生理疼痛，却可以帮助患者缓解他们正在承受的痛苦——她称之为"肮脏的"疼痛。她说："干净的疼痛指的是我们的身体感受到的，无论它是脏器疼痛、神经疼痛还是肌肉疼痛。而肮脏的疼痛指的则是我们对干净的疼痛的反应。"

　　安·玛丽认为，煎熬的形成要经历 3 个递进的阶段。"某些心理脚本经常会促使人们去寻找疼痛的原因。你会发现，人们在这个过程中会对自己多么苛刻。"她说，"他们常常告诉自己，自己是失败者，自己的生活已经完蛋了。而他们越是感到疼痛，生活就会变得越黑暗。"接下来，痛苦会导致逃避行为。"他们可能会停止体育锻炼，避免外出，避开某些特定的情境或人。"她补充说。如果不加以控制，逃避行为会走向痛苦的终点——"疼痛牢笼"。"到了这个时候，你几乎完全与社会脱节了。由于大多数人的快乐都来自与他人的交往、体育锻炼活动和亲近大自然的行为，当它们全部离开你的生活时，你就真的有大麻烦了。"

　　为了帮助她眼中那些受煎熬的人，安·玛丽深入挖掘了自身的经历。她表示："我无法改变疼痛本身，但我的目标是改变患者的行为。我正在尝试改变他们与干净的疼痛的关系。"

　　"肮脏的"疼痛通常伴有形态杂乱的伤疤。"可以确定的是，患者们不仅要面对干净或肮脏的疼痛，还要面对童年创伤和生活中的其他急性应激源。"煎熬可以自行增殖，因此那些经历过创伤性事件、患上折磨人的疾病或身处的社会环境十分恶劣的不幸者，很容易在煎熬的迷宫里迷失，无法自拔。

　　与感受疼痛的原因类似，人类之所以会感到煎熬，可能也是为了更好地生存下去。煎熬和快乐都是具有适应和激励效果的力量。饥饿让你感到煎熬，于是你就会去打猎、觅食、填饱肚子，从而感到快乐。你的痛苦越多，作为一个机体的你就越有动力去寻找食物，生存下去的机会就越大。

除了让我们生存下去，煎熬也是让我们发现和了解自我的必要条件。我们在痛苦之中发现的不仅有神经元、突触和神经节，也不仅有微电流在其中起伏穿行的生理构造，还有在痛苦中浴火重生的自我。

或许有人会不禁追问：人类为什么要承受如此大的痛苦呢？这个问题一直困扰着支持演化观点的生物学家。在《地球上最伟大的表演》（*The Greatest Show on Earth*）一书中，英国著名生物学家和科普作家理查德·道金斯（Richard Dawkins）写道："生存为什么如此……痛苦？这仍是人们热衷讨论的一个话题。"接着，他像个虔诚的信徒一样对静默无言的上天发问："就不能换成一些无关痛痒的警告吗？"

在一个持续高速发展的社会，我们很容易忽略这一矛盾。人类创造出了更可观的财富和繁荣的景象，发展了科学和医学，并将人为的暴力控制在前所未有的低点，可是，与疼痛相伴而生的煎熬却正在以前所未有的速度蔓延。如果任由目前的趋势持续，它对人类发展的遏制可能会一再加重。

如果想找到某种方式来达成对物理、情感乃至存在体验的全新理解，我们必须更细致地阐明伤害性感受、疼痛和煎熬三者之间的区别。大多数患者最关心的是他们自身的痛苦，但针对医生和护士的培训却越来越脱离这一现实。在我工作过的一个急诊室，工作人员会塞给患者一台苹果平板电脑，要求他们用 0 到 10 之间的数字回答一系列有关疼痛的意识流问题。每次从病房门前经过，我都会看到穿着病号服的患者躺在床上，忙着在手中的平板电脑上戳来戳去。现代医学在这一刻彻底背离了它本应服务的人群的期望。它要求人们用一串简单的数字来评价他们生命中最为复杂的体验，可这种体验不但从根本上挑战了身体与心灵、物理与形而上学的人为划分，而且具有情感、精神、基因、表观遗传、演化、种族以及心理等诸多维度。

实际上，没有哪两个人会感受到同一种疼痛，而同一个人感受到的两种疼痛也不尽相同。疼痛不只是一种感觉，而且是我们人生中的一个事件。打 100 个人耳光，你可能会得到 100 种不同的反应。打同一个人 100 次，你也可能唤起 100 种不同的反应。

疼痛的种种变化是由背景环境而非生理因素决定的。肋骨骨折的疼痛不同于由长期吸烟导致的肺癌引起的疼痛。骨折可以被治愈，但转移性肿瘤却会改变患者对自身和今后生活的看法。此外，同样是肿瘤压迫肋间神经带来的疼痛，它对一位新婚的年轻女性和一位年轻时在战场上患上创伤后应激障碍的老兵而言也具有不同的意义。

在 1982 年发表于《新英格兰医学杂志》(*The New Eng-*

land Journal of Medicine）上的一篇里程碑式的文章中，纽约市的一名执业医生埃里克·卡塞尔（Eric Cassell）将煎熬定义为"由一些威胁个体完整性的事件导致的极度痛苦的状态"。他写道，"（当人们）感到失去控制，当疼痛严重到无法承受，当疼痛的源头难以明确，当疼痛意味着患上了可怕的病症或当它将长期持续时"，疼痛就会导致煎熬。现代社会认为疼痛是有意义的、暂时的、可诊断的，而当这些人为赋予的规则都被打破时，煎熬就出现了。[22]

当疼痛患者向医生求助时，这些规则也隐藏在他们的潜意识里。除了希望消除疼痛，他们通常也在寻找答案。我的患者很少追问我他们的细胞为什么会受损，神经为什么出问题，大脑中哪个部位在跳动，但几乎每一个人都想知道自己为什么会受到这种煎熬。

可是，医生们却几乎完全没有就如何展开这个话题做过任何准备。他们接受的训练在很大程度上类似于修理汽车：在刹车出现损耗前为它进行年检，在车轮滚动不畅时及时给它们涂抹润滑油，在发动机即将报废前及时更换它，而到了任何措施都束手无策的那一天，就将这辆汽车送往废品处理厂。临床医生擅长对付手术切口、阑尾炎等问题引起的伤害性感受，但他们对如何缓解疼痛却没有那么在行，更不用提当疼痛恶化为煎熬以后了。医学生会花许多年时间来记忆动脉和静脉的分布、走向以及人体内发生的无数生化反应。这些信息可以帮助他们顺利通过标准化考试，却很少会涉及人们在现实世界中关心的问题。

埃里克·卡塞尔生于 1928 年，从 20 世纪 50 年代开始学医。有一天中午，没有经过事先联系，我通过他公开的电话号码打电话给他。我没想到能立即联系上他，他显然也没有想到有人会找他讨论他写于几十年前的文章。但他很快就跟我熟络起来，滔滔不绝地吐出一系列逸事，信息量大得我快跟不上了。他告诉我："我不常和别人谈话。"带着孩子般的热切。

"从医学院毕业后，我以为我很快就会告别这个行业，因为我们会治愈一切，所有疾病都将消失。但当时我们的治疗手段只有抗生素而已。"

"我毕业后进入了一个确定性的世界。"他说，"如果患者的病情没有改善，那绝不是因为医生采取的措施不正确。"

然而，卡塞尔在毕业后却发现，现实世界与医学院承诺的全然不同。的确，坏疽等过去令人束手无策的疾病如今已经可以被治愈了，但作为医生，卡塞尔意识到这个看似无往不利的医疗系统在面对由患者的疼痛汇成的绝望之河时可说是毫无作为。在学生时代，他不曾获得任何与此有关的教育，但在此时，他开始被这种难以描述的问题吸引。

受到古波斯诗人鲁米 ① （Rumi）诗句的启示，卡塞尔感慨地说："煎熬会让我们触摸到一个人的本质。"他花了毕生

---

①　全名为莫拉维·贾拉鲁丁·鲁米（Molana Jalaluddin Rumi，1207—1273）。作为古波斯著名诗人和神秘主义者，他对伊斯兰文化乃至世界文化都产生了很大的影响。——译者注

时间研究这个概念，是因为"它是一扇通往某种更宏大存在的大门"。

从卡塞尔开始学医到我进入医学院，时间已经走过半个世纪，可现代医学非但没有走进这扇大门，变得更加贴近人性，反而与它渐行渐远。现代医生的工作不过是记忆基本事实，掌握控制流程的电脑程序用法，以及像水管工或电工施工那样实施手术。为了获取行医资格，医学生要接受强制性的考试。而这种考试的内容不过是要他们就一个视频中的虚拟患者回答问题，比如要执行哪些检查以及治疗流程如何展开。在这个"一键选择"的游戏中，任何错误选择都会导致它跳转至下一个案例，而学生得不到关于错在何处的反馈。具有讽刺性的是，这正是现代临床医生的工作方式。在接受我的采访之后不久，2021 年 9 月 24 日，卡塞尔溘然长逝。我与卡塞尔的通话或许是他生前接受的最后一次采访。这位迟暮老人谈到的经验与感受未尝不是一份他委托我转交给下一代临床医生的礼物。

医学界并不缺少富有同情心的医生、护士、学生、技术人员、护理人员、接待人员和管理者，但从整体上看，它却比这些具体部分更僵化。现代医学把人变成患者，把治疗者变成供给者，将身体与心灵、生理感受与情感状态、疼痛与煎熬粗暴地分开。它也因此沦为对人类痛苦的一项误入迷途的失败教育。

伤害性感受、疼痛和煎熬三者既相互重叠，又彼此不同。有人可以在没有出现伤害性感受的情况下感到疼痛，例如，有些患者在截肢后很久还会感到幻肢痛；伤害性感受有时也可能不会带来疼痛，例如，深度昏迷的患者对伤害性感受缺乏反应，以及士兵在逃命时会意识不到腿上中了弹；有时疼痛甚至也不会让人感到煎熬，毕竟有爱吃辣的人和受虐狂为此提供佐证；另外，在没有受到任何物理伤害的情况下，人类显然也可以感受到许多形式的煎熬。

伤害性感受是所有生物都具有的最基本也最容易理解的疼痛。作为人类与其他动物之间的一种联结，疼痛明确地提示我们，意识是所有生命形式共有的。人类的独特之处在于具有感受到煎熬的能力，正因这一点，我们才能感知到其他生物有幸无法感知的许多形式的痛苦。

在过去的数十年里，疼痛的定义逐渐向"一种生理感受"靠拢。本质上，它已经被与伤害性感受混为一谈。这种狭隘的疼痛观削弱了医生与护士鉴别伤害性感受、疼痛和煎熬的能力，对那些向我们寻求帮助的患者造成了伤害。可以说，疼痛为伤害性感受提供了意义，而这种意义是受到我们的生活、环境和同居者影响的。煎熬又为疼痛提供了意义。将疼痛等同于伤害性感受，意味着剥夺了人们对自身疼痛意义的解释权，也就让更深一层的煎熬失去了意义。现代医学未能有效地将伤害性感受、疼痛和煎熬定义为相互重叠但又不尽相同，会联合起来折磨患者的三种存在，而这正是用镇痛剂或手术进行干预并只关注疼痛最基本之特征的临床治疗最终往往会失败的原因：我们没能从多维度的视角来考察疼痛的意义。

只有理解疼痛的真实内涵，并使煎熬恢复其身心兼具的双重本质，我们才能真正建立一个"以人为本"的医疗系统，而不是仅仅把这句话当作告示牌上的漂亮口号。我们必须以十倍的努力来加速推进这一认识疼痛的旅程。为了帮助众多患者打破受苦的轮回，我们首先要掌握一些必要的生物学知识，比如细胞如何感知伤害，它们如何把受伤的感受传达给人体，以及大脑如何将伤害性感受转化为疼痛，再将疼痛转化为煎熬。

第2章

为何疼痛
急性疼痛的生理机制

上帝在我们的欢愉中对我们低语，通过我们的良心向我们说话，却在我们的痛苦中大声疾呼。痛苦竟是上帝的扬声器，要为他唤醒充耳不闻的众生。

—— 英国作家 C. S. 刘易斯（C. S. Lewis）

在一个让人格外向往春天的典型波士顿沉闷冬日，从早上开始的暴风雪到下午变成了淅淅沥沥的小雨，城里到处都泥泞不堪。我抵达了我的工作地点——布列根和妇女医院的疼痛管理中心（Pain Management Center of Brigham and Women's Hospital），在医学办公大楼乘电梯上到三楼。在那里，我见到了疼痛心理学家和研究者罗伯·爱德华兹（Rob Edwards）。

爱德华兹领着我穿过一条没有窗户、令人心生幽闭恐惧的走廊，来到一间办公室。我将在这里了解人们是以怎样的方式感知疼痛的。为了理解疼痛的奇妙和多样性，我报名参加了为期一下午的针刺、气囊压迫、热敷和冰水浴测试。爱德华兹推开门，我们一起走进一个灯光明亮的房间。正在工作的两名研究人员——萨姆和玛丽斯——微笑着对我打招呼。萨姆是一名专注于疼痛研究的博士。玛丽斯则是实验室经理。他们要对我进行定量感觉测试（quantitative sensory testing，QST），测出我的疼痛阈值和疼痛耐受度。通过这些实验，我便可以更好地理解当人类感到痛苦时的生理机制。换句话说，萨姆和玛丽斯即将对我展开折磨。

"你开始体验到疼痛，即外力从无害变成有害的那个时刻对应的数值就是疼痛阈值。"萨姆告诉我，"疼痛耐受度则是由人体的伤害性感受系统和个体长期形成的心理与社会经验构成的组合。"疼痛阈值标志着开始感到疼痛的时间，而疼痛耐受度则决定受试者何时会采取行动摆脱疼痛的状态。"这个时间点就是从'我还能忍'过渡到'我再也受不了了'的那一刻。"萨姆说。

萨姆和玛丽斯拿出一组在顶端装有可伸缩钝头针的针筒，准备开始测试。我把手掌心朝下放在桌子上。接下来他们要用针筒戳刺我的中指指尖。在实验中，每支针筒有不同的力度，作用在我指尖上的力量将逐渐升级。"你如果愿意的话，可以睁着眼睛。"玛丽斯说。她要求我用 0 到 9 之间的数字为我感受到的疼痛打分。我给前两支针筒打的分是 0，给第三支针筒的是 1。这时，萨姆和玛丽斯暂停了实验。此前的其实是初始测试，目的是根据我的反应确认实验是否可以继续。

接下来，他们想测试我对疼痛的时间累积，即反复实施的伤害性刺激的反应。玛丽斯用之前那支带有可伸缩针头的针筒，像打鼓一样有节奏地戳刺我的手指。她要求我每隔一段时间就对我的疼痛进行评估。几秒钟后，我评估的分数从 0 升到 0.5，再升到 0.75，最后达到 1。玛丽斯停下来，告诉我说，我的反应是正常的。疼痛的时间累积——由持续重复的伤害性刺激引起的不适感的增加——是一种正常反应。作为一个通用指数，时间累积可以说明神经系统对疼痛信号的传递有多敏感。举例来说，慢性疼痛会引起神经系统的重构，而且慢性疼痛患者的时间累积效应可能出现得更早。

我看了看玛丽斯用针筒戳刺的地方。我的指尖有一处小小的、粉红色的印迹，有点儿像被蜘蛛咬过的伤口。这个印记在持续带来微弱的痛感，我似乎依然能感到针筒在一下一下地戳刺。在测试过程中，我有意识地抑制着想要挣扎的本能，但萨姆和玛丽斯注意到我盯着自己的手。

"在戳刺中止后，你还有任何感觉吗？"

"嗯……有。"

"觉得疼吗？我们的患者经常描述说，这时候还有痛感。"

但它并不是真正的疼痛，倒更像疼痛模糊的影子，一种可以随着指尖的红肿慢慢消退的记忆。

这时，他们要求我把拇指插入一支外形像手枪的测痛仪。"枪管"部分的顶端有一个夹子。它可以夹住我的拇指，并不断调高压力。玛丽斯一点点地加大压力，并让我在感到疼痛时告诉她。我感到从拇指传来的痛感越来越明显，并在我的其他手指随之变得麻木和产生刺痛感之后继续增强。拇指的疼痛仿佛偷走了我其他手指的感知能力。我最终让玛丽斯停下时，测痛仪的夹子已经在我的拇指上留下了一个灰色的凹痕。玛丽斯负责在每次调高压力后记录下仪器显示的读数。仪器上相对正常的疼痛阈值让她觉得有点儿不敢置信。"哇，我们很久没测出健康水平的数值了。"玛丽斯说。

随后，萨姆给我的手臂贴上了一小块塑料薄片，准备用它来测试我对热的敏感度。这一小块发热片与一台笔记本电脑连在一起，因此我可以从电脑屏幕上看到不断上升的温度。我手中握着一台遥控器，可以用它让手臂上发烫的发热片迅速降温。加热片的温度很快就从温暖变成炙热，并继续上升到我想大喊"天哪，快让它停下"的程度。对大多数人来说，在热度开始令人觉得不适到令人难以忍受之间，不存在明显的界线。

在最后一项测试中，萨姆和玛丽斯让我把手浸在冰水里。一股透骨的寒冷让我瞬间明白了为什么"冻伤"（frostbite）一词是由"霜"（frost）与"噬咬"（bite）组成的。寒冷就像一头怪兽在紧紧咬住我的手，而这咬合力随着时间过去逐渐变得更强。疼痛感在我评估为 7 的时候达到了峰值。就在这时，萨姆用力地将测痛仪的夹子夹在我的右肩上。我的大脑仿佛要被撕成两半了。我愿意以重复之前任何一项实验为代价，只为了让当时的疼痛终止。因此，当玛丽斯告诉我可以随时要求停止实验的时候，我立即向她提出了这个请求。

"到了这时候，可没人会喜欢我们了。"玛丽斯笑着对我说。

"这一次的实验范式是条件性疼痛调节。"萨姆说，"疼痛可以抑制疼痛。"

我的测试结果表明，当我的手浸在冰水中时，我肩部的疼痛阈值提高了一倍。

我对冰水的耐受度相对较低。在得知我的手只在水下待了 45 秒钟时，我非常震惊。我本以为我忍耐了好几分钟。在疼痛感最剧烈时，我把它评估为 7，但这建立在我清楚 8、9 或 10 是何种感觉的基础上。我的手在测试后仍然又青又紫。当玛丽斯向我透露了她的个人纪录时，我被吓了一大跳，因为这个时长是 6 分钟。

"只要你挺过了 1 分钟，你的手就麻木了，没那么难受了。"她对我说，"再说，我总不能输给实习医生吧。"

测试全部结束后，我来到罗伯·爱德华兹的办公室里坐下。他对我感叹道："人们对自身疼痛敏感度的认知和他们在实验室里的实际表现没有相关性。这个事实让我特别震惊。"我看到他身后的墙上挂着他和孩子们的一些照片，那里还摆放着一个印有"世界上最棒的老板"字样的马克杯。在他的办公桌上，一条叼着雪茄的牛头犬玩偶正抱着一份年历。这条牛头犬陷入了昏睡，头顶印着"被工作淹没"字样。

爱德华兹的举止中带有几分孩子气。每次我向他提出疑问时，他总是深吸一口气，绽开大大的笑容，然后夸赞说，这可真是个好问题。他穿一件紫色格子衬衫，打着领带。我几乎可以想象出这样一个人在苹果商店帮我修笔记本电脑的样子。他的绿色工作徽章已经褪色，边缘也快要脱落，表明他的工作时间比看起来长很多。"我们在这里经常遇到一些大块头夸口说自己比大多数人更能忍痛。但也正是这些人总跟我说：'我真不敢相信，管事的人竟然会让你们这样虐待别人！'"

在科学研究中，定量感觉测试经常被用来预测患者在术后的疼痛水平，以协助手术团队规划术后的疼痛管理方案。然而，由于几乎没有保险公司愿意为它承保，这项测试很少被用于常规的临床实践。人们或许以为，相对个性化的疼痛管理方法是医生们在治疗时的常规做法。通过适当的设计，这样的方法可以确保每位患者都能处于一条平缓的疼痛敏感性钟形曲线的下方，不会受疼痛困扰。但在现实中，这种水平的疼痛管理基本上还没有走出实验室。即使每位患者对疼痛的体验都不同，而且疼痛有多种起因和表征，但医疗系统内的疼痛管理仍然在延续僵化、统一的方法，仿佛一把锤子，看到什么都是钉子。

20 世纪，现代医学找到了治疗儿童感染、心脏病等大部分高死亡率疾病的方法，并依靠这些知识将人类的平均寿命从 40 多岁延长到 80 多岁，翻了一番。天花、鼠疫这些在历史上曾经给人类带来巨大灾难的传染病，现在却成为人们津津乐道的古代逸闻。20 世纪 80 年代才被发现的艾滋病也从一种"死亡判决"变成了一种慢性疾病。可是，即使现代医学取得了如此多的进步，患者对疼痛的体验却始终没有得到本质上的改善。

疼痛和上述疾病最大的区别在于，它不是人体的一种失序状态，而只是一种正常功能。疾病只会影响社会中的一部分人，疼痛却是每个人生来就具备的本能反应。现代医学在消除病理现象方面取得了许多进步，例如利用基因疗法解决遗传病问题，为心脏病患者移植心脏或置入起搏器，强化人体免疫系统以对抗癌症，但它还远没有发展到充分认识人体生理机制的水平。在我接触过的生物学研究课题之中，对疼痛的认识是最薄弱的一类，而其基础也仿佛活跃的板块运动，仍在持续地变化。

爱德华兹表示："我的看法是，正因为疼痛这个话题看上去有很大的压缩空间，现代医学对它的认识才远远落后于对癌症、心脏病和艾滋病的。"

尽管眼前还浮动着重重迷雾，在一步步寻求疼痛终极真相的过程中，我们当下对疼痛的了解已经比以往任何时候都多了。

在我背部的慢性疼痛最剧烈的时候，我的关注点并不是其后的生物学原理，而是它将如何折磨我、毁掉我的人生，以及我要怎样做才能逃出它的牢笼。我对外部世界的力量和我体内不断恶化的疾病如何联手颠覆了我的生活不感兴趣，只想知道这件事的结果。

疼痛有许多维度，而我在定量感觉实验室参与的实验只能将它简化成一些最基本的成分。一旦脱离了人造的实验环境，我躁动的神经系统就无法再借助这样个性化的方式得到评估。如果我们不想在已有的认识中打转，而是要明确未知的领域有多广阔，我们现有的评估和缓解疼痛的工具又有多大的局限性，我们必须首先了解急性疼痛背后的生理机制。

伤害性感受最核心的特征是，它会察觉环境中的有害外力，并将这种感受从身体传导给大脑。如同人体内许多生理过程一样，这种传导通过电化学的方式实现，神经系统则是它的通路。

人体的神经系统包括两大基本部分：中枢神经系统（central nervous system）和周围神经系统（peripheral nervous system）。中枢神经系统由大脑和脊髓构成，周围神经系统则包括大量延伸到人体各个末端的神经。从手指尖到搔痒时自己够不到的背部区域，人类的皮肤上遍布着神经末梢。不管我们是否会注意到这些末梢，它们每时每刻都在处理信息。人类的神经在演化中被赋予了许多用途，而它最擅长的是提醒我们对伤害作出反应。当关节扭动幅度过大，被拉伸的肌肉即将出现撕裂，或者胃部因胡吃海塞自助餐而胀得不行时，神经总会提醒我们注意。

我们的神经可以感受到四种伤害：热、冷、机械力和化学刺激。通过特定的感受器，神经系统能将上述刺激转化为不同的电信号。

先来看看人体如何感知其中一种伤害性刺激——热。在感受到足够高的温度时，皮肤中的热感受器会改变形态并让钙离子流入，引发电信号沿神经轴突和树突传导到脊髓。这一类热感受器名为 TRP，全称为"瞬时受体电位"（transient receptor potential），是 2021 年诺贝尔生理学或医学奖的得主之一戴维·朱利叶斯于 1997 年发现的。TRP 也可以发现辣椒素（capsaicin）和酸（acid）等化学物质的存在。辣椒素是辛辣食物中辣味的来源。实际上，人类对辣的偏好是后天养成的，因为没有一个孩子是生来就喜欢吃辣的。人类对辣味的适应与品尝一种风味相比，更接近鉴赏一种痛苦。此外，在切洋葱或被催泪瓦斯攻击时，我们的眼睛之所以会感到刺痛并流泪，也是 TRP 在起作用。

酸同样可以通过酸的感知通道被发现。鳟鱼等其他物种也拥有这类感知通道。发现体内的酸的能力非常重要。人体在有氧气的环境中才能正常运行。像在公园里散步这样的活动都属于有氧运动。但是，当运动强度超出一定的舒适区间，比如当你跑上陡坡时，你的身体就将切换到厌氧模式。这种工作模式会造成乳酸在肌肉中累积。过度运动引起的乳酸累积通常表现为肌肉痉挛，会对人体造成伤害，所以我们需要发展出感知到它的方法。人体在缺氧时也会出现酸的累积。心脏病发作时，心肌得不到富含氧气的血液供应，便会开始衰竭，导致乳酸分泌。负责察觉伤害性感受的神经纤维能发现这类会引发胸部疼痛的酸的出现。

人类皮肤中的疼痛感受器并不只有单纯的信息通路这一个作用。它们既可以用引发疼痛的方式来保护我们，也可以向免疫系统拉响警报，催促它立即采取行动。这种警报的作用机制是：皮肤中的神经末梢在察觉到有害刺激后，会释放多种炎性介质来使周边组织发红、肿大。这不但会激活附近的伤害性感受器，还会调低它们的工作阈值，因此以往无害的刺激在此时也会开始引起疼痛。这种现象又被称为"神经性炎症"（neuroinflammation）。神经性炎症会导致神经末梢释放 P 物质[①]，造成邻近血管的破裂，从而让更多被释放出的炎性介质聚集到疼痛区域，进一步扩大伤害性感受的受累区。

有两种神经通道负责将这些信息传导到大脑。Aδ 纤维由脂肪性的髓鞘包裹，直径较宽，具有一定的电绝缘性。它们可以几乎不受干扰地迅速传导伤害性感受。由 Aδ 纤维传导的疼痛可以被精确地溯源，确定发出疼痛的身体部位。C 纤维没有髓鞘，也比较窄，在传导伤害性感受时速度要慢得多。由 C 纤维传导的不适感较为弥散，不易被定位。如果将来自 Aδ 纤维的伤害性感受比喻为针刺，C 纤维传导的感觉则更像不太锐利的压迫。

以往，医学界认为所有感受伤害的神经都能感知热、冷、机械力和化学刺激，但更新的研究似乎表明事实并非如此。在这里，我要用一个案例来说明疼痛科学相关的基础研究是多么欠缺。2019 年 8 月，瑞典卡罗林斯卡学院（Karolin-ska Institute）的研究人员在小鼠皮下发现了一种此前未被发现的细胞组织。该组织由皮肤下层的真皮层中的细胞构成，覆盖在有如触手般延伸至表皮层的神经末梢上。这些神经末梢构成了一个感知机械力的网络。过去，我们对疼痛感知机制的全部认识只有皮肤中存在着裸露的神经纤维末梢，而我

[①]　当前神经疼痛研究的热点。P 物质通过与其受体结合，不仅能传递伤害性信息并产生疼痛，也可以发挥镇痛的作用。——译者注

们直到最近才得知，这些"裸露"的神经末梢上其实覆盖着一层细胞。这个事实足以表明，我们对伤害性感受的最基本机制仍然缺乏了解。[1]

在一项颇有创意的实验中，研究人员用光线激活了小鼠脚垫中的这种细胞组织。这种行为使得小鼠体内与伤害性感受有关的电活动大幅上升，而且小鼠还作出了与疼痛时一致的反应。小鼠缩起受到光照的腿，一边舔舐一边抖动它们，在照射光线被关闭后依然小心翼翼地保护着它们。研究人员据此得出结论：这层细胞对伤害性感受的感知和传导至关重要。不过，它对伤害性感受的调节作用仍有待进一步研究来发掘。

伤害性信号沿着脊髓一路向上，经过脑干，最终进入大脑。正是在大脑里，没有情感色彩的伤害性感受与情感、记忆和预期等因素混合在一起，进而被转化为疼痛。测量大脑活动的新方法以前所未有的清晰程度向我们展示了这些奇妙的过程。

鉴于疼痛是如此复杂，大脑中不存在一个专门处理疼痛的脑区的事实也就不令人感到意外了。这个被我们在不经意间冠以"疼痛"之名的奇特体验，在产生过程中要经过情感和预期的描绘与分层，并为注意力和回忆所支配，因此它需要大脑中的多个区域组成一个网络来协调地工作。这个网络被称为疼痛的"神经矩阵"（neuromatrix）。

　　负责察觉伤害性感受的神经纤维从脊髓顶端穿出，经过脑干，进入大脑最重要的结构之一——丘脑（thalamus）。丘脑的英文名称来自希腊语，意为"内室"，是一个由灰质构成的核团（nuclei）。作为身体与前脑（forebrain）——大脑顶部包括黏糊糊、球形、冠状的大脑皮质在内的结构——的感觉传导中继站，丘脑在感觉的形成中发挥着关键作用。小小的丘脑可以传导嗅觉之外的任何一种感觉。就伤害性感受而言，丘脑不但是它的中枢，还会在伤害性感受向疼痛转化的过程中发挥影响。[2]

　　进入丘脑的伤害性刺激沿着两条主要信息通路传导：感觉辨别通路（sensory-discriminative pathway）和情感动机通路（affective-motivational pathway）。感觉辨别通路确定疼痛的基本事实，即疼痛出现的时间、位置和强度。情感动机通路则向我们传达有关疼痛的情感信息——它让我们感到多么不舒服——并指导我们如何通过改变行为来作出反应。

　　疼痛的生理和情感层面有时很难被区分。疼痛带来的不适在很大程度上与受伤的严重程度有关。煎锅的手柄越烫，你的手越疼，你就会越快把它放下，而且下一次还会记得带上隔热手套。

　　但是，对二者的区分也可能事关生死。作为一名心脏病学家，我接诊时最常遇到的症状之一就是胸痛。事实上，在美国，胸痛是人们前往急诊室看病的最常见原因之一。胸痛的许多病例不具有危险性，但也有相当多患者会发展为冠心病发作、主动脉夹层破裂、气胸或肺栓塞等致命的情况。麻烦的是, 对许多患者来说, 不会造成大碍的胃酸反流和心脏病发作早期阶段的感觉非常相似——胸口像有一把火在烧。有些担心自己有心脏问题、了解心脏病发作的征兆或者有过心脏病史的患者会立即前往医院就诊。然而, 另一些患者, 尤其是女性患者, 由于没有认识到心脏病的风险, 经常会耽误救治。许多女性待在家里等待疼痛消失, 最后却付出了生命的代价。驱使人们赶到急诊室寻求及时干预的是对突发心脏病的恐惧, 而不是疼痛的强度。疼痛如果没有到唤起恐惧的地步, 反而可能导致更危险的后果。[3]

为了区分疼痛的生理与情感层面, 加拿大的研究人员对一组年轻、健康且对催眠较敏感的志愿者进行了测试。这些研究人员让志愿者躺在 PET 扫描仪[①]上, 让他们将左手放在"温和"(35℃)或"烫手"(47℃)的水中浸泡 60 秒。PET扫描仪可以测出大脑各个区域内的血流变化。当某个脑区对富含氧气的血液的需求增加, 这就说明它处于被激活状态。[4]

在测定出血流量的基准之后, 研究人员用催眠方法暗示志愿者水温升高, 但实际上没有提高水的温度。接收到水温升高暗示的受试者产生了更强烈的痛感, 而 PET 扫描结果显示, 他们的疼痛神经矩阵只有某些特定部分出现了变化, 而

---

① 即正电子发射断层扫描仪。它通过使用放射性示踪剂来揭示体内的各种疾病, 目前多与 CT 扫描相结合, 提供关于人体器官和组织的详细解剖信息。——译者注

其他部分似乎没有改变。对疼痛的感觉辨别通路反应最明显的脑部结构是躯体感觉皮质（somatosensory cortex）。它负责接收、加工和整合所有的感觉信息，以形成有意识的体验。

在下一阶段的实验中，研究人员仍然遵循上述步骤，但有一项重要改变：在志愿者接受的催眠暗示中，改变的不是水温，而是高温带给他们的不适感。也就是说，研究人员激活了志愿者的情感动机通路。这一次，PET 扫描仪显示大脑的其他区域——扣带回（cingulate gyrus）和岛叶皮质（insular cortex）——出现了被激活状态。它们是神秘的大脑边缘系统（limbic system）的一部分。这项实验在很大程度上证明，某个事件引起的疼痛强度可能和它令我们感到痛苦的程度不相关，因为二者分别由大脑的不同区域调节。[5]

疼痛研究之所以不易取得成果的一大原因是，绝大部分疼痛研究建立在动物实验的基础上。疼痛的动物性特征是其具有遗传适应性，有助于人类在资源有限的危险环境里获得一定生存优势，但使疼痛演变成大流行病和现代社会的一种典型特征的机制与这一动物性特征无关。疼痛的动物性特征集中在人类大脑的躯体感觉皮质中。这个脑区的工作方式与计算机相似，会作出能被预测的反应，而且有明确的管辖范围。

疼痛不易被理解和控制的根源在于大脑的边缘系统。它对应着与情感和欲望混杂的那一部分意识。

人类的大脑可以被粗略地分为三个互有重叠的结构，每一个都代表着生物演化史上的一次飞跃。所谓的"爬行动物脑"（reptilian brain）包括脑干（brain stem）和基底神经节（basal ganglia），辅助我们实现奔跑、进食、呼吸、战斗、交配等动物性功能。在爬行动物向哺乳动物演化的过程中，大脑发展出呈半弧形分布的一些岛状脑组织，这就是能够调节情感的边缘系统。哺乳动物接着演化出了覆盖在前两个结构上的大脑皮质，标志着具有标准可以衡量的理性从此驯服了内心情感中的兽性。大脑的三个结构都可以对人类感知、回应、理解和记忆疼痛的能力产生重要影响。

疼痛本是人体的一种高度专门化的防御机制，如今却造成了更多的痛苦，因此我们很有必要理解边缘系统在人类感知疼痛进而与之共存的过程中发挥的作用。在所有与疼痛共存的情感之中，对疼痛后续影响最大的莫过于恐惧。

我们通常很难明确内心的恐惧和实际的疼痛之间的界线。正是这二者的存在让我们可以远离伤害，不做愚蠢的事，而当疼痛或恐怖让我们感到心惊胆战时，它们还敦促我们用一切可能的方式去改变那些让我们产生这种感觉的状况。

人类害怕黑暗，害怕令人头皮发麻的虫子，害怕高处，但有一种事物的震慑力远远超过了所有这些可怕事物的总和，那就是死亡。这正是恐惧管理理论（terror management theory）的核心。这个概念源自人类学家厄内斯特·贝克尔（Ernest Becker）写于 1973 年并获得普利策奖的作品《死亡否认》（*The Denial of Death*）。贝克尔试图把人类的所有行为都看作对死亡作出的反应。恐惧管理理论认为，正是因为不愿接受肉体凡胎的易腐性，为了解决人类生命的转瞬即逝和接受这一残酷事实的艰难之间的冲突，人类才创造出灿烂辉煌的艺术、宗教、文化、文学等文明的结晶。人类还将对死亡的恐惧升华为医学，并凭借它的力量在过去的 100 年里让我们的人均寿命翻了一番。即使是在实验室里以细胞或细菌等微生物为对象的实验，也从未成功复制这种飞跃式的、史无前例的寿命延长程度。[6]

曾几何时，死亡如同一道飞来横祸般的闪电，但人类却成功地将其转变成一个在大多数情况下可以预测的、依托于年龄的事件。人类的生活方式也随之发生了巨变。大多数患者如今要面对的不再是来去匆匆的急性疾病，而是可控却难以得到根治的慢性疾病。即使是像新冠肺炎这样的传染病，也只有在特定年龄段的患者中才会导致高死亡率。当死亡临近时，大多数人要接受治疗和手术，在身上插满管子，忍受许多令人不适和失去尊严的医学处置。在心脏最终停止跳动的那一刻，他们还要经历胸外按压和除颤等抢救流程。越来越多的人想对现代医学提供的这种死亡方式说不，在生命临近尾声时拒绝过度的手术、检查和住院治疗。他们宁愿听候命运的发落，也不愿在痛苦中苟活。他们对疼痛的恐惧已经压过了对死亡的。

　　和疼痛一样，恐惧也影响着我们的许多决定。不过，有些人是完全感受不到恐惧的。这种情况最著名的案例是一位40 多岁、有 3 个孩子的女性，一般被简称为"SM"。研究人员让 SM 接受了许多残酷的实验，比如带她去世界上最著名的鬼屋，给她播放有史以来最令人毛骨悚然的恐怖电影，以及要求她用手去碰触活生生的蛇和狼蛛。SM 的现实生活也不曾善待过她。她居住在犯罪高发的社区，被人用刀挟持过，还曾受到家庭暴力。这些不幸的经历带给 SM 许多感受，但就是缺乏一种最合理的反应——恐惧。[7]

　　在所谓"闹鬼"的"疗养院"里，SM 没有被"鬼"吓倒，反倒吓退了几名扮鬼的演员。她也不怕有剧毒的蛇和狼蛛，反而会主动抚摸它们。当一名劫匪用刀抵住她的喉咙时，SM 的内心波澜不惊。

　　SM 不仅感受不到恐惧，而且无法识别他人的恐惧。她甚至画不出一张流露出恐惧的面孔。SM 这样无所畏惧，不是因为练习过武术或有过独特的生活经历，而是因为患有一种罕见的遗传性疾病——乌-维氏综合征（Urbach-Wiethe disease）。这种病会导致皮肤变得干硬，有时也会导致大脑部分硬化。在 SM 的大脑里，负责唤起恐惧的杏仁核（amygdala）已经硬得像石头一样。杏仁核是边缘系统中呈杏仁状的一组细胞，左右半球各有一个。如果一些读者已经适应本书的写作风格，能够在故布的迷阵中发现一些可预见的转折，他们应该会联想到，除了恐惧，杏仁核还是另一种重要体验——疼痛——的控制中枢。

杏仁核是 19 世纪初由德国生理学家卡尔·布尔达赫（Karl Burdach）首次发现的。如今，我们知道杏仁核不是单一的结构，而是一个由 13 个邻近的核团组成的复合体。这些核团负责接收和整合由全部感觉器官传来的信息，并将它们与个体的情感和经历融合在一起。作为连接外部环境刺激与生物体自身反应的桥梁，在其他大脑结构持续演化的同时，杏仁核这一结构却被保留了下来。[8]

斯坦福大学的神经学家于 2019 年公布了一项研究杏仁核如何影响疼痛中的动物的实验的结果。这些神经学家首先找到了一种能使被激活的小鼠神经元发出荧光的实验方法。接着，为了观察小鼠的大脑活动，他们在小鼠脑内装上了微型显微镜。通过追踪神经细胞中钙含量的变化，研究者们就可以掌握相关的神经活动。小鼠在实验中接受了常规的疼痛刺激，包括热、冷和针刺。研究者们发现，在小鼠受到伤害性刺激时，位于杏仁核中的一片神经元发出了荧光。随着刺激的加强，这些神经元的活跃程度也在不断上升。在神经元发出的荧光越来越明亮的同时，小鼠对疼痛的行为反应也变得越来越痛苦。[9]

有些神经元在被激活之后可以维持发光状态长达一周。在一段时间过后，这些神经元在较轻微的触碰下也会出现同等强度的神经反应，最后甚至会对无害的触碰作出疼痛反应。这种现象被称为"痛觉过敏"（sensitization）。只要小鼠产生了受伤的预期，比如在实验人员用针头慢慢接近小鼠却没有真正碰到它们的时候，其杏仁核就会被激活。当小鼠在受到某些无痛但会引发不适的刺激，如恶臭、苦味或巨大的噪声影响时，其杏仁核中的许多神经元都会警觉起来，但在伤害性感受这一项上，只有杏仁核中的一部分神经元会作出反应。

这些科学家的研究表明，杏仁核似乎确实在疼痛的形成过程中起着核心作用。但是，既然疼痛是多维的，真正的问题是：杏仁核影响的是疼痛的哪一个维度？小鼠的疼痛反应可以为我们提供线索。与人类一样，小鼠在受到伤害时会第一时间躲开让它产生这种感觉的源头，比如一根正在戳刺它的针。这是一种几乎不需要大脑参与的反射行为。小鼠接下来的反应是舔舐、保护或避免碰到伤口。这种在反射行为之后做出的第二套行为必然与疼痛带来的不适感有关。

为了明确杏仁核在疼痛感受中发挥的作用，研究者们扳动开关，选择性地关闭了他们在之前实验中发现的杏仁核所在的脑区。然后，他们让小鼠在一条一端滚烫、另一端冰冷的轨道上自由活动。与正常的小鼠一样，出现杏仁核功能障碍的小鼠虽然在踏足轨道两端后会退回来，但它们现在似乎无法吸取之前的教训，因此比正常小鼠更有可能回到曾经让它们受伤的位置。这个实验表明，小鼠对伤害性刺激的感知以及反射性的回避行为与杏仁核无关。杏仁核的作用是让小鼠对与伤害性刺激相关的疼痛产生恐惧。

杏仁核会从情感角度为我们过去的经验打分。胸痛的症状可能会让有过心脏病发作经历的患者在焦虑的正确驱使下赶去看急诊，却会让没有这种创伤性记忆的患者选择待在家里服用治疗胃病的抗酸剂。杏仁核对与情绪相关的学习行为的管理和调节机制十分精细，但并不完美。例如，即使一个强有力的抓握动作的初衷是保护或关爱，施加在一个曾经在受虐待的环境中被抓握过的人身上时，也可能再次揭开其陈旧的心理创伤。

杏仁核的独特之处在于它既可以抑制疼痛，又可以放大疼痛。为什么某些类型的压力可以减轻痛苦，而另一些类型的压力却会让痛苦恶化？答案就在杏仁核中。在这里，一种蛋白质兼具镇痛和加剧疼痛的作用。

事实上，杏仁核与大脑其他区域的关系也可以影响个体对疼痛的感受。英国雷丁大学的研究人员在测量过 37 名健康受试者的疼痛阈值后，向他们出示了一张可唤起消极情绪的图片，比如飞机失事现场或一把正对着他们的枪。然后，研究人员再次测量他们的疼痛阈值。根据功能性磁共振扫描仪提供的结果，研究人员发现了一些有趣的现象：如果一名受试者的杏仁核与大脑中负责感知疼痛的那些区域有更强的神经联结，那么他 / 她在消极情绪影响下感知到的疼痛就更剧烈。这说明大脑的构成方式决定了我们的知觉与感觉是如何相互关联的。事实上，研究人员在这仅有的 37 名受试者的样本中就已发现大量个体差异。绝大多数受试者在看过图片后认为疼痛变得更剧烈了，有些人没有感到任何变化，少数人甚至觉得疼痛有所缓解。[10]

与疼痛一样，恐惧对人类的生存而言是不可或缺的。杏仁核受损的动物会一再踏进陷阱，将自己暴露在死亡的风险中。SM 在遇到抢劫并差一点被枪杀之后也没有更改出行路线，继续在那个发生罪案的公园里穿行。杏仁核就像一台装在大脑中的报警器，提醒我们远离危险 —— 也远离疼痛。

当然，疼痛的意义远不止它发出的生存警告。边缘系统一向被看作人类大脑中较原始的部分，而随着科学家开发出越来越多的复杂工具来探索它的奥秘，他们发现疼痛中的人体有着更丰富的感受。新一代的技术发现，大脑中的一个结构比杏仁核更能影响我们在每一次被刺疼或烧伤时的感受。如果想明确疼痛为什么会使我们这样痛苦，我们就必须认识大脑中的这个结构 —— 使人类区别于动物而存在的岛叶。

岛叶可以让我们感知到身体的状态，并能帮意识充分理解这些状态。它的名称源于拉丁语中的"岛屿"一词。直到近期，人们才开始认识它的功能。笛卡尔对心灵与肉体的二元划分在数百年间一直阻碍着人们发现疼痛背后的真相。岛叶或许可以成为破除这种教条主义的一条新途径。

岛叶是大脑中功能最接近所谓"疼痛中枢"的结构。剑桥大学的神经学家、世界知名的疼痛领域前沿专家艾琳·特雷西（Irene Tracey）通过研究发现，疼痛可以激活疼痛神经矩阵的多个区域，但其中只有后岛叶（posterior insula）永远处于被激活状态。对此，她指出，确定疼痛与后岛叶的关联，就奠定了"疼痛的生理基础"。[11]

当你的手被夹在合紧的门缝里时，皮肤、指骨和手部韧带里的伤害性感受器会沿着上肢将伤害性信号传导到脊髓，再通过脊髓送入大脑。这些信号走的是两条大致平行的通路。情感动机通路通往大脑和杏仁核，感觉辨别通路则连接着后岛叶。第二条通路负责传导疼痛的类型、程度以及它出现的时间、位置等信号。

后岛叶的功能极其重要，但它的体积却不大。世界上首位绘制出完整大脑图谱的科学家差点儿就忽略了它。

怀尔德·格雷夫斯·潘菲尔德（Wilder Graves Penfield）1891 年出生于美国华盛顿州的斯波坎，1976 年逝世于加拿大的蒙特利尔。他先后就读于普林斯顿、牛津、约翰·霍普金斯、哈佛和哥伦比亚大学等世界知名学府的医学院，接受了神经外科培训，随后创立了一套革命性的治疗癫痫的外科手术方案。

癫痫发作前通常是有预兆的：患者的视觉、嗅觉或其他感官会出现幻觉。多数患者对药物治疗有不错的反应，但也有一些患者在服药后依然会发作。潘菲尔德一心想帮助这些患者。他设计了一套手术方案，让癫痫患者在术中保持清醒，同时探触这些患者大脑中的不同区域。一旦找到触发患者症状的脑区，潘菲尔德就会对这个部分进行电凝热灼处理，从而缓解了许多患者的顽固性癫痫。

根据这一经验，潘菲尔德意识到，大脑的各个区域可以激发不同的感觉，也对应着不同的功能。经过辛勤工作，潘菲尔德最终绘制出一张大脑图谱，这是一项远远超越其初衷的伟大成就。潘菲尔德成功地找到了对应每一种感觉和运动机能的脑区，但疼痛是唯一的例外。大脑内没有伤害性感受接收器 —— 读者或许会惊讶地发现，有些人甚至可以一边接受神经外科手术，一边丝毫不受干扰地演奏小提琴 —— 潘菲尔德没有发现哪个脑区在被戳碰后会产生痛感。此前，人们的猜想是，大脑中或许存在所谓的"神经性疼痛中枢"，仿佛一个利用绳索和齿轮控制木偶的大师，而疼痛是在这些机械装置的传动过程中产生的。[12] 但潘菲尔德所做的工作似乎彻底推翻了这种猜想。

大约半个世纪后，一位名叫让·伊斯纳德（Jean Isnard）的法国癫痫学专家想延续潘菲尔德未能完成的工作，找到大脑中的疼痛中枢。伊斯纳德是在遇到患者雅各布（化名）之后不经意地踏上了这条道路的。雅各布是一名 22 岁的流浪汉，几乎被一种罕见而严重的癫痫毁掉了生活。[13]

雅各布癫痫发作的前兆不是嗅到某种独特的气味、看到某种罕见的幻象或尝到某种刺激性的味道，而是突如其来且极为剧烈的疼痛。大约每隔一个星期，这种疼痛就会发作一次，吞噬他的整个左半边身体。它在刚开始时是一种刺痛感，然后变成灼烧感，后期则会迅速升级为让雅各布失控大喊的剧痛。在之后的几分钟内，剧痛会弱化为一种跳痛。随着时间过去，雅各布发作得越来越频繁。人们都以为他是精神失常了，但直到一次发作引起了明显的抽搐，他才被确诊为癫痫。雅各布尝试过许多种抗癫痫药物，但没有一种起效。

磁共振成像结果显示，在雅各布的大脑里，深藏在一侧脑叶下方的一小块区域表现异常——那里就是后岛叶。雅各布被送入了手术室。负责手术的医生们找到他的后岛叶并用电探针刺激它，达成了潘菲尔德在几十年的实践中从未实现的目标——引起疼痛。当医生们逐步加大电流强度，雅各布感受到了癫痫发作时的所有体验：刺痛感转化为灼烧感，最后演变成让人无法忍受的剧痛。于是，医生们将雅各布脑右侧的后岛叶炙烧至发脆状态。自那以后，雅各布再也没有出现过伴有疼痛的癫痫发作。

那么，后岛叶就是科学家们多年来苦苦寻找的那个神秘的疼痛中枢吗？为了回答这个问题，为雅各布提供治疗的那群法国医生和研究人员继续着手寻找更多证据。他们调查了在该医疗中心接受癫痫手术的 164 名患者的手术视频和术后反馈。他们的大脑总计被医生用电探针戳刺了 4000 多次，而只有约 1% 的戳刺会使患者表露出感受到生理疼痛的迹象，如表情古怪、尖叫或大喊、脸色苍白或涨红等。[14]

所有这些疼痛反应都是由戳刺后岛叶引起的。另外，后岛叶上以 1 毫米为间隔的各处位置似乎对应着人体的不同部位，负责该部位感知或加工疼痛的功能。

"作为术前评估的一部分，对岛叶皮质的探索揭示了岛叶功能令人惊讶的多样性。"在一封发给我的电子邮件中，伊斯纳德这样写道，"岛叶皮质构成了一个真正的感觉中枢……从这个意义上说，我们可以认为，后岛叶所在皮质在大脑中发挥着所谓'疼痛中枢'的作用。"

疼痛信号沿着脊髓向上传导，几乎在同一时间抵达杏仁核和后岛叶，但这二者并不是它的终点。当人们感觉到生理疼痛时，这种疼痛是兼具感觉与情感维度的。这两个维度是无法被分开的，因为我们感受到的疼痛并不是神经编码的碎片，而是超越了大部分所谓感觉、知觉和情感的一种综合性体验。人类之所以会有这样的综合性体验，是因为两组疼痛信号在抵达了各自的目的地——杏仁核中的情感系统和后岛叶中的知觉系统后，在前岛叶这一大脑的自我意识中枢被再度聚合。

比较一下人类和人类最近的亲戚黑猩猩的全脑图谱，你会发现二者的一个重大差异：人类的前岛叶明显比黑猩猩的大。人类比猿类更懂得如何处理情感，而负责调节这一过程的脑部结构正是前岛叶。医学界正逐渐认识到，被视为"哺乳动物脑"的边缘系统不是从疯狂、缺乏理性的演化阶段幸存的某种史前遗留物，而是人类大脑中不可或缺的一个组成部分，决定着我们如何与身体对话以及如何平衡我们的冲动与行为。我们正是依靠前岛叶实现与自我乃至周围环境的沟通的。

如果在开车时感到寒冷，你会不假思索地伸手打开车里的暖风；因为一整天没有吃饭而饥肠辘辘时，你一定忍不住想要大吃万圣节剩下的糖果；看到你的孩子在演唱一首她反复练习过的歌曲时，你的内心一定充满了自豪感，仿佛连时间都慢了下来。无论何时，当你心中升起一个需要满足或抑制的欲望，或者当你对你所处的生态系统产生了某种情感反应时，是岛叶在对你的感受作出调整，使它充分适应社会与道德规范，从而帮助你调节对内心与外界因素的反应。岛叶之所以如此重要，是因为它赋予了人类对自我的掌控权。如果没有这种权力，人类不会产生主观能动性，更谈不上拥有所谓的自我。岛叶与大脑的其他区域，甚至与人体的其他部位都有着千丝万缕的联系。对岛叶进行刺激，可以使心率和血压下降或升高。此外，当我们把更多注意力放在自己的身体上，比如有意识地感受自己的心率时，前岛叶的活跃程度就会提高。从这个意义上说，没有岛叶，就没有人类控制自我意识的能力。[15]

岛叶的发现使笛卡尔的身心二元论最终被颠覆，因为正是在这个部位，肉体与心灵合二为一了。岛叶内有一些体积巨大的特殊细胞，被称为"纺锤形神经元"（von Economo neuron），可以帮助岛叶实现它的许多功能。这种神经元只存在于人类、猿类、鲸类和其他大型动物身上。目前，学术界还不清楚这些神经元的作用，不过它们似乎能有力地促进前岛叶的工作——把来自身体的感觉转化为内心深处的沉思与畅想。

前岛叶整合信号的功能使人类可以赋予生理感觉以意义，进而形成所谓的情感。前岛叶还可以将伤害性感受这种相对简单的物理刺激转化成极为复杂、由多种因素混合而成的疼痛现象。在发现了分别与后岛叶和杏仁核相连并分别传导感觉信号和情感信号的两条通路之后，同一批科学家进一步证实，这些通路会在前岛叶再度汇合并交织。[16]

沿着这段以岛叶为终点的旅程，我们发现，疼痛类似一种从生理感觉中产生的情感，且可以在伤害性感受缺席的情况下被激发。假设以效价和唤醒程度作为衡量情感的两个坐标轴——效价代表情绪类型，即是积极还是消极的，唤醒程度则代表情感引发的反应的强度——那么，疼痛可算是能激发最深的负效价、唤醒程度最大的情感。

在创建精神分析学派之前，西格蒙德·弗洛伊德（Sigmund Freud）是一位货真价实的神经科学研究者。他在 17 岁考入维也纳医学院后的第一个研究课题是鳗鱼的生殖活动。不过，他的注意力很快就被著名生理学家恩斯特·布鲁克（Ernst Brücke）创建的生理研究所吸引了。在这个在当时被视为神经科学前沿研究圣地的研究所工作 6 年后，弗洛伊德获得了一些重要发现，比如，生物电信号在人体内并非通过连续的通路传导，而是在一系列独立的神经元之间穿行。此时，他也已开始着手精神分析理论的基础研究，而这个理论派别将从根本上改变人类对意识的认识。[17]

弗洛伊德对疼痛产生机制的解释可以被概括为：疼痛等生理感觉将环境中自然元素的能量转移到人体皮肤和器官内负责监控此类感觉的特殊神经元中。当来自这些周围神经的伤害性信号进入大脑之后，它们会释放出一种具有负面效应的化学物质，造成激素的大量分泌，于是情感随之出现。值得强调的是，唤醒关于一段痛苦经历的记忆也可以引起化学物质和激素的大量分泌，从而复制疼痛的感觉。如果这段记忆达不到唤起意识的强度，人们就只会在潜意识中体验它。弗洛伊德之后提出的一些思想，例如人们如何加工受到的创伤，这些创伤为何会潜伏或爆发，以及创伤如何发展成"歇斯底里"一类疾病，都是以上述疼痛理论为核心的。

然而，弗洛伊德接下来的举动带给我们的启示或许是最深刻的。1895 年，弗洛伊德完成了《心理学规划》（*Entwurf einer Psychologie*）一书的写作，但决定不发表它，而是将它束之高阁。他将注意力从实验室转向心理咨询室沙发上的患者，不再强调生理学，而渐渐热衷于心理学。1954 年，即弗洛伊德逝世后的第 15 年，他从神经科学视角阐释人类心理学的《心理学规划》才得以出版，而他在生前从未打算将它公之于世。

为什么弗洛伊德放弃从神经科学视角来认识疼痛的本

质？"任何想找到精神过程来源位置的尝试都彻底失败了，"弗洛伊德在《无意识》（*The Unconscious*）一书中写道，"而所有试图找到这个系统（意识）在解剖学上对应的大脑皮质，和将潜意识过程定位于大脑皮质下某些结构的理论，也将面临同样的命运。这里存在一个目前无法填补的漏洞……至少在当下，我们的心灵地图是无法与解剖学建立联系的。"弗洛伊德认识到，当时神经解剖学的发展水平还无法充分解释大脑的工作机制。毕竟，当时的生物学家只能依靠锋利的解剖刀和砍刀来探索疼痛的起源。自那以后，尽管现代医学取得了更多进展，但我们仍然面对着一个重要的问题：比起过去，我们是否更接近揭示疼痛本质这一目标了？

　　许多年来，科学家们一直将生理感觉的重要性置于情绪状态之上。因此，不难理解为什么有些人会认为将疼痛定义为一种情感是离经叛道之举。但是，科学界如今终于认识到了情感对人类生存的重大意义。或许当时弗洛伊德已经开始进行一些新探索，但发现神经科学研究的工具太过简陋，难以触及意识的隐蔽内核，因此决定放弃这门科学。他将注意力转向患者内心的自我、肉体之中的心灵以及感官深处的情感的决定，使他远远地走在了所处时代的前列。

　　在弗洛伊德逝世后的数十年里，现代医学对疼痛的认识有了飞跃式的发展。就在前几年，医生们还只能通过切割或电凝热灼的方法来实现对脑区活动的观察，而疼痛学的发展几乎完全建立在动物研究的基础上。鉴于动物不能表达它们的感受，研究者只能对动物的行为作出阐释，再将得出的结论生硬地套到人类身上。

不过，医学界已经做出了许多努力，而且按当前的医学发展速度，我们似乎很快就能看到胜利的曙光。光遗传学（optogenetics）技术可以通过开关让神经细胞在常态和激活状态中切换。借助这种技术，科学家发现了人体皮肤中用来探察伤害性刺激的一系列细胞，而它们此前是无法用肉眼观察到的。不难想象，这一类先进技术还会在疼痛科学领域带给我们更多惊喜。

值得注意的是，许多影响着整个科学领域的研究缺陷也困扰着疼痛学。疼痛学领域内的一些意义重大的实验和案例研究无法被复制和确认。以杏仁核出现硬化从而无法感觉到任何恐惧的 SM 为例，其他团队对类似的杏仁核受损患者进行研究时发现，这些受试者虽然无法察觉他人的恐惧，但无疑可以感受到自己的恐惧。一些评论认为，SM 的反应或许更偏向她想让研究人员看到的，而不是她自己真实感受到的。再以对后岛叶的研究为例，尽管许多研究者认为，后岛叶是目前可由疼痛激活的脑区中证据最充分的，但一些研究团队发现，后岛叶会对伤害性信号和非伤害性信号作出相似的反应。另一项有关后岛叶的研究甚至曝出了丑闻。2019 年，《科学》（Science）杂志发表的一篇论文指出，研究者抑制岛叶的活动后，小鼠便会忘记疼痛刺激带给它的教训。但仅在短短几个月后，提交这篇论文的实验室便无法复制该实验了。相关调查表明，主持该实验的研究者擅自篡改了数据。目前这篇论文已被撤回。[18]

科技进步极大地拓展了科学界对大脑的认识，但我们前面还有很长的路要走。以功能性磁共振扫描仪为例。这种技术可谓过去几十年神经科学发展的基石，曾被应用于许多疼痛研究中。虽然功能性磁共振扫描仪在性能上大大超越了之前的技术，但遗憾的是，它还有很多不足之处，因此无法帮助我们实现对人类意识的全面理解。也许和你想象中相反的是，这种仪器其实不能监测神经活动，只能评估大脑不同区域内的血流变化，但大脑内的血流变化明显滞后于生物电活动。因此，它更无法反映沿着神经以闪电般的速度传导的伤害性信号。它甚至不能判断大脑中的神经信号是从上到下还是从下到上传导的。分辨率太低也是它的一大硬伤：其成像的每个像素代表的区域中大约就有 10 万个神经元。[19]

疼痛体验传导通路的多样化也极大地提高了我们认识疼痛的难度。科学界在影像技术的帮助下发现了杏仁核、丘脑、岛叶和皮质各自的功能，但没有找到一个像处理视觉信息那样专门监测和回应伤害性感受的独立脑区。边缘系统中的岛叶和杏仁核等结构不但对疼痛的形成起着重要的作用，同时也是人类其他情感的发源处。[20]

最后，我要强调的是，大多数研究实验测试的并不是疼痛，而是在实验室中人工制造的伤害性感受。毕竟，在人类身上制造真正的疼痛，尤其是制造我在医院里面对的那些消耗性疾病的痛苦或曾经改变我人生的疼痛，都是不道德的。

　　在接受定量感觉测试时，我对我感受到的疼痛有充分的控制力，而且能随时叫停。我知道自己处于一个安全的环境里，我的身体不会受到任何伤害，有许多能共情我感受的人在我身边关心着我。我也知道在实验中导致我不舒服的具体原因。但是，现实生活中的疼痛患者不会这么幸运。他们没有能力掌控疼痛，更不可能让它停止，还经常身处不安全的环境中，无法确定自己的身体是否没有大碍，身边很少有在意他们感受的人，而且常常不清楚导致疼痛的原因。何况，参与实验的志愿者通常是健康的年轻人，没有任何严重的疾病，只需安静地躺在功能性磁共振扫描仪里一次次接受扫描就好。就我自己而言，我在接受测试时虽然略感疼痛，但从未觉得煎熬。

　　即便在定量感觉测试这种理想化的条件下，我还是很快就达到了意志力的极限。我就算不愿表现得软弱，却还是一次次地屈服于疼痛。无论在何种环境下，只要疼痛袭来，我都无法与它对抗。

　　即使科学界已经可以大致确定疼痛发源于大脑的哪个区域，但截至目前，我们的绝大部分精力只被投入了最简单的疼痛研究，研究的是撞上玻璃门或在周末打完篮球后发现自己不再年轻时感受到的那种疼痛。这类疼痛是生理性疼痛，对人体持续保持健康状态而言不可或缺。然而，在现代社会中，在谈论疼痛现象日渐泛滥时，我们说的并不是掉下树摔伤后的那种疼痛，而是另一种形式的疼痛。如果说急性疼痛基本可被视为人体的一种正常机能，那么当下泛滥的疼痛对很多患者来说已经脱离了最初的定义，变得极为陌生，简直可算是面目全非了。

疼痛不再是一种症状，而变成了疾病本身。

人体时时刻刻在维系内部的平衡，即保持各种生理机能之间的均势。人的意识也是如此，总在努力达成精神上的稳定。对这些平衡而言，没有什么像疼痛那样具有巨大的破坏力，也没有什么能像我们这个时代的一大顽疾——慢性疼痛那样彻底摧毁人们的生活。

第 **3** 章

永无宁日
慢性疼痛如何"抹去"一个人

活着远比死亡痛苦。只有到死亡的那一刻，疼痛才会终结。

——美国创作歌手、"大门乐队"主唱
吉姆·莫里森（Jim Morrison）

当我们随着时间的流逝行走在自己的人生轨道上时，疼痛通常会帮我们决定哪些事件应该被纳入记忆收藏，而哪些细节我们可以任由其逐渐消隐。我是一个出了名的健忘的人。健忘在许多时候当然是一个缺点，比如我就很难完成医学院要求的高强度记忆目标，但健忘确实也给我带来了一些好处，比如我几乎从不记恨别人。和妻子争吵中途，我就会忘了我们是为什么开始吵的。每当我回想过去，童年记忆不过是漫长而快乐的一团混乱。我能想起的大多是从父母口中听到的童年琐事，而我能靠自己回忆起并感到确定的童年片段少得可怜。

唯一能在我记忆中扎根的是疼痛的感觉。

在我最早的记忆中，我在某次课间休息时爬到了滑梯上面。我当时不过五六岁。我记得当时的场景很混乱，孩子们在满是尘土的操场上跑来跑去。那座滑梯看上去仿佛一座迷雾中的金字塔。孩子们相互推搡着，争抢着感受从滑梯上飞驰而下的快乐。我正是在滑梯顶端的狭小平台上挤来挤去的许多孩子之一。然后，我从上面掉了下来，而我的记忆到这里戛然而止。

我是被别人推下来的，还是自己不小心跌落的？在学校医务室里醒来后，我一直没想明白这个问题。我只记得湛蓝而无云的天空在我头顶上不停旋转，然后还没等我开始害怕，我就眼前一片漆黑，晕了过去。

我并不是唯一保留着对疼痛的记忆的人。

当我见到凯尔（化名）时，他刚刚接受了一台心导管介入手术，即将从麻醉中苏醒。接受这种手术的大多数患者需要使用轻微剂量的麻醉药品来达到昏昏欲睡的状态，少数患者则需要接受局部麻醉。

然而，凯尔不仅需要接受全身麻醉才能进入深度睡眠状态，而且一醒来就开始剧烈挣扎。我们动用了6名护士才把他压回病床上。凯尔是一名运动员，也是我见过的最强壮的男孩之一，他一个人的力气就抵得上好多人。他之所以无法镇静下来，是因为他要面对的疼痛实在太可怕了。

凯尔多年前接受过心脏移植手术，但那次手术的有效期马上就要到了。平均而言，移植的心脏可以正常工作大约10年，之后就会逐渐衰竭。凯尔移植的心脏几乎已经不再跳动了。如果不接受重新移植，他将无法继续存活。

凯尔有很多活下去的理由。他是他所在高中的风云人物，笑容迷人，举手投足间魅力尽显。他还做到了一些其他人不敢想象的事。他不仅战胜了先天性心脏病，更重要的是，他还走出了支离破碎的原生家庭带来的阴影。然而，在我与他谈话时，他的想法很明确：他宁愿死也不愿再接受一次心脏移植了。

我花了好长时间才赢得凯尔的信任。凯尔在病房里装好的 Xbox 游戏机成了我们关系转变的契机——我带来了他想玩的一个游戏。另外，多年来与医生和护士的接触让凯尔对医学产生了浓厚的兴趣。他希望有人给他详细解释一下他的身体正在经历什么。

在我获得凯尔的信任之后，他才告诉我他为什么再也不想经历一次手术了。10 年前，在接受第一次手术时，他曾经在手术过程中苏醒。当时，凯尔躺在手术室里的移动病床上，在炫目的手术灯下什么都看不清楚。他可以听到和感觉到一切，却连手指尖都抬不起来。执行手术的医疗团队根本不知道他已经醒了。凯尔觉得自己被困在身体里，但能感觉到手术刀从脖子开始向下切入。他想大声尖叫，想告诉他们赶快停下来。最后，他昏了过去，但不是由于麻醉剂开始生效，而是疼到昏迷的。直到现在，这段记忆仍然是他挥之不去的噩梦。

幸运的是，对大多数人来说，疼痛一般不会持续太久。它像从门缝钻进来的一只苍蝇，四处乱撞，一心想在玻璃窗前找到出路，最终通常会有一只飞来的拖鞋赐予它永久的安宁。即使没被打中，这只苍蝇的存活时间也不过短短几个星期。不过，与恼人的苍蝇不同，暂时的疼痛是人类为了生存下去而必须体验的。

但是，许多患者如今要面对的不仅仅是暂时的疼痛。如今每 5 个人中就有 1 个患有慢性疼痛。在慢性疼痛患者的感受中，他们的房间里仿佛到处都是苍蝇，嗡嗡声不绝于耳。

这些"苍蝇"会猛然撞上四面的墙壁，汇成黑压压的一片，挡住了阳光。由于所有门窗都被牢牢锁住，它们永远也不会从房间离开。

长期以来，医学界认为急性疼痛和慢性疼痛在本质上没有什么差别，唯一的不同在于持续的时间。最新研究得出了截然相反的结论：慢性疼痛与急性疼痛唯一的共同点是，二者都会带来疼痛。

很少有人能在某个专业领域内拥有像约翰·博尼卡（John Bonica）那样大的影响力，因为他几乎仅凭一己之力开创了疼痛学这门学科。博尼卡于 1917 年出生在距意大利西西里岛不远的一个小岛上。他与医学的缘分始于一次童年经历：当时他看到了做护士的母亲协助医生切开乳房脓肿的场面。这可怕的一幕让博尼卡昏了过去，却也阴错阳差地让他萌发了成为一名医生的志向。博尼卡 11 岁时，他们一家移民到了美国。他的父亲辞去了西西里副市长的工作，在美国纽约布鲁克林区做着体力活，然而在移民后的第 4 年就去世了。博尼卡从 15 岁起就负起了养家的重担，兜售报纸、擦皮鞋、贩卖各种杂货以补贴家用。[1]

博尼卡在学校里开始接触业余摔跤运动。在大学和医学院读书时，他获得了参加职业比赛的资格。在一次比赛后，他遇到了一个来观看比赛的出身于威尼斯的女孩艾玛。博尼卡迷上了她，决心把她娶回家。多年之后，他实现了这个梦想。

在接受过麻醉师培训后，博尼卡应征入伍，被派往一所位于华盛顿州的陆军医院。这是美国西海岸规模最大的军医院之一。每天一睁开眼，博尼卡就要面对各式各样的疼痛。在医院里，他见到了成千上万在第二次世界大战中受重伤的士兵。其中的许多人在伤口愈合后的很长一段时间里还会感受到疼痛。仿佛是为了进一步将他引上疼痛研究的道路，博尼卡挚爱的妻子艾玛在生第一个孩子时，由于麻醉师操作不当而差点丢掉性命。与此同时，博尼卡一直在用"蒙面奇迹小子"的化名参加摔跤比赛，而这段运动员生涯毁掉了他的身体。博尼卡做过 4 次脊柱手术，全身所有重要关节几乎都接受过手术治疗。上述经历为博尼卡最终着手建立临床疼痛学这一专科打下了地基。

1953 年，博尼卡出版了长达 1500 页的医学教科书《疼痛管理》(*The Management of Pain*)。这是他众多伟大成就中的一项。这部教科书是世界上第一部专门阐释如何缓解疼痛的著作，为疼痛治疗提供了标准化流程。（尽管博尼卡已经去世多年，但迄今为止，我认识的每一位疼痛专家的办公室里都摆放着这部作品。）博尼卡完善并推广了应用于分娩的硬膜外麻醉 (epidural anesthesia)。通过直接向脊髓注入麻醉剂，产妇可以在保持清醒的同时免于疼痛。艾玛在生第二个孩子时接受了硬膜外麻醉，成为世界上第一位在分娩中采用这种技术的女性。博尼卡还与一名护士和一名神经外科医生一起建立了世界上首个跨学科的疼痛中心，强调了疼痛这种感受的多维度本质。博尼卡是现代医学界最早一批对疼痛理念进行革新的学者之一。他们提出的先进理念认为，世界上不存在某种包治不同疼痛的神奇药方，不同疼痛的本质也是不同的，因此只有针对患者的整体情况，通过团队模式进行系列治疗，才能真正帮助他们。博尼卡创立了国际疼痛研究协会，发起了世界上第一个疼痛学临床培训项目，确立了疼痛的第一个被广泛接受的定义，还主办了前沿科学期刊《疼痛》（*Pain*）。博尼卡可算是有史以来最有影响力的疼痛学医生。[2]

　　和生理性疼痛相比，博尼卡在研究中更关注病理性疼痛。在他看来，"（病理性疼痛）在其晚期开始走向失控时……已不再对人体有益，且下一步将通过对患者精神和生理的双重作用蜕变为一股破坏性的力量"。1990年，博尼卡的疼痛教科书的第二版问世，篇幅已近2000页。这时，博尼卡似乎已经意识到病理性疼痛的特殊之处。因此，他换了一个新的说法，将慢性疼痛定义为"持续时间超过急性损伤（或疾病）的正常痊愈期限或每隔数月（或数年）便反复出现的疼痛"。[3]

　　博尼卡认识到，疼痛应被分为急性疼痛和慢性疼痛。前者由损伤或疾病引起，其表现由引发疼痛的因素决定，而后者在最初的损伤消失后仍会长期存在。疼痛的确可以有其他分类依据，例如其形成机制、所在部位以及对患者的影响等。但在博尼卡看来，那种令人无法正常生活，在本该消失时依然长期阴魂不散的慢性疼痛具有某些特殊的性质。

博尼卡并不是唯一对慢性疼痛得出这种结论的人。20 世纪 90 年代，让慢性疼痛走出角落并进入公众视野的转折点出现了。这一转折的导火索是轰动一时的阿片类药物奥施康定的面市和一场旨在将疼痛列为"第五生命体征"①的社会运动的兴起。由于没有裂开的伤口或出血的迹象，慢性疼痛通常无法被看见，但突然之间，它变成了每个人关注的焦点。

然而，约翰·博尼卡却未能成功地对抗他自己的慢性疼痛。据他的一位传记作家记录，博尼卡经常要靠强力止痛药来维持正常生活，而且"很可能是地球上接受过最多次神经阻滞②和激痛点注射③治疗的人"。只有全身放松地漂浮在泳池里，或是回到出生地西西里旅行时漂浮在海中，博尼卡才能获得片刻的安宁。唯一支持博尼卡活下去的理由或许是他对妻子持久的爱。艾玛于 1994 年 7 月逝世后，仅仅过了一个月，博尼卡也跟随她离开了这个世界。[4]

在人类历史上的大部分时间里，人类的生命都是短暂而充满刺激的。死亡随时随地都可能降临，而造成人类死亡的

---

① 四大生命体征包括呼吸、体温、脉搏和血压。它们是维持人体正常活动的支柱，缺一不可。——译者注
② 用药物麻醉神经或阻断神经传输来止痛的疗法。——编者注
③ 在疼痛点或激痛点部位注射小剂量局麻药以止痛的疗法。——编者注

主要原因是受伤、感染和营养不良。随着公共卫生与现代医疗事业的不断发展，人类的寿命被极大地延长，而且越来越容易预测了。在现代社会，死亡与年龄是密切挂钩的。尽管早夭由于带有悲剧色彩而备受关注，但这通常只是小概率事件。即使在新冠肺炎疫情在全球蔓延的当下，心脏病和癌症致死的人数仍然占到全球死亡总人数的 2/3。

人类的寿命得以延长以后，我们便会在人生中带着更多健康问题前行。随着预期寿命的提升，我们一生中会有更长时间处于不健康的状态。大多数研究表明，美国成年人口的 1/5——约 6600 万人——患有慢性疼痛。根据提问方式和对慢性疼痛的定义的不同，这一调查数字可能出现较小的出入。还有一些调查认为，患有慢性疼痛的美国人可能高达美国总人口的 1/3。此外，在美国，长期受疼痛困扰的人数还在继续攀升。[5]

慢性疼痛对各类人群并非一视同仁。事实上，它经常与不利因素叠加，更倾向于给弱势群体带去消极影响。通常来说，女性、少数族裔（或种族）、穷人、受教育程度低的人群以及其他疾病患者患上慢性疼痛的风险更高。[6]

一些观点认为，慢性疼痛是一种美国特有的综合征。在一项针对大约 5.2 万人的调查中，有 34% 的美国人报告说，在过去的一个月里，他们频繁或非常频繁地感受到身体的疼痛。相比之下，其他国籍的受试者中只有 20% 有类似感受。至少在这项调查中，美国人的慢性疼痛指数可谓遥遥领先。

但是，一些调查研究也给出了相反的意见，认为与其他发达经济体的居民相比，美国人患慢性疼痛的比例并不高。第三世界国家在这方面的表现也不算好。一项针对发展中国家的调查分析表明，这些国家约 1/5 的人口存在慢性疼痛的问题，而这个数字与更高收入国家的水平一致。因此，慢性疼痛称得上是一个全球性的问题。[7]

那么，所有这些慢性疼痛背后的根源是什么呢？

我一直在对抗的疼痛——腰痛——是世界范围内最常见的一种疼痛。腰痛是美国人丧失劳动能力的首要原因，导致了共计 300 多万伤残损失健康生命年[①]（years lived with disability，YLD）。其他国家的数据也不乐观。据一项研究显示，在 195 个国家和地区，腰痛是导致男性和女性伤残损失健康生命年的首要原因。更可怕的是，自 1990 年到 2007年，腰痛导致的伤残损失健康生命年增长了 30%，自 2007年到 2017 年又继续增长了 18%——截至 2017 年，全球伤残损失健康生命年总计约为 6500 万年。[8]

虽然在慢性疼痛病因的排名中，腰痛是当之无愧的冠军，但它还有几个非常有力的挑战者，其中就包括头痛，尤其是偏头痛（migraine）。偏头痛是美国人伤残损失健康生命年的第五大元凶。在全世界范围内，头痛影响着 30 亿人口，在导致残疾和伤残损失健康生命年方面仅次于腰痛。颈椎疼

———————————

① 伤残导致患者失去的以健康状态生活的年份。——译者注

痛、骨关节炎和类风湿性关节炎紧随其后。在世界各国，上述疾病都是导致残疾的最常见原因。[9]

这些疾病中的大多数可以被归为肌肉骨骼疾病。它们带来的问题不仅仅有疼痛，还有高昂的治疗成本。美国为肌肉骨骼疾病支付的医疗费超过了任何其他疾病的。2016 年，美国花在肌肉骨骼疾病上的费用达到 3800 亿美元，超出了心脏病和癌症相关开支的总和。其中，仅背部和颈椎疼痛这两项就占据了 1350 亿美元。与公众更关注的那些疾病不同，肌肉骨骼疾病相关开支的主体是中年人，而不是高龄老人或濒死的患者。除此之外，这项开支还在以每年 5% 的速度递增。相较之下，癌症相关开支的年增速只有 1%，而心脏病相关开支则每年递减 0.5%。[10]

这些数字当然不足以反映问题的全貌。慢性疼痛不同于其他任何疾病，会以一种特殊的方式影响患者的生活。人们常说，杀不死你的，会让你更强大 —— 慢性疼痛可算是这句话最好的反例。

疾病是每个人生命中的必然组成部分，是从生到死这一缓慢过程中的必经之路。通常来说，人们认识疾病的方式是陈述。患者讲出自己的故事，医疗系统的工作人员则负责倾听。这些工作人员包括护士、医生、社会工作者、接待人员、运输人员、病例管理人员以及许许多多其他工种。他们共同构成了"医疗系统"这个面貌模糊、像变形虫一样可以随时调整形态的集合。

当然，患者与围绕着他们的医疗系统之间的联系不是单向的。医疗系统的工作人员会帮患者对陈述内容进行组合。临床医生在医学院接受的多年教育不是对治疗过程进行模拟，就是根据预设有明确答案的案例提出多项选择题，因此他们逐渐学会期待在患者的陈述中听到某一类"韵律"。

正在阅读本书的读者，即使你没有生病，也没有照顾过患者，但你仍然不难辨别出如下关于患病的典型叙事：一个曾经充满活力的人突然间得了神秘的疾病，而这种病在大部分情况下表现为生理上的不适，于是这个人就变成了患者。这位患者多半会被描绘成一副斗士的姿态。他／她希望与医疗团队共同进退，一方面寻找可行的治疗方法，另一方面，同时也更重要的是，查出自己突然患病的原因。对准确病因的孜孜探寻和强烈的求胜欲是绝大多数医学叙事的主线。疾病虽然具有非道德性，但它在患者的叙事中并不是以一个反派形象出现的，因为从疾病被发现的那一刻起，即使它无法被治愈，它也为这名患者的人生增添了意义和情感共鸣。相比过去那个单纯而精力充沛的个体，疾病可能塑造出一个更为坚韧的新人格。

但是，上述规律和刻板印象都不适用于慢性疼痛。几乎没有任何疾病对人的影响可以与慢性疼痛的影响相比。慢性疼痛以多种方式影响着患者，但其中最致命的是，它会毁掉一个人的生活方式。而人们正是通过生活方式定义自我并为自己的人生故事添加弧光的。

在耶鲁大学医学院就读期间，德鲁·莱德尔（Drew Leder）决定申请一段并不算寻常的休学期。利用这段时间，他攻读了一个哲学博士学位。他的主攻方向是现象学（phenomenology），一门研究意识体验的科学。莱德尔在受访时对我说："我对关于身体的哲学理论产生了兴趣，尤其想深入了解疼痛、疾病、功能障碍等方面的体验以及医疗系统是如何进行应对的。"在休学结束后，莱德尔回到耶鲁大学，完成了医学专业的课程，但他已经找到了自己真正想追求的事业，此后从未进入医疗行业执业。

正如许多关注慢性疼痛的人那样，莱德尔对疼痛的兴趣也与他长期对抗慢性疼痛的亲身经历有关。"从现象学的角度看，过度关注自己亲身经历并不值得提倡，因为这可能让你无法充分捕捉其后的文化背景因素。"他说，但接着又补充说，"可是如果没有这种经历，我想我就不会有审视疼痛的能力了。"

健康的身体对我们来说仿佛是透明的，没有存在感。我们在尽情享受生活时，关注的是外部的世界，而不是内在的自我。后者似乎可以自动运作。"一般来说，只有在感到疼痛或痛苦时，我们才会注意到自己的身体，"莱德尔说，"而在一切正常时，我们是不会留意它的。在出现功能障碍的期间，通过强制获取我们的关注，身体实现了一种'障碍性的再现'（dys-appear）。"

疾病使身体受到关注的这一事实造成了身体与寄居其中的心灵的隔阂。疼痛患者把自己的身体当作敌人，因为它强迫自己远离了身体没有存在感的健康生活。当疼痛进一步发展为慢性疼痛时，这个敌人甚至会将患者的未来也一并剥夺。

"急性疼痛患者能看到恢复健康并重返正常生活的希望。"莱德尔说，"在分娩中或阑尾炎发作时，孕妇或患者知道这种煎熬早晚会结束。但慢性疼痛是始终持续的。那么，要是它永远都不会消失，怎么办？要是它每隔一个月或一年还会恶化，怎么办？"当过去的生活逐渐变得陌生，未来又看不到任何希望，慢性疼痛患者便被困在了永远不会结束的"当下"。

莱德尔在研究中选择了一个可与慢性疼痛患者的经历形成对照的群体——囚犯。在与莱德尔谈话之前，我一直没有意识到，慢性疼痛带给我的体验与被囚禁是如此相似。

在没受伤前，我从不知道脊柱在默默地为我做着什么。事实证明，我做的每一件事都需要它的协助。站立、坐下和躺下时，我要靠它；行走和奔跑时，我还是要靠它。根据我受伤后的磁共振扫描结果看，早在意外发生之前，由于多年来的不良姿势和错误的锻炼方法，我的脊柱早就开始变形了。正常的脊柱呈 S 形，而我的脊柱却被拉伸得像一根拨火棍那样笔直。在我受伤后，一块突出的椎间盘压迫着我的脊髓，将一阵阵刺痛沿尾椎一直传到我的脚趾尖。疼痛使我全身上下都变得紧张，整个人像一根快要被扯断的橡皮筋。

我原本多姿多彩的生活如今被压缩在宿舍这个只比浴室大一点儿的空间里。在我眼里，乘车像受酷刑，而爬一段楼梯简直像攀登一座难以逾越的高峰。因为走到公共卫生间的过程如此痛苦，我经常只能在宿舍房间的洗手池里小便。在状态最糟糕的时候，我甚至起不了床，可就连躺在床上都让我感到痛苦。

身体上的枷锁也终结了我的社交生活。我的朋友们如果没有到宿舍来看我并对我的境遇表示同情的体贴心，我是根本没有机会和他们见面的。很快，我身边就没有什么朋友了。

我的宿舍很小，但我几乎没有精力收拾房间，因为我的全部注意力时时刻刻被脊柱吸引着。疼痛不但将我困在一个闭塞的物理空间里，还把我锁定在我根本不想体验的"当下"。疼痛拉长了我活在世上的每一秒，让每一个微不足道的决定都变得无比困难，让我切身体验到"度日如年"的真正含义。我是那么想逃离这种痛苦，却还是日复一日地被困在原地，看着疼痛一点点吸干我原本能拥有的每一分快乐。

过去的日子离我是如此遥远，以至于我觉得那几乎是另一个人的生活了。曾经带给我快乐的那些事物——篮球场、健身房、跑道——现在只会滋长怨恨。我无法投入地写作，因为我的想象永远无法远离疼痛的影响。疼痛这个主题贯穿了我的全部生活。没有疼痛的时光就像漂浮在母亲子宫里的日子一样遥远。每次展望未来时，我看到的总是在无边无际的湍急水流中艰难逆行的自己，被无情的河水不断拍打着。

我不愿陷入的这种处境，却恰恰是我拥有的一切。我被关在那个时刻，被囚禁在"当下"这座监狱里。

慢性疼痛的确像监狱一样，会让一个人与他所在的群体失去联系。许多患者试图通过寻求医疗帮助来弥补社交上的损失。"有时人们是抱着这种目的来就诊的，但他们很可能会感到失望。"莱德尔说，"患者需要的情感支持不会获得保险公司的理赔。因此，一部分人的诉求是无法被听到的。"

确诊是慢性疼痛患者在这座监狱中获得减刑的唯一机会。一方面，确诊有助于获得治疗；另一方面，它为患者提供了他们迫切需要的东西——意义。即便如此，慢性疼痛的本质决定了对许多人来说，医疗系统不再是他们的盟友，而是像这种疾病一样，成了他们的敌人。

虽然我们已经迈进大数据时代，但如果想理解疼痛患者的感受，我们还是应该将经过精心设计的传统定性研究看作领域内的标尺。为明确我们对慢性疼痛对人类的影响有多少认识，英国国家健康研究所（National Institute for Health Research，NIHR）赞助了一项元民族志①（meta-ethnography）研究，对肌肉骨骼疼痛患者的经历进行了全面分析。研究人员从 300 多项研究中筛选出 77 项，将其整合

———————————

① 人类学家为某一族群的生活或价值观画像的一种研究方法，多采取参与和观察的方式。——译者注

为一份长达 200 多页的报告。这份报告是针对肌肉骨骼疼痛及其患者的一次重要的剖析。[11]

研究人员找到了 5 个可以定义患者与慢性疼痛的斗争的主题。这场斗争的前两个主题——用斗争肯定自我和适时重建自我——是这种破坏性疾病的直接影响。慢性疼痛患者要对抗一具走向失控且威胁其自我认同的身体。这种疾病破坏了他们的时间感，将他们困在当下，动弹不得。患者既无法规划未来，也不能像以往那样自如地生活。

这场斗争的另外 3 个主题——为疼痛建构解释、与医疗体系交涉、证实疼痛感受合理性——会对患者造成更严重的摧残。它们都是现代医学这种体系培养出的临床医生和以之为基础的医疗系统带来的毒副作用。现代医疗系统非但不能帮助患者缓解疼痛，反而会使他们的状况比过去更糟糕。

没有任何力量能像疼痛那样推动人们向内思考。我的亲身体验表明，疼痛患者高度敏感，留意着自己身体的每一个细微动作和与其接触的每一种物体表面。这种草木皆兵的状态非常损耗精力，而且容易造成误报，使患者的注意力整天围着疼痛感打转。

为煎熬寻找解释的行为，是现代医学实践的直接产物。它采取的方式是下诊断。确诊可以为患者推开解决问题的各类大门，而这意味着医生在诊断手册上写下的几行潦草字迹或在计算机上匆匆键入的几个名词就可以影响部分患者的全部生活。确诊使患者看到了彻底治愈的希望，而不只是让他们获得短暂的解脱。在确诊之后，患者会觉得自己患的是一种生理疾病，而不是心理疾病。他们的病是真实的，而不是被想象出来的。当站在 X 射线机前或躺在磁共振扫描仪的筒状检查舱中时，几乎每位慢性疼痛患者都希望这些检查能发现表明自己体内某些地方出了问题的异常信号。患者最不想听到的回答就是"一切看起来都没问题"。

　　自 19 世纪末以来，医学界对疼痛的治疗和对煎熬的态度出现了巨大的转变。现代科学在人类生活中引发了迅速的变革，"未来的冲击"①正迎面而来。有的人认为，人类受病痛蹂躏的身体一定是这场巨大变革中最早的受益者。但令人失望的是，现代医疗系统为疼痛患者提供的治疗非但没有进步，反而有所倒退。这种倒退最直接地反映在英国国家健康研究所的研究人员强调的患者与慢性疼痛的斗争的第四个主题——患者与医疗体系交涉的过程中。

　　劳拉·伯克在参加一场足球比赛时突然感到右腿剧痛。她最初以为只是外胫夹②（shin splint），因为当年夏天被选入学校的运动代表队后，她进行了高强度的跑步训练。然而，过分剧烈的疼痛似乎表明这不是外胫夹。场上没有人知道伯

---

① 出自美国社会学家、未来学家阿尔文·托夫勒（Alvin Toffler）在 1970 年出版的现象级畅销书《未来的冲击》（*Future Shock*）。托夫勒在书中明确指出，现代科技将给人类社会的结构及生活形态带来天翻地覆的巨变。——译者注

② 胫骨周围的肌肉损伤导致的一种疼痛性疾病。——译者注

克出了什么问题。她最终被送到了急诊室。

"医生一直跟我说，别再像小孩一样哭了。他一直在问我爸各种问题，看都不看我一眼。"伯克对我说，"另一位医生告诉我妈，疼痛都是我想象出来的，她应该带我去看精神科。"

伯克在医院里又耗了整整一天半以后，才终于有人弄清楚问题出在哪儿——伯克患上了急性劳累性骨筋膜室综合征（acute exertional compartment syndrome），一种肢体肌肉组织处由于压力累积引发的罕见病。医护人员用压力表测量过伯克的右腿。尽管她一直表示感到疼痛，但她腿部的压力值似乎是正常的。最后，他们终于发现了问题所在，原来压力表被放在了错误的位置上。在测出伯克右腿的真实压力后，他们立即将她送入了急诊手术室。伯克的外科医生告诉她，如果再迟几个小时确诊，她可能只能选择截肢了。

伯克虽然靠这次诊断保住了腿，但她接下来还会遭遇我个人最不希望发生在我患者身上的事——成为医生们感兴趣的案例。他们接二连三地到她的病房里察看她的伤腿。"我一说话，他们就示意我闭上嘴，这样他们才能不受干扰地讨论我的病情，指着露出来的肌腱，检查残余肌肉的肿胀程度，用随身携带的手术刀戳进坏死的肌肉。"伯克在一份自我民族志①里这样写道。[12]

伯克与疼痛的交手才刚刚开始。术后，她在医院继续待

_____

① 社会学的一种定性研究方法，主要是通过撰写和分析自己的经历达成对某些现象的解释和意义建构。——译者注

了 6 周，出院时需要坐轮椅。整整 4 年间，她只能拄拐杖行走。她腿上的伤口有 25 厘米长、10 厘米宽。后来，她的左腿也出现了这个问题。伯克现在只有 40 多岁，但已经先后接受了 15 次手术。即使在最初引起疼痛的"器质性病因"得到解决之后，伯克的疼痛依然没有消失。

我在与伯克交谈时发现，外科医生的表达方式比他们划开的手术切口更令伯克感到受伤害。"当时我只是个小女孩，根本没被他们当回事。"她说，"他们经常说我有点儿歇斯底里，意思是，就是因为我总关注我的腿，病情才恶化的。"

伯克的存在被医生们无情地"抹去"了。伯克说："我总是告诉医生别碰那个位置，但他们根本不听，还把我弄得很疼。"

由于疼痛一再复发，伯克别无选择，只能回头找那些对她毫无怜悯之心的医生看病。"在我求助的这些医生看来，我是个隐形人。"她这样对我说，"这就像煤气灯效应①——我开始怀疑自己的想法，认为也许他们是对的，这一切都是我虚构的。这些想法被我内化了，所以我至今还在努力消除它们。"

伯克的经历令人唏嘘，但并不是个案。现代医学就是在以这种方式对待超出它理解范围的事物。如果医生们没有在医学院学过某种病，也找不到解决方案，那么它就一定不是

① 指对受害者实施情感虐待和操控，让受害者逐渐丧失自尊、产生自我怀疑的行为。——译者注

真实存在的。

伯克掌握了与支配其生活的霸权体系交涉的方法。对医疗系统而言，你生病的这个事实是不够的，你还必须明确该如何扮演患者的角色。"随着时间的推移，当我走进诊室，与一位初次见面的医生交谈时，我越来越清楚需要说出哪些细节、什么时候开口以及说多久了。"伯克说。

伯克有自己的骄傲，不希望其他人看出疼痛已经影响到了自己的正常生活，但她发现，如果她不像人们预期中那样扮演受疼痛折磨的患者，人们就不会认真对待她的诉求。伯克不愿意拄着拐杖走路，可是每当她不依靠拐杖出行时，她总会因为把车停在残疾人专用区域而遭到诘问。慢性疼痛的核心社会功能使她陷入了两难的困境：不强调它，你就无法引起别人的重视；强调它，你又要因此受到别人的质疑。

为了避免被医生弄疼，伯克逐渐开始请别人陪自己去看病，同时也开始更坚定地表示，自己不愿意第一次就诊就接受检查。年龄的增长和身份、地位的提高也给了她一些帮助。"当（一名医生）发现我是一所学院的院长后，他的表情出现了微妙的变化。"伯克说，"从那以后，他对待我的方式变了很多。"

换句话说，伯克掌控了自己的故事，而这原本是医生们不愿放弃的隐秘权力。伯克开始相信自己的叙事，而不是医生们告诉她的说辞。但伯克之所以可以做到这一点，是因为她具有特殊的优势。与疼痛相处的经历引导她成长为一名社会学家。随着她在自己的领域里表现得越来越出色，一切都开始朝好的方向发展。伯克指出："讲故事的行为不但有治疗作用，还可以改变故事发展的方向。"

平均而言，美国的医生只会倾听 12 秒，然后就会打断患者的陈述，以他们自己的方式另行开始。医生们会使用自己选择的术语主导接下来的一切。作为接受过高等教育的中上阶层白人，伯克能够意识到，其他患者的境遇可能更糟。她在文章中写道，她"更高的社会地位"可能会妨碍她认识"种族和阶级等不利因素叠加后使残障的影响更为复杂的多种方式"。[13]

标准的医疗手段更看重有迹可循、特征明显和可被治愈的疾病，而慢性疼痛患者由于与这样一种医疗体系格格不入，已经沦为现代医学领域内的最底层。除了和抑郁症或精神分裂等原发性精神疾病的患者一样受到歧视，更令慢性疼痛患者感到不安的事实是，他们恰好被困在了生理和心理疾病之间的炼狱里。正是因此，英国国家健康研究所的研究将"证实疼痛感受合理性"确定为慢性疼痛患者与疼痛斗争中的第五大主题。

证实这种合理性的渴望对患者而言是一种极大的消耗。它可以粉碎某个人的现实生活，一步步地蚕食他们周围的世界。他们最爱的人将首当其冲。

与妻子玛莎结婚 10 年后，戴维·伦德格伦患上了一种特殊的疾病。

他再也不能坐下了。

和许多生活受慢性疼痛影响的案例一样，玛莎不确定戴维的病是从什么时候开始的。她知道丈夫有腰痛，但并不严重，然后它突然间就恶化了。据医生猜测，这可能是由于戴维的坐骨神经受到了臀部梨状肌的压迫。医学专家为戴维做过几次手术，但他的病情继续恶化了。"只有在罕见的情况下，戴维才能坐 20 分钟以上。"玛莎对我说，"这刚好是他去看医生需要的时间。"

"我们过去总是闲不下来。我们住在得克萨斯，在离奥斯汀 20 分钟车程的地方。我和戴维喜欢在乡间徒步旅行和骑行，"她说，"但现在一切都变了。"

坐是人体的一项核心功能。在采访玛莎之前，我并没有充分认识到这一点。举例来说，戴维现在去餐馆时只能站着用餐。"有些说法，比如'请坐'或'我们坐吧'，现在容易伤害到他的感情，"玛莎对我说，"所以我会避开。"

由于戴维现在既不能坐车，更不能开车，这对夫妇买了一辆斯巴鲁运动型多用途汽车，在车后部放了一张气垫。为防止摔倒，戴维被用链子绑在气垫上。这种车的车身很低，因此路上的行人可以看到戴维被绑在车里的样子，孩子们偶尔还会冲他挥手。有一次，有人报了警，因为怀疑玛莎绑架了戴维。

"我丈夫是个非常聪明的人，工作表现一向出色。"玛莎说。在患病前，戴维在一家棉籽加工厂任总经理。戴维的病情不仅仅影响了他的身体。玛莎对我说："他像过去那样用脑也非常吃力了。以前，想修好这台电脑，我们只需要 3 天，但现在已经是第 4 个星期了。"

慢性疼痛不但改变了戴维的生活，与此同时也改变了玛莎的生活。

当两个人刚认识时，尤其是当他们还年轻，双方一般都比较健康，没有多少病史。健康的身体会提高结婚的可能性。随着时间流逝，人们会逐渐遭遇各种问题和疾病，身体上渐渐出现破损和丘疹，受到扭伤和疼痛的折磨，甚至成为最可怕的恶性肿瘤和器官衰竭的患者。[14]

玛莎刚认识戴维时，他当然是能坐的。戴维退休后，玛莎一度梦想着有朝一日可以不再工作，专心做她喜欢的那些事。通过各自的家族、职场和教会，这对夫妻曾经建立起一个庞大的社会网络。但是，正当他们在为悠闲自在的生活作准备时，梨状肌综合征（piriformis syndrome）这一飞来横祸毁了这一切。

如今，玛莎比以往更需要她的工作，不仅是因为她现在是家中唯一的经济来源。"我们可以接受低一些的收入，但不能失去我的医疗保险。"她告诉我，"如果我们使用老年医疗保险，我们就会立刻掉进甜甜圈洞①，每年的自费部分将高

① 在美国，老年医疗保险计划在实际支付过程中的覆盖缺口被称为"甜甜圈洞"。——译者注

达 1.2 万美元。"玛莎在一家医疗科技公司担任客户经理。她曾经很喜欢这份工作，但现在她和工作乃至婚姻的关系都发生了变化。玛莎说："你要是觉得自己和某件事绑定了，挫败感好像就会更强烈了。"

玛莎还要承担家里的所有体力活。"我在农场上长大，从小就习惯干活，"她说，"但以后都不会有人给我搭把手了。有时候，这一点真让我很恼火。"

每个人在同居生活中都要承担特定的角色，履行不同的义务。以我家为例，如果我妻子做饭，我就要负责洗碗。她早上帮女儿作好上学的准备，我就要在女儿放学后辅导她的功课。我妻子为家庭开支买单，我就要负责纳税。

如果疼痛让我无法再承担我的这些职责，我妻子当然会愿意替我分担。然而，长此以往，如果我一直不能帮她分担职责，她就会产生沮丧和怨恨的情绪，而我也很容易深陷于自哀自怜和自我厌恶。

为伴侣或爱人提供护理是一种巨大的负担，无论后者患上的是何种疾病。"我见过别人是怎么长期照顾病人的，知道这条路很漫长，而且充满荆棘。"玛莎这样告诉我。护理工作会带来一些不易察觉的危险。玛莎过去曾和戴维一起做运动，但由于戴维现在行动不便，她也随之失去了坚持锻炼的最大动力。她自己的健康和生活状态都受到了影响。

"人们过去把我们看作一对搭档，但现在他们不这么想了。"玛莎说。

疼痛患者的护理者要面对许多特殊的挑战。他们需要更强硬地表达己方的需求。首先，这是因为医生经常和慢性疼痛患者出现意见分歧。其次，如果持续的疼痛没能得到确诊结果来解释，护理者与患者之间也会产生摩擦。不过，归根结底，疼痛的慢性特质才是整个过程中最具杀伤力的部分。

"我试着帮忙，但解决不了他的问题。"她说，"我们根本看不到终点。"

疼痛是一种社会化的情感，只有被表现出来，才能被看见。

如果你不小心踩到了一块乐高积木，接下来你可能会一瘸一拐的。这种疼痛相关行为的目的是将不可见的私人感受转译为一种他人能理解的语言，不但可以避免你自己再次受伤，也可以让旁观者意识到你的疼痛。在这方面，慢性疼痛患者必须小心地调整他们的输出方式。由于没有出现任何显而易见的新伤口，而且需要持续努力证明疼痛的真实性，慢性疼痛患者必须以最恰当的方式表现疼痛。如果过分夸张，他们就会成为别人眼中那个喊"狼来了"的男孩；但如果伪装正常，他们就只能在独自沉默中煎熬。

即使是最了解慢性疼痛患者的人——他们的伴侣——也只有一半时间能准确地接收到这些疼痛信息。一方面，当伴侣低估这些疼痛信息时，疼痛患者会觉得对方过于刻薄，不信任自己；另一方面，当伴侣高估这些信息时，他们又会觉得对方保护欲过强，甚至感到有压力，于是会被进一步局限在"疼痛患者"这种身份中。[15]

慢性疼痛还具有传染性。慢性疼痛患者的伴侣也患上慢性疼痛的概率比一般人更高。这或许是因为，护理慢性疼痛患者需要伴侣付出大量的体力。在帮助伴侣起床、洗澡或上楼梯时，像玛莎这样的许多护理者很容易受伤，出现膝盖撕裂、背部扭伤等问题。护理者承受的疼痛越多，他们就越无法好好地履行自己在生活中的其他职责，因此会变得越脆弱。[16]

鉴于此，慢性疾病导致离婚风险上升的情况也就不足为奇了。令人感到意外的是，根据对异性恋夫妇的调查，如果妻子患上慢性病，离婚的概率会上升，但如果患病的是丈夫，这个数字不会出现明显波动。在伴侣丧失劳动能力之后，女性远比男性更愿意维持婚姻。这造成了另一种非常普遍但尚未引起关注的社会现象——大多数非职业的护理者都是女性。[17]

目睹伴侣受苦的经历也会对护理者的身体产生明显影响。一项研究发现，比起看到行动不便的陌生人，当护理者看到患有慢性疼痛的伴侣吃力地挪动身体时，他们的心率和血压都更容易上升。他们只是简单地谈到伴侣的痛苦和煎熬时，这些表示健康水平的数据还会进一步飙升。更糟糕的是，这些生理变化会让他们患心脏病的风险上升。[18]

慢性疼痛可以逐渐改变一段亲密关系的本质。然而，许多慢性疼痛患者采取的一种应对方式——灾难化 [①](catastro-

[①] 一种常见的认知扭曲或思维错误。此处指患者对实际经历或预期中的疼痛形成了夸大而消极的思维定式。——译者注

phizing）—— 或许是最具破坏性的行为。它会将慢性疼痛患者推入可怕的漩涡，并会敲响这段亲密关系的丧钟。

　　我是在布列根和妇女医院的疼痛管理中心第一次见到鲍勃·贾米森（Bob Jamison）的。他是个和蔼可亲的高个子，穿着一件粉红色衬衫。他的办公室里散乱地摆放着一些可能已经无法工作的老式模拟记录设备，墙角有一株巨大的绿植。鲍勃笑着对我说："等它长到天花板那么高的时候，我就该退休了。"鲍勃以前可能也对别人讲过这个笑话，但现在这株绿植最上方的叶子眼看着就要碰到天花板了。

　　自约翰·博尼卡创立疼痛学以来，这门学科已经取得了长足的发展。在博尼卡最初的构想中，疼痛学应该横跨多个学科，然而现在的疼痛治疗临床培训却严重依赖手术和药物。二者均不是鲍勃擅长的方向，但他却经常接诊一些病情极为棘手的疼痛患者。"来见我时，这些患者已经忍受了慢性疼痛 3 到 5 年之久，看过 10 到 15 位专科医生。"

　　鲍勃是哈佛大学医学院的一名教授。此外，他还是一位疼痛心理学家。

　　"有些患者根本不想来见我。他们更希望找到一位能帮他们找到病因的专科医生。"鲍勃这样对我说，"不幸的是，医学没有这样的魔力，不可能瞬间解决他们的问题。"

　　基于多年治疗慢性疼痛患者的经验，我完全理解鲍勃在说什么。将慢性疼痛患者转诊给心理学家看起来仿佛是治疗上的投降之举，似乎意味着专科医生已经放弃寻找导致患者持续疼痛的根源，比如一段过度敏感的神经或一小块剥落的碎骨。在告诉患者他们的疼痛既有生理根源也有心理因素时，我会在患者脸上看见那种受到冒犯般的表情。患者会将医生提出的转诊心理学家的建议视为一次公然的背叛，而临床医生则可能认为这种行为等同于推卸作为医生的责任。但在鲍勃这位疼痛心理学家看来，他的工作与我们这些专科医生的工作没有什么不同。

"我为这些疼痛患者充当顾问。我帮他们理解自己的感受，从中获得一种类似控制力的感觉。"鲍勃说，"如果你的胰腺出了问题，你就要调整你的生活习惯——定期检查血糖，开始注射胰岛素。慢性疼痛也是这样的。"

鲍勃这样的心理学家几乎可以帮助任何有严重不适症状的患者，但最需要他们帮助的或许是有灾难化思维的患者。如果说慢性疼痛是被夸大的、持续的生理疼痛，灾难化则是它在情绪方面的翻版。

现代认知疗法（cognitive therapy）的先驱、美国精神病学家亚伦·贝克（Aaron Beck）为我们对灾难化的认识奠定了基础。他的研究关注认知扭曲是如何导致焦虑、抑郁等问题的。认知扭曲在疼痛患者身上可以表现为多种形式。如果一个人在运动后疼痛有所缓解，却只在意疼痛没有彻底消失，那么这就是认知扭曲中的心理过滤（mental filtering）的表现；如果一个人因为遇到一个颐指气使的医生就开始反感所有的医生，那么这就是以偏概全（overgeneralization）的表现；如果一个人认为患上关节炎等慢性疼痛疾病是自己的错，那么这就是个人化思维（personalization）的表现。然而，对疼痛患者伤害最大的认知扭曲类型是灾难化。

疼痛的灾难化指在思想和行为上夸大实际存在或预期中的疼痛，过分关注它们的威胁和严重程度。这种行为包括 3 个主要层面：夸大，例如"我担心疼痛会越来越剧烈"；思维反刍，例如"我脑中的消极想法挥之不去"；无助感，例如"我一直在担心疼痛到底会不会消失"。

对疼痛的灾难化的早期研究之一是 20 世纪 70 年代在加拿大渥太华针对 100 名大学生进行的。这项研究测试了志愿者对寒冷的耐受性。有灾难化思维模式的受试者在把手放进冷水之前就开始恐惧，总是觉得"我一定坚持不了多久"。他们还会把双手浸入冰水的感觉和"在冰冷刺骨的海水中溺死"等想象中的感觉相提并论。研究人员发现这一类人很难通过催眠治疗缓解疼痛，因为他们无法在心理上与疼痛解绑。[19]

这份早期的研究在此后被复制过无数次。任何类型的疼痛，无论是挥鞭伤[①]（whiplash injury）等急性疼痛，还是纤维肌痛综合征（fibromyalgia）等慢性疼痛，都可以引发患者的灾难化思维。而通过观察灾难化的表现，医生可以预测患者的治疗效果以及哪些患者更有可能在未来出现疼痛加剧、

---

① 急性颈椎损伤的形式之一，是颈部产生加速或减速运动机制导致的骨或软组织损伤，多见于急刹车等情况下。——编者注

丧失劳动能力和使用阿片类药物的情况。此外，有灾难化思维的患者可能进一步发展出焦虑和抑郁等问题。虽然灾难化与疼痛孰先孰后就像先有鸡还是先有蛋的问题一样难以明确，灾难化的出现也与疼痛强度高度相关，但大多数研究表明，灾难化不会对患者感受到的疼痛强度产生影响。[20]

人类灾难化行为的本质，和小牛摔倒后用哞哞叫吸引母牛注意力的本质是一样的，是为了表达无法具象化的感受。加拿大研究者迈克尔·沙利文（Michael Sullivan）设计的一种评估灾难化级别的量表得到了广泛的应用。沙利文认为，灾难化是疼痛的社会化。当其他人在场时，有灾难化思维的人会延长表达疼痛的面部表情和声音。他们的做法是一种社会化的反应机制，类似求救的呼喊。[21]

大脑通常会在受到创伤后习得灾难化。创伤的源头可能是腿部骨折、牙科手术，也可能是更糟糕的性虐待和居无定所的童年经历。

灾难化对暂时的急性疼痛或许是一种有效的适应策略，但对长期处于疼痛中的人而言它本身就是一种病态，会导致患者的自毁行为。强烈的痛感会唤起对未来的深切忧虑以及受困于当下的苦恼，而这些感觉只会加剧今后的疼痛。灾难化是一种具有压迫性的整体化存在，经常导致患者的情感性自我无法作出恰当的反应。

这样一种循环过程对疼痛患者及其整个护理网络来说都是不可持续的。

为了研究灾难化如何影响人际关系，一些研究人员以144对夫妇为样本，在3周之内每天对他们进行3次采访。在这些样本中，每对夫妇中都有一人患有关节炎引起的慢性膝关节疼痛。研究人员发现，如果患者在某天早上灾难化自己的膝盖疼痛，在当天晚些时候，他们的伴侣就会表现出较高程度的抑郁、愤怒和沮丧。次日，这些伴侣不但不会给出同情的表示，反而有更大概率对患者发火或忽视他们的感受。这些惩罚行为又会导致患者更严重的灾难化行为。另一项研究则表明，男性和女性对灾难化的反应是不同的。如果是妻子表现出灾难化行为，丈夫比较容易出现抑郁症状；而当丈夫有类似行为时，妻子则很少受到影响。[22]

矛盾的是，慢性疼痛患者对关怀与爱意的渴求实际上有可能造成亲密关系的破裂，使得他们的痛苦无法被家人理解，导致他们最依赖的人疏远他们。更容易受这种脆弱、冲突和回避构成的恶性循环影响的并不是那些分房睡或过着各自生活的夫妻。一对夫妻越亲密，就越容易同时被慢性疼痛影响。[23]

这一切都彰显了鲍勃这样的疼痛心理学家的工作的重要性。"人（在痛苦中）总会想着最糟糕的情况。我的工作就是避免人们朝坏的方向思考，"鲍勃说，"给人们一种对自身感受的控制力，训练他们在产生焦虑时控制自己的心理。"

也许会有人认为，倾听患者的恐惧，亲切地对他们作出回答，教会他们赢得对自己身体和意识的自主权的工作不属于任何一个医学专科的范畴。然而，所有医生，特别是应对慢性疼痛那些难以具象化、琐碎、令人绝望的症状的医生们，即使无法找到有效的治疗方法，也至少要能为这些患者提供抚慰。

就缓解疼痛的效果而言，这些可贵的品质可能和最强力的止痛药一样有效，但在鲍勃看来，它们在现代医疗系统里却属于稀缺品。"医学院传授各种知识，比如如何理解和诊断疾病，却从来不教年轻人如何成为一名有爱心的医生。"鲍勃说，"许多人进入疼痛医学领域，只是因为这里能赚到很多钱。这样的择业理由是错误的。"

"我们通过手术给患者植入了许多东西，进行了大量注射，的确为我们的工作换来了报酬，但大多数医护人员关心的只有账单。"他告诉我，"医护人员做完手术，却什么也没有修复。"

鲍勃不只控诉疼痛专科医生，而且向医疗系统的各个部门发出呼吁。医学界时常开玩笑地声称，那些引入关爱的治疗方式是"过度情绪化"的。然而，由于无法建立这样一个提供帮助的系统，现有医疗系统与前来求助的患者之间的鸿沟已经越来越深。医疗界的现实和宣传手册中鼓吹的理想情况根本是两个世界。

关于慢性疼痛对患者的影响，这里还要附带提及一点。许多疾病，例如心脏病或癌症，主要影响高龄人群，而慢性疼痛患者大多是中年人，正处于生产力最强的黄金期。慢性疼痛不仅会扰乱人们的职业规划，而且在患者病情得到缓解后的很长时间里仍然会对其劳动能力产生影响。

在进入医学院的第 12 年，当我接受了越来越深入的专业培训后，一个奇妙的变化出现了：我又爱上了医学！

我并不是从一开始就这么热爱医生这个职业的。在医学院就读的前两年对我而言，是一场夹杂着幻灭与混乱的漫长考验。我拼命学习着细胞的工作原理、神经的分布和关于心脏结构的种种知识。

从第 3 个学年进入临床实习开始，一切都开始变了。我开始喜欢我做的每一件事。在轮岗中，我每到一个科室就会产生新的兴趣：我先是想成为一名精神科医生，接着又陆续把儿科医生、重症监护室医生、心脏病专家当成目标。只要是在照顾患者，而不是埋首于书本中，我都觉得很快乐。我爱上了我所学的这个专业。然而，就在这个一切都将走上正轨的时刻，我把我的脊柱弄伤了。

这个足以影响我一生的重大伤害出现的时机简直不能更妙了。我原本一直在为自己的职业选择而沮丧，但就在我作好一切准备，开始展望美好未来的时候，我的梦想再次跌入了谷底。我本该待在手术室里完成助手的工作，如今却只能提前离开，躺在宿舍里看着头顶的吊扇一圈圈地旋转。我本该在大教室里听讲，却在理疗室里花掉了更多时间。我克制住每一次想象未来的冲动，因为害怕看到它在我心中的样子。

尽管我失去了许多年轻人身上那种仿佛战无不胜的生命力，但随着病情的好转，我读完了医学院的课程，进入研究所，又接受了内科医生的专科训练，最后开始在心脏病学领域作研究。每当入职一个新岗位时，我通常都需要填写一份员工健康表。这份健康表要求入职人员列出所有就医经历，其中一栏标着"腰痛"，而我往往选择让它空在那里。我已经不再服药，也通过锻炼背部和改善姿势让疼痛得到了控制。我认为它已被我抛诸脑后，从令人喘不过气的现实变成了日渐模糊的记忆。在从事心脏病学研究的第二年，疼痛逐渐远离了我的生活。有一天，在结束工作回家的路上，我又感到了我对医学的那种热爱。这时距我脊柱受伤已经过了9 年。

介入心脏病学（interventional cardiology）是围绕着在心导管插入室中进行的微创手术开展的学科。一场手术仿佛一次短暂的冥想，能让我暂时从繁杂的日常工作中脱身。这时，我不需要再考虑病房里的 10 多位患者或一连串越来越仓促的门诊接诊，只要为我面前的这一位患者作好充分准备就够了。

当我在心导管插入室工作时，尽管要时常面对挫折和新的尝试，但在每次回家的路上，我的内心总是充满一种感觉：我在做的事是有意义的。这是我这么多年来最接近灵性体验的感受。但就在我开始有些忘乎所以的时候，模糊记忆中的某些梦魇又一次浮出水面。由于给心脏造影的 X 射线机会产生辐射伤害，医生和护士在进入心导管插入室时需要穿着铅制防护服。这种防护服非常沉重，因此有约 1/3 的使用者会出现腰椎问题。当一天的工作结束后，我的内心是充实的，我的后背却会传来一阵阵抽痛。我只好试着调整和放松，进行"去灾难化"处理。然而，尽管我是这样热爱介入心脏病学，我最终还是意识到，我无法对抗慢性疼痛压倒性的力量。[24]

我们需要工作，一方面是为了满足基本生存需求，为了获得食物、住房和医疗保险，另一方面也是为了在其中寻找意义。在工作中，我们可以赢得同事乃至整个社会的认可。如果幸运的话，它会让你发挥全部潜能，成为最好的自己。对极少数人而言，它甚至意味着获得卓越甚至不朽的成就。

当我们一步步走在这向上求索的旅程中时，没有什么能像慢性疼痛这样，给我们带来沉重的一击。[25]

伤愈后的患者带着慢性疼痛重返职场后，会遇到许多以前意想不到的不便。有的人不敢在工作期间表现出身体不适，怕被认为不能胜任工作。有的人害怕别人认为自己工作不够卖力，需要其他同事帮忙收拾残局，担心会因此被裁员。但是，如果这些人在工作中隐藏自己的不适，他们的上司很可能要求他们承担一些会加重其病情的工作，让他们失去有利于疗愈的弹性工作机会。无论他们作出怎样的选择，相当大的一部分人都会被迫面对上司的敌意和猜疑。

　　一些慢性疼痛患者甚至不可能重返工作岗位。使人们丧失劳动能力的肌肉骨骼疾病正以火箭般的速度在人群中扩散。1960 年，17 124 名有肌肉骨骼损伤的患者被鉴定为失去劳动能力，占残疾劳动者总人数的 8%。然而，到了 2019 年，尽管已有大量体力劳动岗位被对体力要求较低的工作替代，但肌肉骨骼损伤致残的劳动者竟高达 255 926 人，占当年残疾劳动者总人数的 38%。[26]

　　因为疼痛而不能工作的劳动者会立刻感受到排斥。他们再也不是从前的自己了。他们渐渐失去了曾经用劳动换来的价值感，疏远了职场提供的社交圈。他们曾经融入这个集体，如今却不再是其中的一员。许多人必须作出艰难的选择：是该冒着无法完成工作任务的风险回到以前的工作岗位，还是该找一份现在的身体状况应付得来的新工作，即使这意味着要降低目标职位的档次？

　　许多慢性疼痛患者干脆放弃求职，加入了仍在不断扩大的申请残疾补贴的群体。

　　尽管医学在不断进步，越来越多的体力工作被转化为脑力工作，也有法律和法规要求雇主为残疾人就业提供相当程度的支持，在世界各地，被官方鉴定为残疾劳动者的人数仍在迅速增加。在美国，大约有 1000 万人接受了政府例行的残疾资格鉴定——这意味着每年 2500 多亿美元的开支——而在 1970 年，这个数据还不到 200 万人。残疾资格鉴定在名义上是要帮助残疾人重返职场，在现实中却成了一条单行道：只有不到 1% 的残疾人回到了工作岗位。[27]

残疾资格鉴定不是针对个体作出的具体诊断。有的人在经历过心脏病发作后可以继续工作，但另一些人做不到。有的人可以一边忍痛一边工作，但另一些人不是不能，就是不愿。世界上不存在测量不适感的方法，因此没有人知道为什么慢性疼痛对一些人只是小毛病，却能让另一些人丧失劳动能力。这一现象在申领残疾资格补贴最常见的理由——背痛上也有体现。我在接受磁共振检查时发现的脊柱退行性病变在人群中极其常见，但在大多数人身上都不会引发背痛。椎间盘突出严重限制了我的行动能力，但在 20 多岁的椎间盘突出患者中，有 1/3 的人没有任何痛感，而是在给背部拍摄 X 光片时才意外发现这个问题的。[28]

作为一个称谓，"残疾"这个名词与经济、法律以及政治环境有着千丝万缕的联系。慢性疼痛患者在领取补贴的合法性方面会受到相当大的质疑。本职是医生的肯塔基州共和党参议员兰德·保罗（Rand Paul）在新罕布什尔州演讲时对一名听众说："问题是，对所有这些（针对残疾人的）项目来说，的确都有一些真正需要它们的人，（但）这个房间里的每个人都认识从这个系统中非法获益的人……每个超过 40 岁的人都有点儿背痛的问题。"[29]

如果说急性疼痛是人类适应力最杰出的表现之一，对我们的生存和发展有着重大的意义，那么慢性疼痛则会毁掉它折磨的那些人。慢性疼痛患者不但无法继续融入他们的社交网络、工作环境、医疗系统，甚至也不可能找回从前的自己了。

癌症患者住院期间，经常有朋友和家人来探访，房间里摆满鲜花，人们会铭记并转述他们的人生事迹。在患者住院的时间里，所有人都会帮他们用尽全力与这个疾病之王作战。由于人们对癌症的重视，政府、慈善家和生物医学产业提供了高达数千亿美元的研究基金，大大推动了癌症相关研究的发展。

相比之下，慢性疼痛则是现代社会中的麻风病。

慢性疼痛令患者开始怀疑自己对现实的认知。他们的灾难化行为往往会将护理人员从一名鼓舞者转化为煽动者。慢性疼痛患者原本需要工作来给自己支持，但他们很可能会发现工作令自己不堪重负。而且，由于慢性疼痛与现代医学基本原则的冲突，现代医疗系统不但不能给予疼痛患者有效的治疗，反而给他们施加了更多的压力。

尽管慢性疼痛如此普遍，可人们对它仍存在严重的误解，而且这种误解成倍地扩大了它的消极影响。我们现在知道，慢性疼痛并不是急性疼痛的延长形式这么简单的事，但通过某种和应对急性疼痛不同的治疗方式，它其实可以在很大程度上得到缓解。这一新兴的对慢性疼痛的基本认知，或许可以让我们更深入地了解这种古已有之，但在现代社会存在感大幅增高的疾病。

第 **4** 章

体内怒火
慢性疼痛的基本特性

人类有多善变，人类的痛苦就有多复杂。世上没有人类体验不到的苦难。

——法国作家维克多·雨果（Victor Hugo）

克利福德・伍尔夫（Clifford Woolf）的办公室设在美国波士顿长木医学区（Longwood Medical Area）的一座造型优美而时髦的研究大楼里。长木医学区的面积仅有 0.86 平方千米，却被视为现代医学的圣地。哈佛大学医学院及其 5 个附属学术医疗中心都坐落在这里，每年可以收治约 300 万名患者。每天都有超过 10 万人来到长木医学区工作。这个科研集团每年可从美国国立卫生研究院（National Institutes of Health）获得超过 10 亿美元的赞助。在这里，形形色色的实验室里养着共计 40 万条斑马鱼①。[1]

长木医学区的实验室和世界各地的研究机构为攻克心脏病、癌症等重大疾病作出了巨大的贡献。长期以来，慢性疼痛并不是这些前沿研究关注的对象，但最近这种情况已经有了改变。世界各国的科学家正在利用最新科技来揭示慢性疼痛的基本特性，而他们的发现几乎颠覆了我们现有的关于这种疾病及其治疗的全部认知。

伍尔夫的办公室位于大楼一角，可以俯瞰整个园区的美景。在我去拜访的那一天，如果天空中不是布满了阴郁的乌

---

① 斑马鱼是一种理想的实验动物。它的基因与人类基因的相似度高达 87%。另外，斑马鱼的胚胎是透明的，便于研究者观察药物在其体内的影响。——译者注

云，这里的视野会更令人惊叹。办公室的玻璃窗旁边摆放着一些装饰品，能看出其中许多都源自东南亚文化。其中一座雕塑是在空中飞舞的神龙。

伍尔夫是在南非长大并读完医学院的。在他读书的时候，患者哪怕在手术后也只能默默忍受疼痛。有时，即使医生采取了干预措施，他们也很少用心去了解患者的疼痛。一次，伍尔夫问一位外科医生，为什么要用电极进行经皮神经电刺激疗法去缓解患者的疼痛。那位外科医生竟然回答说："不知道，不在乎，不关我的事。"伍尔夫意识到，在科研实验室内部飞速发展的疼痛学与医院里过时的临床实践之间，存在着一条鸿沟。

为缩小这一鸿沟，伍尔夫成功进入了帕特里克·沃尔（Patrick Wall）位于伦敦的实验室。沃尔生前是世界上最知名的疼痛学家，与同事罗恩·梅尔扎克（Ron Melzack）共同写下了在疼痛学短暂历史上最具影响力的论文之一。

沃尔和梅尔扎克曾在麻省理工学院任职。他们的理论最初是在学校所在的波士顿当地的一家酒吧里成形的，被潦草地记录在餐巾纸上。这个理论大致概括了对急性和慢性疼痛的新认识。它试图解释为什么受到致命伤的士兵会感觉不到疼痛，以及为什么摩擦一块瘀青有助于缓解它带来的疼痛。沃尔和梅尔扎克指出，神经系统中的"门"对疼痛信号有显著的调节作用。如果门是关闭的，它就会阻止疼痛信号的传导；当它打开时，信号才能无衰减地通行。门的状态受许多因素影响，比如，门在精神抑郁状态下的开放程度，会远远大于在自行车比赛冲刺阶段传送能量的需求最优先时的开放程度。

疼痛的"门控理论"（gate theory）于 1965 年在《科学》（*Science*）杂志上发表，之后虽然一度受到抵制，但它的出现推动了疼痛研究从"软科学"向"硬科学"转变。目前，这个理论仍然在医学界广泛传播。不过，许多学者（包括一些与其提出者关系密切的同行）不认为门控理论是疼痛机制的最终解释。"虽然他是我崇拜的精神导师，但现在到了实事求是的时刻。"伍尔夫若有所思地说，"在那个时代，在《科学》上发表论文并不需要多么确凿的证据。你要做的只是提出一个有趣的想法。"[2]

不过，沃尔提出的形象比喻依然是很有意义的：它揭示出疼痛是一种复杂的现象，而不是一套简单的报警系统。他的这一思想革新了我们对疼痛的认识。沃尔于 2001 年死于前列腺癌后，作为他的学生和当代疼痛研究的领军人物之一，伍尔夫撰写了讣告，发表在《自然》（*Nature*）杂志上。"当代一些最负盛名的生物医学家更适合担任大型跨国公司的首席执行官。他们的工作更多的是管理和授权，而不是实验或思考。"伍尔夫写道，"帕特里克·戴维·沃尔于 8 月 8 日逝世，享年 76 岁，终生都站在这一类科学家的对立面。"[3]

沃尔 8 岁时生活在英格兰。当时的一位老师告诉他，棉花产自兰开夏郡。但当沃尔问父母这个问题时，他的父母告诉他，兰开夏郡虽然是著名的纺织中心，但并不种植棉花。沃尔在自传中称，这一事件成了他思想上的一处分水岭，"我发现，一些掌握着权威的成年人并不知道自己的言论是错误的——这个想法彻底改变了我，于是我一生中都在质疑权威言论"。沃尔进入了牛津大学，并对神经科学产生了兴趣。在就读本科时，他发明了一种能精确切割脑神经传导束的可旋转钢刀。这一成果后来被发表在《自然》杂志上。[4]

　　作为一位热忱的社会主义者，沃尔总是被具有"社会相关性"（social relevance）的领域吸引，因此他很自然地转向了疼痛研究。在还是一名医学生时，他就感到关于疼痛的认识存在许多错误，而且"医生给患者、老师给学生的解释显然是胡说八道"。他还写道："这些毫无根据的解释的基础通常是根本没有证据支持的生理问题，例如神经阻滞、肋骨骨质增生、肌肉拉伤或者肾游走。如果连医生自己也不能被这一类理由说服，他们就会把问题归结为患者的所谓'缺陷人格'：神经衰弱、忧郁症、歇斯底里和装病行为。"[5]

　　在沃尔毕业后的时代，医学界的科学氛围并不浓厚。当时的人们普遍认为，疼痛是由特定的神经纤维传导到特定脑区（即疼痛中枢）的伤害性信号。从本质上说，这就好比某个身体部位在受伤后给大脑里的疼痛中枢打了个电话一样。我们现在知道，大脑中并不存在所谓的"疼痛中枢"，但当时人们倾向于认为，大脑由对应不同活动的多个脑区构成，因此这种疼痛理论有很大的市场。虽然大脑中的确有专门处理视觉信号的区域，但我们现在认识到，这种解释不适用于疼痛、意识等较复杂的现象。

沃尔刚涉足疼痛研究时，该领域内被普遍接受的观点认为，伤害性信号与感知到的疼痛是 1∶1 的等比例关系，也就是说，神经发出的伤害性信号越强，疼痛就越剧烈。沃尔不同意这种观点。首先，沃尔及其团队在实验室里找到了相反的证据。其次，沃尔的个人经历也告诉他，这种观点是不可信的。沃尔在以色列的希伯来大学建立了实验室。在当地出差时，他见到了许多在第四次中东战争中残疾的士兵。他们本应感受到强烈的疼痛，但其中一些人竟然毫无感觉。在这些士兵身上只有伤害性感受而没有疼痛，二者的关系是 1∶0。

沃尔还发现，在没有明显损伤却感受到疼痛的患者身上，这个比例可以表现为 0∶1。有些在中风后患上丘脑痛（thalamic pain）的患者就是如此。在没有受到任何伤害性刺激的前提下，丘脑痛患者的大脑会自上而下发送带来锐痛、灼痛或刺痛的疼痛信号，并使其沿着脊髓一直传导到身体的各个部位。这类患者在不存在伤害性感受的情况下就可以感到疼痛。

根据沃尔和梅尔扎克的理论，一种在岗亭里值守的"哨兵"般的存在决定如何沿脊髓上下传导信号。"门"的比喻便是对这个机制的形象阐释。当门打开时，伤害性感受就可以被传导；而在门关上时，传导就停止了。

这个理论也解释了摩擦瘀青可以缓解疼痛的原因：在门

的位置，摩擦导致触摸神经纤维发出的更强烈的信号，盖过了疼痛神经纤维发出的较弱的信号。疼痛的程度主要取决于几种不同强度的神经纤维活动在门处达成的平衡。此外，来自大脑的信号也可以打开或关闭门。举例来说，当一只动物受了重伤，大脑会发出调节信号去分散它的注意力，使它忽略疼痛，继续逃命，避开捕食者的追杀。快乐、悲伤、兴奋或焦虑等情绪也可以通过某种方式实现对门的控制。

门控理论帮助疼痛科学实现了理论与临床实践的统一。当时的研究者在论文中写道，疼痛是"概括人体极其多样化的体验和反应的语言学标签"。[6]

沃尔和梅尔扎克的论文对疼痛学研究产生了深远的影响，但它成功的根源不是理论的科学性，而是它引发的生动联想。1982 年，沃尔和梅尔扎克在一篇文章中写道："我们很幸运地在 1965 年发表的论文中使用了'门控'这个词。也许有些人根本不了解该理论所基于的复杂生理机制，但这个词创造的直观形象让他们轻松地理解了它。"[7]

"（门控理论）的生理学基础非常不健全，因此它给出的所有预测都是错误的。"伍尔夫告诉我，"不存在什么神经纤维活动的平衡，更不能说只有在门打开时人们才会感到疼痛，或者调节疼痛的方式有正常和病态之分。这是门控理论的根本缺陷。再者，沃尔和梅尔扎克所处的时代正值疼痛的'模式理论'（pattern theory）的鼎盛时期，但现在已经没有人使用它了。"（模式理论认为不存在专门接收热、冷和触摸等刺激的感受器。这种观点如今已被证实是错误的。）

沃尔开创的另一个系列研究更经得起时间考验。沃尔写道："我在早年被灌输的一种传统观点是，人体感觉系统的运行机制在发育过程中是静态的，因此人在成年后的感觉功能不会发生实质性的变化。"换句话说，这种观点认为，从生到死的过程中，一个人的神经系统是像指纹一样恒定不变的。沃尔是最早向神经可塑性（neuroplasticity）这一美丽新世界发起探索的先驱之一。正是以他的工作为基础，他的学生伍尔夫才会发现慢性疼痛像旋转的陀螺一样永远无法停止的原因。[8]

从外表上看，伍尔夫的气质仿佛硅谷未来主义者与藏传佛教僧侣的结合。他剃着光头，留了一小撮山羊胡，身材清瘦，走起路来仿佛没有体重。他说话声调不高，穿着黑色 T 恤和牛仔裤，看上去时髦又随意。他总是一边说话一边遥望远方。

伍尔夫不做临床治疗，但他花了很多时间思考医生应该如何应对患者的慢性疼痛。"我们基本上是在用破解结核病因之前对待结核患者的方式来治疗慢性疼痛的。"

结核病（tuberculosis）在历史上有过很多别名——痨病、肺痨、"白色瘟疫"和"国王病"。它在古埃及的纸莎草文献、《圣经·旧约》和古印度的《吠陀经》上都有记载。19 世纪，每 4 个伦敦人之中就有 1 个死于结核病。结核病在当时无药可治的特质还在欧洲的贵族社会中掀起了一股追逐它的潮流。有些上流人士想方设法让皮肤变得更苍白，以彰显它的作用。医学界早在 1882 年就发现，结核病是由结核分枝杆菌引发的一种传染病，但直到 1944 年，人们才终于找到链霉素这一有效药物。[9]

从 1882 年到 1944 年的 62 年间，结核患者的数目不断增加。人们为了逃避在门口徘徊的死神，尝试过切除肺部、挤压神经等所有能想到的疗法，又在世界各地风景优美的山区建立了大量疗养院，希望新鲜的空气和健康的饮食能帮助结核患者恢复健康。

在伍尔夫看来，医生们现在对慢性疼痛的治疗和当年对结核病的治疗一样不得其道。"患者走进急诊室后，医护人员就会出示一组表现各种痛苦表情的图片，让患者选择符合自己的感受的。"他对我说，"我想不出比这更原始的疼痛评估方法了。"

经验丰富的医生基本上也只会简单地根据疼痛出现的部位——背部、颈部、头部和关节——而不是疼痛的发生机制来对其进行分类。当疼痛来自神经系统本身时，它被称为"神经性疼痛"（neuropathic pain）。周围神经系统是人体的哨兵，时刻处于警戒状态，在侦测到外部干扰后就会将这些信息传导给大脑。当患者出现神经性疼痛症状时，这意味着这名哨兵已经背叛了他。

伤害性疼痛——我们在手指被刺破或内脏受到冲击时感

受到的疼痛——是在由神经、脊髓和大脑组成的感觉系统检测到损伤后出现的。神经性疼痛则不同，通常是由感觉系统自身的损伤引起。出现问题的感觉系统不再只在回应外部或内部威胁时才发出信号，而是会随意发送信号。快速、精确传导疼痛的、较粗的 A 纤维和传导速度较慢、更具弥漫性、较细的 C 纤维，都有可能出现此类病变。

神经性疼痛不同于一般的疼痛。患者经常用"烧灼感"或"刺痛"这类字眼来描述这种疼痛，而且由于他们的身体变得非常敏感，轻微的触碰就足以导致疼痛。颇为奇怪的一点是，一些神经受到损伤的患者在感到疼痛的同时还会产生麻木感。麻木感怎么会和疼痛并存呢？最新的研究认为，如果一条神经纤维与脊柱的连接被切断，大脑就会停止接收来自该区域的感觉信息。但疼痛纤维留在这个失去感觉的区域里的残余部分会变得躁动不安，更易受到刺激，因此会继续向大脑发送错误的求助信号。

周围神经病（peripheral neuropathy）是神经性疼痛最常见的原因。这类病变一般会以对称的方式影响双手和双脚，即所谓的"手套和长袜式分布"。这是因为这一类病变通常先影响最长的神经纤维。神经纤维的逐渐坏死会导致全部感觉丧失，在少数情况下还可能引起虚弱感。在 50% 出现神经病变的糖尿病患者身上，我们可以观察到典型的上述模式；而在另一半患者身上，神经性疼痛则可能表现出明显的区域性，如支配面部的神经在受到压迫后可导致三叉神经痛（trigeminal neuralgia），从而引起面部突然发作的、间歇性的剧烈疼痛。除了糖尿病，带状疱疹也可以导致神经性疼痛。我在前文中描述过它给我和我的患者带来的痛苦。即使带状疱疹病毒被成功杀灭，一段时间之后，只要潜伏在周围神经节的带状疱疹病毒被激活，受影响的神经区域也会再次出现疼痛。另外，在手术后，有些患者接受过手术的身体部位也有出现神经病变的可能。[10]

周围神经痛的另一个常见诱因是神经在与脊髓相接的地方受到了压迫。这种"神经根病变"一般出现在腰部或颈部。受损神经支配区域会出现麻木、刺痛和抽痛的感觉，比如颈部的压迫会引起手臂疼痛，而腰部的压迫则会影响腿部，后者又被称为"坐骨神经痛"（sciatica）。

还有一些因素也可以引起周围神经痛，其中多数都很难被确诊。神经膜①中的离子通道可以通过电解质的交换产生携带神经信号的电流，而神经损伤会导致这种离子通道发生病变。神经膜离子通道突变是一类发生率极低的先天性疾病，其中一种是阵发性剧痛症（paroxysmal extreme pain disorder），表现为在眼睛、颌骨和臀部等处间歇性的烧灼感。携带这类突变的婴儿在进食或排便时会不停地哭闹，而医生们经常找不到问题所在。有时，仅仅是吃饭这个念头都可以引起患者的疼痛。

---

① 神经膜包在有髓神经纤维的髓鞘外或连续地包在无髓神经纤维外，具有保护神经元和促进其再生的作用。——译者注

从医生转为人类学家和哲学家的德鲁·莱德尔便与背部疼痛作过漫长的斗争。他向我介绍说："我有椎间盘突出的问题，但只要不做手术，我什么都愿意做。我找过一位脊柱按摩师，接受过几次硬膜外麻醉。"莱德尔逃避手术的努力以惨烈的失败告终。"我倒在旅店房间的地板上，几乎没法摸到电话求救。出问题的那块椎间盘断了，而且还在沿着脊柱下移。一位神经外科医生在查看过我的情况后立刻给我做了手术。"

莱德尔术后整体上恢复得不错，然而一种神秘的慢性疼痛逐渐缠上了他。"它就在我左腿脚踝上方，是尖锐的刺痛，有时候轻，有时候重。我本身是非常喜欢走路的，通常每天都要步行两个小时左右。患上这种疼痛以后，我每天只能走 10 分钟到 15 分钟。"莱德尔说，"有时我会疼得无法忍受。我不得不躺下，抬高左腿，然后通过各种形式的心理意象来分散注意力。"

在疼痛持续的那些年里，莱德尔不得不四处求医问药。"最糟糕的体验是专科医生们举双手投降，表示他们对此无能为力的那一刻。当时，我觉得自己的痛苦得不到回应，非常绝望。"

尽管十分沮丧，莱德尔并没有放弃希望。不过，坚持有时并不一定是好事。

"希望也有它的毒副作用。"莱德尔说，"只有放弃改变现状的希望，患者才会接受现实，获得心理和身体上的双重解脱。他们才会不再一心想着打败疾病，而开始尝试一些自身健康状况允许的活动。"

然而，抱有希望是人类的天性，就算对莱德尔研究的那些囚犯而言也是如此。"作为活生生的人，被判处无期徒刑的囚犯也希望有一天能重获自由。许多人相信，如果对一切都不再抱有希望，他们就会活得像行尸走肉一样。"

正是这种不能放弃的念头支持着莱德尔向一位又一位医生求诊。最终，莱德尔被确诊为累及隐神经（saphenous nerve）的特发性神经病（idiopathic neuropathy）。隐神经是股神经众多分支中较长的一根，负责收集腿部的大部分感觉信息。"特发性"是一种比较委婉的说法，它的真实含义是"我们不知道是什么引起了这种疾病"。如果患者希望将某种疾病融入自己的叙事，为自身的痛苦找到一个源头，并在这个基础上继续寻求治疗，那么"特发性"会是一个让人感到挫败的术语。鉴于医学界对疼痛（尤其是慢性疼痛）的了解十分有限，大量患者被贴上了这种让人绝望的标签。

目前，医学界掌握的情况只有：特发性神经病多发于60岁左右的人群中，以及患者同时有麻木和疼痛的症状。一部分患者在服药后疼痛可以得到缓解。不幸的是，相关药物对莱德尔都没有效果。于是，一位整形外科医生向莱德尔提出了一个大胆的方案——神经移植。

对于服药效果不理想的特发性神经病患者，截断受累神经是一个可选方案。一旦神经不复存在，它当然不可能再生成异常的疼痛信号。不过，手术有可能造成该神经作用区域麻痹，导致更多问题。为了克服这一缺陷，有些外科医生会选择用人体其他部位的健康神经来代替病变神经。假如在患者身上无法找到可替换的神经，就像莱德尔的情况那样，外科医生也可以选择从他人身上或尸体中取出神经进行移植。莱德尔太想找到一个解决方案了，于是他接受了神经移植的方案。

移植手术没能消除莱德尔的慢性疼痛，但迫使他重新思考自己与疼痛的关系。莱德尔已经尝试过他能想到的最激进的治疗方式，此刻已经想开，不再紧抓着治愈的希望不放。他意识到自己唯一的选择就是学习如何与疼痛共存。莱德尔不再奢望彻底甩掉这个包袱，而是改变了与疼痛对话的方式。

"这一部分身体想告诉我一些事。"他这样说服自己，"它不是我的敌人。我们就像生活在一起的朋友。"接纳疼痛并让它进入自己生活的方式，实际上比其他任何干预对他的帮助都大。

神经损伤并不是神经性疼痛的唯一诱因。除了周围神经病，出现在中枢神经系统（也就是大脑和脊髓）的疾病，例如帕金森病、多发性硬化症以及中风后遗症，也都可能导致神经性疼痛。大脑既可以生成疼痛体验，也可以抑制它。这就是中枢性疼痛（central neuropathic pain）的生物学原理。

大脑和脊髓中的抑制性缓冲区可以让我们忽略一些貌似无用的信息。例如，举重运动员需要忽略手臂中积累的酸性物质和杠铃对膝关节的冲击，作家则需要暂时忘却后背的酸痛、肩颈的紧绷感和敲键盘到凌晨时越发难以抗拒地心引力的眼皮。在我写下这段文字的同时，我用意念快速扫描了一遍全身，立即发现为了支撑我的坐姿，我的后背和腿上有多个位置受到了压迫。

中枢性疼痛标志着人类在演化过程中建立的感知疼痛的方式被彻底地逆转了。人们一直认为，疼痛是一种自下而上的现象：身体检测到细胞层面上的组织损伤后，会将伤害性信号沿着体内的传导途径传入大脑。中枢性疼痛却是一种自上而下的现象：大脑在没有收到任何信号的情况下凭空制造了疼痛。古希腊名医希波克拉底（Hippocrates，公元前460—公元前370年）提出了迄今为止世界各地的医学生依然要遵循的医德规范。他或许是受到某种灵感的启发，才写下了这样的文字："人类理应知道大脑，而且唯有大脑，才是一切快乐、欣喜、大笑和戏谑的源头，正如它亦是所有伤感、痛苦、悲伤和泪水的源头一样。"[11]

神经性疼痛的存在，对只把疼痛看作人体对外部威胁作出的回应的过度简单化的疼痛理论提出了挑战。在所有类型的神经性疼痛中，是扑朔迷离的幻肢痛（phantom limb pain）彻底地撼动了医学界对慢性疼痛的认识。

1882 年，《大西洋月刊》（*Atlantic Monthly*）发表了一位匿名作者的文章《乔治·戴德洛的案例》（*The Case of*

George Dedlow），从此让幻肢痛得到了人们的热切关注。这篇文章讲述了乔治·戴德洛的故事。他在美国内战中接连失去了双臂和双腿，从此他的人生变成了一片荒漠，只剩下无休止的疼痛。文章表示，费城一所被俗称为"残肢医院"的医疗机构收治了乔治·戴德洛和大量截肢的士兵，于是善心人士的捐款源源不断地流向那里。有些人给戴德洛寄去了热情洋溢的问候信，还有一些人则前往这所医院，希望见到戴德洛本人。乔治·戴德洛的经历成了这场夺去 75 万人的生命、留下了无数伤残老兵的残酷战争的缩影。

《乔治·戴德洛的案例》是对人类面对苦难时的顽强生命力的最精彩的描述之一。不过，亲自走访过"残肢医院"的人们最终发现，这个叫"乔治·戴德洛"的人根本不存在。

美国内战造成的后果如此惨烈，要归咎于适用于各种前装步枪的米尼弹的出现。不同于之前外形平滑的球状铅弹，呈圆锥形、底部留有凹槽的米尼弹在长射程中的射击精度更高。球状铅弹在射中目标后常常会径直穿过目标，而米尼弹在撞击上人体后会被挤压成扁平状，从而切割出巨大的、呈放射状的伤口。米尼弹会严重损伤骨骼、血管、筋膜和韧带，因此伤者通常只有截肢这一种选择，而当时的截肢手术往往比身体上的实际损伤更可怕。据记载，外科医生在做手术时穿着"血迹斑斑的旧外套……手部未做过消毒……（使用着）在之前的手术中擦拭过脓液并仅用自来水清洗过的海绵"。在这种情况下进行的截肢手术造成了 1/4 的伤兵死亡，而幸存者也多半会染上来势汹汹的坏疽。[12]

米尼弹在无数士兵身上留下了可怕的伤痕。士兵在战后回归家庭后，这些家庭变得支离破碎，而美国社会不得不承担起收拾残局的责任。随军医生也是这场战争的受害者。太多的血腥场景耗尽了他们人性中的怜悯，让他们被冠以"低效率、粗枝大叶、冷血和放荡"的恶名。[13]

米尼弹的巨大危害深深触动了一个名叫塞拉斯·威尔·米切尔（Silas Weir Mitchell）的人。米切尔是家中 9 个孩子中的第 3 个，终生生活在费城。米切尔的父亲是一位为人严厉并热爱文学的医生。米切尔的性情酷似父亲，不但续写了他在医学领域里的成就，而且同样喜欢诗和散文。值得一提的是，米切尔曾在坚定拥护科学实验方法的先驱之一、法国实验生理学家克劳德·伯纳德（Claude Bernard）的指导下工作过两年。在跟随伯纳德学习的这段日子里，米切尔对神经科学产生了兴趣。[14]

美国内战爆发时，米切尔正以合约军医的身份在北方军队中服役。他凭个人影响力成功地说服军医处处长，成立了专为神经损伤、瘫痪和患有癫痫的士兵提供治疗的费城医院，即后来人们口中的"残肢医院"。内战结束一年后，米切尔写出了一部以乔治·戴德洛为主人公的虚构作品。据米切尔后来回忆，他的手稿莫名其妙地被一位朋友的父亲获得，而后者在米切尔不知情的情况下将它交给杂志社发表了。

乔治·戴德洛的故事采用了第一人称视角，以一份声明开篇，宣布这份自述遭到了"所有医学刊物"的退稿。这名虚构人物戴德洛不是一名医生，但具备一些医学知识，在战争期间被派遣到一个医疗站里。他在服役期间多次受伤，先后失去了手臂和腿，并从一开始就接受了截肢。"截肢手术疼得可怕，但与过去 6 周的痛苦相比算不得什么。"当戴德洛看到医院地板上自己被截断的手臂时，他说："我的疼痛在那儿，而我在这儿。"戴德洛受伤的肢体带给他的只有无尽的疼痛。终于摆脱它的事实令戴德洛重新看到了希望。

可是，就算器质性的疼痛消失了，它的幽灵仍然徘徊不去。在术后的一个深夜，戴德洛被腿部的阵阵抽痛惊醒。由于虚弱得无法动弹，他只能喊护工来帮忙。

　　"揉揉我左腿的小腿肚就行，"我说，"如果可以的话。"

　　"小腿肚？"他说，"你没有这个，伙计。它被截掉了。"

　　"我当然有，"我说，"我两条腿都痛得要命。"

　　"好吧，听你的，"他说，"但你没有腿了。"

当护工掀开被子，戴德洛惊恐地发现自己的双腿都被锯掉了，尽管从腿部传来的疼痛仍然令他整个人痛苦得缩成一团。最终，戴德洛被送往"残肢医院"，成为成千上万截肢者中的一员。他在那里发现"相当大一部分截肢伤员在接下来的几个月里会感到肢体并没有被截掉。它们会发痒、疼痛，甚至出现痉挛，但没有热或冷的知觉。只要肢体还有疼痛的感觉，这些伤员就坚持认为它们还长在身上"。

直到几十年后，米切尔才向外界公布，自己是这篇文章的作者。在他出版的一些学术著作里，他对这种鲜为人知的疾病进行了阐述。米切尔提到，他接收了一个在葛底斯堡战役 ① 中失去右手的患者。截肢 40 多年后，这位患者在梦中又感觉到了右手的存在。"我在梦中经常写作。"他对米切尔说，"我还会尝试使用固定和控制笔的那些肌腱。"但这位患者的梦很快就会变成噩梦，因为他的手不肯服从命令，肌腱抽搐带来的"疼痛感会让他从深沉的睡眠中惊醒"。[15]

米切尔是为幻肢痛命名的第一人，但并不是记录这种现象的第一人。在西方世界，这项荣誉应被归于 16 世纪的法国军医安布鲁瓦兹·帕雷（Ambroise Paré）。帕雷也是在治疗枪伤时开始接触幻肢痛的。在帕雷生活的时代，外科医生被视为一种上不得台面的粗俗职业，地位与屠夫、理发师相差无几。尽管出身卑微，但帕雷不仅连续在 4 位法国君主在位期间担任首席军医，还为外科医生的职业确立了科学化的定位。[16]

在那个时代，截肢手术的可怕之处不仅是全程无麻醉。在截断患者的肢体之后，医生还要用滚烫的烙铁烫合伤口，

---

① 美国内战的转折点，发生于 1863 年 7 月。——编者注

并将残余的肢端浸入烧开的接骨木油里。极少有人能在这样粗暴的治疗过程后幸存。帕雷为此发明了一种添加了有杀菌作用的松节油的药膏。他还重拾古罗马时代的疗法，不再用熨烫的方法让伤口闭合，而是收紧开裂的血管并用线将其缝合。这些改良一方面使截肢患者恢复得更好，更不易发生感染，另一方面也减轻了他们的痛苦。由于截肢后的幸存者大幅增加，帕雷开始发现，幻肢痛是一种很普遍的现象。[17]

帕雷在他编纂的诸多医学教材中的一部里写道："这种虚假和欺骗性的感觉会在截肢手术之后出现。在很长一段时间里，（患者）会抱怨被切除的肢体仍有疼痛感。"帕雷清楚地意识到，许多人会认为这种说法过于离奇。"毫无疑问，这是一种极为古怪、令人震惊的现象。没有人会相信它的存在，除非亲眼见到那些被切除一条腿的患者在手术几个月后的状态，亲耳听到他们痛苦地抱怨说，被切掉的腿还是疼痛难忍。"[18]

在法国，幻肢痛成了一个尽人皆知的现象。在疼痛的编年史中被屡屡提及的人物勒内·笛卡尔也对此进行过细致的描述：

> 我认识一个手部受过重伤的女孩。由于坏疽蔓延，医生不得不将她的整条上肢截掉。由于在为她治疗时，医生们总是先蒙住她的眼睛再进行操作，而且她手臂被截掉的地方一直被绷带紧紧包裹，在

几个星期内，女孩都不知道自己已经失去了手臂。
她告诉医生，自己的手指、手腕和前臂等处有多种
不同的痛感。这显然是过去从她的大脑延伸到被切
除的肢体的那部分神经引起的。这些感受，或按她
的说法，这些"疼痛感"，是不可能出现在大脑以
外的。[19]

幻肢痛是笛卡尔的二元论（dualism）思想形成的关键。
这种认识论在人类和动物之间画下了一条不可逾越的界线。
二元论认为，动物有感觉但没有知觉，而人类则二者兼有。
鉴于幻肢痛是在腿或手臂被切断的情况下出现的，笛卡尔推
断，疼痛是人类特有的一种能力，只会出现在人类大脑里。

尽管幻肢痛对公众而言并不陌生，在米切尔的短篇小说
和学术著作出版后更成为大众瞩目的焦点，但医学界还是花
了几十年才将这一病症纳入正式的医疗诊断体系。在一份于
1941 年公布的囊括了妙佑医疗中心（Mayo Clinic）100 多名
患者的系列案例中，外科医生艾伦·贝利（Allan Bailey）和
弗雷德里克·默尔施（Frederick Moersch）绘制了截肢者的
幻肢痛图谱。幻肢痛被分为"灼烧、疼痛和痉挛三大类型"，
具有"碾压、扭转、研磨、酸麻、撕裂或拉伸等感觉特征"。
一些患者在截肢后立刻产生了幻肢痛，而另一些则可能要在
几十年后才首次遇到这个问题。部分患者表示在天气变化时
幻肢痛会加剧，而饮酒可以缓解疼痛。[20]

幻肢痛最具讽刺性之处在于，患者在截肢后对肢体的意识往往比它完好时更强烈。被截掉的肢体通过疼痛迅速地彰显了自己的存在感。这种疼痛如此难忍，甚至迫使一些人选择了自杀。贝利和默尔施的论文为幻肢痛现象获得医学的承认提供了最后的助力。1954 年，幻肢痛终于被收入美国的官方医学术语大全《医学索引》[①]（ Index Medicus ）。

在所有慢性疼痛类型中，幽灵般出没的幻肢痛是关于疼痛本质的争论的首要引爆点。幻肢痛应该被诊断为类似重度抑郁的心理性疾病，还是类似糖尿病的生理性疾病呢？

贝利和默尔施的立场十分明确：幻肢痛在本质上属于心理范畴，是一种"强迫性神经症"（ obsessive neurosis ）。不过，在他们之后的同行们对此会有不同的结论。[21]

乔治·戴德洛觉得自己仿佛是"一具没用的躯壳，不成人形，更像某种奇怪的幼虫"。他认为自己已经失去了他的个体身份。"我惊恐地发现，有时我不太像以前那样，能够意识到我自己乃至我的整个存在……这让我开始思考，一个人可以在失去多少东西之后继续存活？"

一天，他半信半疑地和一位相信鬼神的病友一起拜访了一名灵媒。在他拿起一些字母卡片后，灵媒说出了一组词语："美国陆军博物馆，编号 3486 和 3487。"

"天哪！"戴德洛喊道，"是我的腿！我的腿！"

----

① 当今世界上最著名的大型生物医学文献数据库。它于 1879 年创刊，由美国国立医学图书馆编辑出版。——译者注

"突然之间，"他回忆道，"我感觉到我的自我奇迹般地回来了。或者说，我好像再次成了一个完整的个体。"他"站"了起来，"用他们和我都看不见的双腿"摇摇晃晃地穿过房间。与自己被浸泡在盛满酒精的容器里、成为博物馆展出的标本的双腿的这次重逢令他欣喜若狂，但这种喜悦转瞬即逝——他很快就"昏倒在地，失去了意识"。在故事的结尾，戴德洛离开医院，回到位于印第安纳州的家中，"作为一个郁郁寡欢的人类残余……迫切地盼望有一天能在另一个更幸福的世界里与失去的那些身体部分重逢"。

对这样一个描述了主人公在通灵瞬间重获双腿且结局十分吊诡的故事，有相当多的读者信以为真。这也许令人感到吃惊。但人们对戴德洛的虚构人生深信不疑的情况或许从侧面反映出，对戴德洛的肢体残缺感同身受的幻肢痛患者承受着多么巨大的煎熬。

战争和疾病的阴影不曾彻底褪去。子弹和炸药继续如雨点般落下，让原本身体健全的人变得不再完整。截肢后的空虚和对伤腿与伤臂只剩下疼痛的记忆盘桓不去。不过，有些事情已经发生了改变，比如医学界对幻肢痛的认识，以及这种现象告诉我们的关于出现在我们完好身体部位中的疼痛的信息。

没有人知道人类为什么会产生幻肢痛。在对这种现象的最新评论中，研究人员表示："在文献中可以找到几百种关于幻肢痛的理论，但几乎没有一种经得起严格推敲。"但我们确实知道，截肢者可以感受到一些扰动。它始自患者残肢，而且可以沿着连接到脊髓的神经一直传入大脑皮质的最深处。[22]

当患者的某条肢体连同其中的骨骼、肌肉、肌腱和血管一并被切除时，其中分布的神经纤维也会被切除。于是，受损的神经元开始发送异常信号，使其沿脊髓上行并引起疼痛。受损神经周围的组织有可能增厚并导致神经瘤的形成。在理论上看，对受损的神经和神经瘤进行麻醉可以终止幻肢痛，但相关研究结果证实，这种治疗方案是无效的。再者，在患者截肢之后，神经瘤的形成需要一段时间，而幻肢痛有时却是在术后立即出现的。[23]

根据上述理由，幻肢痛逐渐被视为一种自上而下的现象。

不妨将大脑的疼痛网络想象成传播流言的办公室。在风气相对正常的办公室里，流言的内容一般是有一定事实基础的，负面刺激的传播是以口口相传的方式进行的，比如有人看到杰克和吉尔在咖啡机旁交头接耳，就会猜测他们有暧昧关系。但在一个风气不良的办公室，职员们不但会把捕风捉影的信息夸大为花边新闻，甚至可能公然造谣。病态的环境使没有任何根据的谣言和错误信息被广泛传开，因此，哪怕杰克和吉尔身处两个不同的国家，两人的名誉仍然会受损。

意识与身体一向被认为是不可分割的。人们之所以觉得幻肢痛如此不可思议，原因正在这里。患者怎么可能继续通过缺失的身体部位获得感觉呢？但是，读者就算没有截肢的经历，也一定知道身体与意识之间的联系并不总是那么一一对应。人类的大脑有时也和某些风气不良的办公室一样，会释放恶意和夸大其词。

橡胶手错觉实验便能体现这一现象。在这项实验中，受试者的手要被藏起来，比如用一张纸板挡住。研究人员将一只橡胶制的手模型放在它旁边，让受试者可以看到这个模型。接着，研究人员用刷子同时触碰可见的橡胶手和不可见的真实的手。当受试者的意识集中在橡胶手上一段时间后，它似乎变成了这个人真正的手。如果研究人员用锤子击打橡胶手，受试者会感受到真实的疼痛，许多人甚至会尖叫着跳起来。

这项实验表明，人类的神经系统是可塑的，在需要的情况下可以迅速化作任何形状。

在读这本书时，你是否意识到了你的腿是什么姿势的？显然，在我让你去关注它们之前，你不会特意想到它们。在三维空间里定位身体的意识被称为"本体感觉"（proprioception）。在患者永久失去某条肢体之后，他们的大脑中仍残留着在虚拟的三维地图中标示这条肢体的本体感觉记号。截肢者有时会觉得被切掉的肢体被固定为某个别扭的姿势，动弹不得，而且通常就是肢体被切除前最后的那个姿势。[24]

与截肢前没有疼痛感的患者相比，此前便有疼痛感的患者在截肢后出现幻肢痛的概率要大得多。有先天肢体缺陷的人由于不具备关于受伤的记忆，也就很少会感受到从未拥有过的肢体产生的幻肢痛。那些因截肢而失去肢体的患者感到不适的可能性要大得多。[25]

梦境能以清晰或混乱的方式让我们与埋藏在大脑深处的记忆产生联系。梦境不仅提供给我们另一个版本的体验，还让我们能从一个不同的视角来审视自己。大多数人在做梦时都觉得自己游离在某个场景之外观察着它。因此，梦境可以作为一种研究幻肢痛的有用的工具。

人们在梦中看到的自己是什么样的呢？研究人员认为，人们生来头脑里就有一幅标准人体结构图。举例来说，有先天性瘫痪的人一生下来就无法控制双腿，也不知道用双腿行走是怎样的感觉，但他们能在梦中看到自己走路的样子。[26]那么，截肢者会在梦中看到些什么？

一项针对德国国内截肢者的调查"幻觉意识"（PHAN-TOM-MIND）表明，25% 的受访者声称在梦中看到的自己是身体健全的，而只有3% 的受访者总在梦中看到自己现实中的样子。在余下的受访者中，有些人不记得自己梦中的样子，有些人则会交替地看到健全和残疾的自己。尽管在梦中看到截肢后的自己的受访者只是极少数，但这些人出现幻肢痛的概率是比较大的。[27]

幻肢痛介于梦、记忆与现实之间。截肢者在梦中是完整的。在梦境和记忆里，他们可以用单腿跳跃或用一只手打篮球，不是因为他们必须这样做，而是因为他们想这样做。截肢给人体的完整性造成了最高级别的破坏，对梦境和记忆中的先天自我与现实自我进行了灾难性的割离。接受了身体损伤这一事实的患者，即那些在梦中看到残缺的自己的人，似乎更有可能被已经失去的肢体的"幽灵"所困。

并非只有截肢者才会产生幻觉。一天深夜，布莱恩从睡梦中醒来，觉得自己好像勃起了。他最初以为自己在做梦，但在抬起腰时，他看到四角短裤中凸起的部分是平的。一年前，布莱恩被诊断出恶性肿瘤，接受了阴茎切除手术。自那以后，他就有了一个幻觉中的阴茎。拥有幻觉中的阴茎是一种快乐和痛苦夹杂的病态体验。它可以对性唤起作出反应，但是无法将想象付诸行动和重新回忆起过去的痛苦则会让人陷入混乱。[28]

长期以来，幻肢痛一直在提示人们思考一个很容易引发争议的问题：是否可以将所有慢性疼痛看作幻觉？幻肢痛的要素之一是存在明显的身体损伤。于是，研究人员曾试着用镜子或虚拟现实来制造肢体失而复得的错觉，但收效甚微。大多数慢性疼痛患者的身体损伤远不如幻肢痛患者的那么肉眼可见。慢性疼痛患者一般很难得到确诊，更不要说找到与症状对应的伤口了。不过，即便如此，幻肢痛和慢性疼痛之间的共性很可能比人们能看到的多得多。

科学的发展在很大程度上是由假说推动的。有了假说，人们就可以设计相应的实验，对其进行证明或证伪。

克利福德·伍尔夫在伦敦大学学院的帕特里克·沃尔实验室工作过很长一段时间。他追求的事业按照常规表述是一门"关于发现的科学"，但也可以被冷酷地称作"漫无目标的摸索"。帕特里克·沃尔的性格，正如由他冠名的实验室一样，为这些不受僵化假设束缚的科学研究提供了绝佳的孵化器。

20 世纪中叶，医学界对神经系统的认识方面最大的问题就是僵化。当时流行的观点认为，神经系统在一个人从生到死的过程中不会有任何变化。也就是说，神经系统是静态的，没有适应变化的能力。

我们现在知道，这些认识是错误的。人类大脑具有不可思议的可塑性。但我们是怎样实现这一观念上的转变的呢？"不同于被假说推动的科学，发现的科学是对未知领域的探索。"伍尔夫在 2007 年为期刊《麻醉学》（*Anesthesiology*）撰写的一篇文章中写道，"这个领域里没有由美国国立卫生研究院提供的路线图，只有一些狭窄而曲折的小径，其中许多还是死胡同。只有在极其偶然的情况下，你才可能从中找到一条完全没有被开发过的窄路。"

伍尔夫将疼痛体验的不确定性丢在一旁，专注研究它最明确的一项特性——回缩反射（withdrawal reflex）。当你不小心端起一口刚煮过茶的滚烫的小锅时，你一定会马上缩回手。假如小锅特别烫手，你可能还会把茶水泼到炉子和地板上。（你的伴侣在很长一段时间里都会嘲笑你不熟练和没常识。）

伍尔夫切除了小鼠的大脑，但保持其脊髓完好，然后测试它们的疼痛反射。他注意到，小鼠的肌肉对疼痛的反应似乎相当不稳定。有时，施加的刺激会导致肌肉轻微回缩，但在另一些时候，这种回缩则要积极得多。不仅肌肉反应的敏感度是可变的，能够引起肌肉反应的身体区域似乎也存在一定变化。戳刺脚趾会引起某条特定肌肉的收缩，但有时戳刺腿的其他部位也会使它收缩。在长达几个月的时间里，伍尔夫一直在苦苦思索其中的原因，直到有一天他意识到，这些实验发生在一天中不同的时间。如果小鼠在一整天里已经被刺激过很多遍，在当天晚些时候对它进行刺激时，它肌肉回缩的力度就会比当天早些时候受到刺激时大得多。不仅如此，当小鼠在一天中受到大量刺激之后，在这一天要结束的时候，它的肌肉似乎会对更大范围内的皮肤感受到的疼痛作出反应。

伍尔夫没有把这个问题当作测量方面的错误而忽略，也没有简单地认为这是长时间工作后出现的人为失误，而是认真地对这个不经意间的发现进行了研究。伍尔夫发现，对脊髓进行反复刺激可以改变它传导疼痛的方式：神经受到的刺激越频繁，它们的反应就越灵敏。这可算是对慢性疼痛机制的认识过程中最重要的发现之一。我们通常会以为，神经传递疼痛的次数越多，它们就会变得越疲乏和迟钝，但实际上，它们反而会变得更容易感知细微的刺激。伍尔夫将这种现象称为"中枢敏化"（central sensitization），并以此为主题，于1983 年在《自然》上发表了一篇罕见的单一作者论文。他的后续研究进一步表明，慢性疼痛不仅会改变神经的功能，甚至还会使神经的解剖结构和连接方式发生重组。[29]

伍尔夫的工作证实了疼痛可以导致更多疼痛。按照传统思维模式，人们会认为经历过疼痛的人多半会渐渐对疼痛感到习惯，但事实恰恰相反，慢性疼痛患者比其他人对疼痛更敏感。俗话说，杀不死你的，会让你更强大，但最终医学界发现，疼痛持续的时间越长，患者对疼痛就越敏感。

而慢性疼痛持续的时间越长，患者神经系统的变化就越大。当慢性疼痛持续的时间足够长时，它不但会影响神经和脊髓，还会改变大脑内部的神经连接方式。要不了多久，慢性疼痛就会变得和急性疼痛截然不同。一位患者背部受伤后不久，后背的抽痛是背部在向大脑发送求助信号，但一旦进入慢性疼痛阶段，这个过程就变成了患者的大脑在向背部发送报警信号。在很大程度上说，让患者感到疼痛可能是这两种情况唯一的共同点。

急性疼痛转变为慢性疼痛的过程可以帮助我们认识二者的差别。

在美国西北大学进行的一项研究中，研究人员使用功能性磁共振扫描仪，对急性疼痛患者、慢性疼痛患者和由急性疼痛发展为慢性疼痛的患者之间的不同作了对比。他们发现，急性疼痛和慢性疼痛似乎可以激活大脑中的两个独立且没有重合部分的通路。急性疼痛在大脑中留下的印记明显不同于慢性疼痛留下的。在观察从急性疼痛转为慢性疼痛的患者时，研究人员目睹了整个变化过程。最初，被急性疼痛激活的区域集中在大脑中主要与感觉相关的部分，而随着时间的推移，被疼痛激活的通路转到了那些主要调节情感的区域。进一步的研究也证实了这个结论。一项整合了 51 份不同的大脑成像研究结果的研究发现，主要负责分配情绪的前岛叶在慢性疼痛的过程中发生的变化最为显著。[30]

随着慢性疼痛研究的深入，慢性疼痛与急性疼痛在研究者眼中的差异越来越大。慢性疼痛可以变换形态的性质，意味着它和以往我们用来与其对比的病症都不一样。它显然不是一种生理感觉，但也不太适合被归为情感。

或许，慢性疼痛是某一类我们还没有认识到的疾病。凯尔，那个做过心脏移植手术的男孩，由于在麻醉状态下意外清醒而受到了刻骨铭心的创伤。在我认识的人中，他的疼痛体验是最残酷、伤害性最大的。可是，说到他的感受，其中究竟有多少来自疼痛，又有多少来自由创伤引起并被逐渐放大的绝望呢？

人类在演化过程中形成了一些精妙的机制，可以将不愉快的时光深埋到潜意识里。童年时代受虐待或被遗弃的经历造成的情感创伤，即使在表面上似乎已经被遗忘，也有可能表现为终生无法摆脱的焦虑和创伤后应激障碍。那么，物理性损伤对我们又有怎样的影响？如果我们试图将这些经历扫入记忆的角落，盼望它们被永远埋葬在那里，那么这些行为会导致怎样的后果？

如果说慢性疼痛既不是生理感觉，也不是情感状态，那么它究竟是什么？它会不会是另一种截然不同的事物，比如记忆？

在用纸莎草在尼罗河畔的沙丘中记录象形文字，在入睡前靠在床头用纸笔书写日记和如今利用社交媒体记录清醒时的每一个瞬间之前，人类能够记录生活的工具只有大脑。胜利的喜悦、失败的打击、橘子在口中爆出的甜蜜与辣椒对舌头的鞭笞……这些存于脑海深处的记忆为人类的生活方式奠定了核心基础。

但是，人类的记忆并不是一台录音机。除了拾取和选择，它还会根据自己的意愿弱化或放大存储的内容。我们当下的感受会影响我们存储当下记忆的方式。手机被抢走的记忆要比找不到手机的记忆鲜明得多。人们不会忘记一次几乎被辣哭的经历，但往往想不起平淡无味的食物的名称。

消极情绪可以轻易地将某些记忆转化为无法愈合的伤口。当唤醒一段被烧伤的记忆时，我们会联想起皮肉烧焦的气味和皮肤上的血疱。提取记忆不是一个被动的过程。事实上，它会不可逆地改变记忆的本质。一方面，提取情绪记忆（emotional memory）可以唤起极其生动的画面；另一方面，这些被提取的记忆具有很高的流动性，像湿润的黏土一样易于变形。

视觉和听觉信号是如何与感觉和情绪结合的？长期记忆需要通过大脑内部神经元之间相互接触的结构——突触（synapse）来实现储存。鉴于神经信号转瞬即逝，长期记忆必然会引起相关神经元中基因表达的变化。这些强大的神经网络在大脑中是通过一种叫"长时程增强"[①]（long-term potentiation）的过程建立的，而这个过程的核心要素是一种被称为 PKMzeta 的蛋白质。

突触是连接神经系统的黏合剂。要巩固记忆，首先要加强特定神经元之间突触的连接作用，而这正是 PKMzeta 的作用。[31]

在 PKMzeta 影响下形成的记忆不是永久性的。如果不去强化记忆它，它将逐渐淡化，而只有通过被再次提取，它才能得到强化。事实上，我们的记忆就像一本被狂风吹得内页快要飞散的杂志，而我们正拼命想抓住纸页。经科学研究证实，大鼠被注入 PKMzeta 后，它们正快速消失的记忆可以立即得到巩固。

PKMzeta 的作用当然不限于帮我们记住网上账号的密码。慢性疼痛的发生也离不开这种神奇的物质。

PKMzeta 主要聚集在海马（hippocampus）——大脑中负责记忆和学习的区域。不过，研究人员在研究 PKMzeta 与

[①] 又称"长期增益效应"，是发生在两个神经元信号传输中的一种持久的增强现象，能同步刺激两个神经元，被认为与学习和记忆有关。——译者注

疼痛的关系时发现，它在海马之外也有分布。《科学》杂志上发表的一项经典实验显示，慢性疼痛和记忆的基础机制极为相似。周围神经受损后，在小鼠大脑中负责接收来自这些神经的伤害性信号的区域中，PKMzeta 的水平出现了上升。这些神经损伤可以导致小鼠神经性疼痛的慢性发展，具体表现为痛觉超敏（allodynia），即非痛觉的刺激也可以引起疼痛的现象。如果研究人员向小鼠注射一种能对 PKMzeta 形成抑制并有效阻断它将事件转化为记忆的能力的物质 ZIP，小鼠便不会再表现出具有慢性疼痛特征的行为。[32]

换句话说，当小鼠失去记忆能力后，它们也失去了通过学习和回忆来将急性疼痛转化为慢性疼痛的能力。

另一组科学家在随后进行的一项研究中发现，PKMzeta 也可以在脊髓中植入慢性疼痛的印记，而且在受伤后注射抑制剂 ZIP 可以逆转急性疼痛引起的致敏作用，防止其发展为永久性疼痛。[33] 基于这项研究，科学家认为，急性疼痛在被小鼠记忆后可以转变成慢性疼痛，而且即使没有进一步的刺激，小鼠还是会继续感到疼痛。但是，这个结论适用于人类吗？

瓦尼亚·阿普卡里安（Vania Apkarian）在获得神经学博士学位之前是一名电气工程师。20 世纪 90 年代初，在功能性磁共振成像的相关研究刚刚起步时，他将自己在工程学和生物学方面接受的训练进行了结合，并将这项技术应用于疼痛研究。然而，阿普卡里安的研究方法遭到了很多人的反对。传统的基础科学研究者习惯在受严格控制的环境里用动物代替人类，通过精确地调节参数来完成一些不可能在人类身上完成的实验；以人体为研究对象的科学家习惯招募健康的志愿者，让他们接受一些暂时性的刺激。阿普卡里安则决定直接在急性或慢性疼痛患者身上进行实验。这个看似简单的决定带来了一定的挑战。"发表一篇有关患者而非健康受试者的论文要困难得多。"他对我说，"患者不一定会做我们希望他们做的事。"

阿普卡里安如今是美国西北大学的一名教授。据一位英国研究员透露，他"获得的研究经费足够维持一个中等规模国家的运行"。阿普卡里安为慢性疼痛研究打下的基础比我认识的其他任何人都多，推动了人们重新认识慢性疼痛。经过数十年的研究，他从一个无人知晓的外来者变成了疼痛科学领域广为人知的外来者。"制药业的人认真地听我说话，做了很多笔记，然后就消失了，而且再也不想跟我说话了。"阿普卡里安说，"我以前是许多制药公司的顾问。我告诉他们，他们研究的方向错了，然后他们就再也不邀请我了。"[34]

疼痛专科医生也躲着他。"我们学校麻醉学系的人也不想听我说话。"他说。有机会和医生们交谈时，阿普卡里安说，他最常听到的是这样一句质疑："你的意思是我们做的事不对吗？"

阿普卡里安的工作颠覆了我们以往研究慢性疼痛的方

式，并对很多问题提出了挑战，其中就包括研究者和医生们对探究慢性疼痛的源头，即初始触发因素的执迷。"他们的传统理念是，如果损伤非常严重，那么疼痛就会变成慢性的，"他告诉我，"但损伤本身是无意义的。"

阿普卡里安已经证明，急性损伤的疼痛最终是消失还是转变为慢性疼痛，与受伤时的严重程度无关。阿普卡里安的实验室还获得了另一项突破性的发现：不同于急性背痛，慢性背痛主要与大脑中负责情感的区域有关。在阿普卡里安看来，疼痛是可以被定位到某一特定身体部位的情感。他目前正在研究记忆是不是慢性疼痛的真正根源，因为"带来痛感的刺激是促进记忆形成的最有效的手段"。

海马是边缘系统中主要负责学习和记忆的部位。海马的某些特定部位在被激活后会唤醒相应的记忆，比如大鼠对电击的恐惧。一旦海马受损，提取记忆和创造新记忆的能力就会被削弱。情绪和记忆在海马中共存，意味着记忆不会像照相机那样客观记录现实，而是会受到与其同时产生的情绪的影响。

疼痛会给海马留下不可磨灭的印记。虽然对疼痛的记忆可以伴随我们终生，但我们回忆起的疼痛往往会与当初感受到的疼痛相差甚远。唐纳德·雷德迈耶（Donald Redelmeier）和诺贝尔奖获得者丹尼尔·卡尼曼（Daniel Kahneman）进行的两项经典实验表明，在回想一次疼痛经历时，人们最有可能记住的是强度最高的阶段和最后的阶段。

在一项实验中，研究人员让患者接受两类会带来痛感的治疗，并实时记录下他们评定的疼痛等级。事后，他们要求患者回忆治疗过程。结果表明，患者记忆中的疼痛强度与治疗过程中的疼痛峰值以及最后 3 分钟里的感受有最强的相关性。[35]

在接下来的实验中，患者分别接受了两种结肠镜检查。一种检查遵循标准流程，另一种则在结束后又让内窥镜的探头在患者的直肠中多停留了几分钟。这个额外的步骤虽然延长了检查时间，但起到了让患者在最后几分钟感觉疼痛减轻的作用。根据评分，患者总体上认为后一种时间较长的检查带来的痛苦少一些，而且接受过这种检查的患者相对更愿意再次接受检查。我们对疼痛的记忆以它的峰值和结尾为准这一特征，是"峰终定律"①（peak-end rule）在疼痛方面的体现。[36]

人们之所以只会记住疼痛的峰值，过度夸大对痛苦经历的回忆，是因为不幸事件在大脑中唤起的消极情绪越多，它就会越稳固地植根于脑海中。疼痛的见证者也会放大对疼痛的久远回忆。在子女接受手术之后，父母的灾难化反应比子女自身的反应更有可能放大后者对疼痛的记忆。在急性疼痛期，父母对子女的过度关注不仅会导致他们当下的痛感更强烈，还会使疼痛长时间地盘桓不去。子女记忆的扭曲程度越高，他们就越可能感到更强的疼痛，也越容易在未来出现慢性疼痛。[37]

---

① 丹尼尔·卡尼曼提出的经典理论，经常被用于评价服务业的用户体验。——编者注

　　你或许会认为慢性疼痛患者记忆中的疼痛更准确，但研究表明，恰恰相反，与疼痛很快消失的患者相比，慢性疼痛患者记忆中的疼痛常常比实际感受到的程度更强。疼痛记忆的失真会随着时间的推移而增强。慢性疼痛持续的时间越长，患者的抑郁和焦虑情绪越明显，对疼痛的记忆就越不准确。根据阿普卡里安主持的一项研究，77% 的慢性背痛患者记忆中的疼痛程度比他们当时报告的强烈得多。[38]

　　海马生成新神经元的能力是人类学习能力的关键。这一神经元的生成过程又被称为"成年海马神经发生"（adult hippocampal neurogenesis）。阿普卡里安通过对小鼠的研究发现，大脑学习与遗忘的功能与急性疼痛向慢性疼痛的转化有关。他使用了 3 种不同的方法控制海马。在此期间，尽管小鼠受到了多种伤害，但其神经发生活动的衰减却可以缓解或完全阻断慢性疼痛的发展。[39]

　　成年海马神经发生的衰减也与抑郁症有关。在一项实验中，神经发生受到抑制的小鼠表现出了更多抑郁行为，同时伴有慢性疼痛的增强。在针对慢性背痛患者的后续研究中，阿普卡里安进一步发现，海马的形状可以预示哪些患者有可能在回忆中放大体验过的疼痛。幻肢痛的根源也与记忆息息相关。医学界发现，记忆受损者（如痴呆患者）感受到的疼痛较少。[40]

　　尽管疼痛学指出，慢性疼痛在大脑中留下的印记与急性疼痛的截然不同，但慢性疼痛在临床上仍被定义为急性疼痛的延续，被认为性质与其相同。事实上，慢性疼痛与急性疼痛的区别，就像视觉与听觉的区别一样。如果说急性疼痛是有利于人类生存的演化，慢性疼痛则更像在演化过程中出现的失误。或许正是由于人类过于渴望从急性疼痛中得到教训，疼痛才会留下如此长久的后续影响。

在引起大脑关注的所有信号中，疼痛的警报声最为响亮。为彻底避免重蹈覆辙，人类的大脑演化成了易于从疼痛中吸取教训的结构。当我们在切菜时伤到手指或因为趴着睡觉而背痛时，身体希望我们尽可能深刻而持久地记住这些教训。它宁愿反复收到错误的信号，也不愿错过一次重要的预警。如果将人体的疼痛系统比作法庭，那么它的宗旨就是宁可把很多无辜的人送进监狱，也不让一个危险的罪犯有机会逃脱。

演化机制不像人们通常以为的那样设计完美、运转自如。现实世界的情况要复杂得多。人类的双脚原本被设计为像黑猩猩的脚掌那样能握住树枝的形态，因此在承担如今推动人体一步步向前行走的杠杆作用时，它们的演化显然还不够完善。这在一定程度上可以解释为什么足部和脚踝的骨折与扭伤是如此普遍。脊柱的演化也是如此，它原本应该帮助我们在树林里攀爬和跳跃，但由于人类现在大部分时间都待在地面上，它成了如今导致慢性疼痛的首要原因。

疼痛为何会演化为一种幼儿渴求关注般的功能？这个问题不能简单地用生理机制来解释。疼痛及其相关记忆就像用两只脚走路的能力一样，是人类为了生存作出的适应环境的重要调整。可是，由于在发展中得不到控制，慢性疼痛似乎已经从有益的功能变成了有害的负担。如果这个趋势延续，人类更可能随着时间推移承受更多的痛苦与煎熬。

对慢性疼痛的错误理解已经让人类付出了不可承受的代价。就在我与戴维·伦德格伦——我认识的那位因为剧烈疼痛而不能保持坐姿的慢性疼痛患者——和他的妻子玛莎谈话后的第三天，当玛莎坐在电脑前参加视频工作会议时，戴维的警报器响了。"有人问我，背景里是什么声音？"于是玛莎起身去查看。

"他用平时休息的姿势躺在那里，只是眼睛略微睁大了一些。但无论我怎么摇晃他、掐他，他都没有反应。"玛莎告诉我。她用手去探戴维的脉搏，发现"他的心跳非常快"。

玛莎立刻拨打了 911。当时戴维还戴着预防睡眠时呼吸暂停的氧气面罩。接线员要求玛莎把它摘下来。"他说戴维的呼吸声听上去不正常，让我立即给他做心肺复苏。"戴维发生了心脏停搏。

实施心肺复苏术有可能给患者造成巨大的创伤，导致患者肋骨骨折和肺部穿孔。"我对他做的最后这件事太可怕了。"玛莎说。急救人员赶来后，发现戴维已经死亡一段时间了。"他们走后，我躺在他的身旁，先是轻轻地摇晃他，然后紧紧抱住他，把他抱在我的怀里。"

除了慢性腰痛和睡眠呼吸暂停，戴维没有其他疾病。他既没有心脏病，也没有糖尿病，更没有出现过任何显示他有可能小睡一下就再也无法醒来的预兆。

阿片类药物是我唯一能想到的死因。

玛莎有一头修剪得很利落的白发，戴着小巧的耳饰。在与她谈话的过程中，我提及戴维为何会突然死亡。玛莎听后，抬头望向天花板，飞快地眨着眼睛，像是快要控制不住眼中的泪水了。

戴维死于阿片类药物过量。多年以来，他一直在服用奥施康定和其他麻醉药物，而且剂量非常大。一些小小的失误，比如偶然多吃了一片药，就足以导致悲剧发生。

当玛莎通知我戴维的死讯时，我非常震惊。在仅仅两天前，我刚和这对夫妻谈过话，我们还一起谈论了未来几年他们的生活中可能出现的变化。现在，那些对幸福生活的向往都化成了泡影。

玛莎已经开始整理戴维的遗物。这对她来说是个艰难的过程。"我不会抹去他的存在。房子里到处都是他喜欢的东西和拍过的照片。"玛莎对我说。为了整理好有关戴维的一切，她进入他的电子邮箱，发现在草稿箱里有一封还没来得及发给朋友的邮件：

> 我陷入了抑郁情绪，但我会尽我所能不去扮演一个受害者的角色，即使我的现状是西方医学造成的。那个过去的我将终结于一场漫长的死亡。这样的感觉对我来说太悲伤了。

戴维是对的。现代西方医学对慢性疼痛的疗法害死了很多像戴维这样的人。尽管长期研究表明，阿片类药物没有缓解慢性疼痛的作用，而且一些最出色的研究实际上已经证明，阿片类药物会增强患者的疼痛感，但数百万美国人仍然在按照处方服用此类药物。从 1999 年到 2017 年，超过 70 万美国人死于阿片类药物过量，另有数百万人对它们产生了依赖。[41]

人们对慢性疼痛的错误认识绝非偶然。一场史上设计最为精心的传播虚假信息的运动，将原本难以捉摸、具有多维度意义的疼痛体验扭曲成了一种单一维度的生理感觉。

第 **5** 章

梦之主宰
鸦片的历史与疼痛文化的转型

在我看来，现代医学越来越像一个向人们保证
一生中不再有痛苦的先知了，但这个目标是不可能
实现的。

——美国精神科医生、作家伊丽莎白·库伯勒–罗斯
（Elisabeth Kubler-Ross）

美国人口约占世界总人口的 5%，却消耗了全世界阿片类药物的约 30%。数以千万计的美国人对阿片类药物存在成瘾问题。迄今为止，阿片类药物过量已经导致数十万美国人死亡，但有证据表明，实际数字可能更高。根据一项研究的结果，从 1999 年到 2016 年，有 9.9 万美国人死于未被证实的阿片类药物过量。自 2020 年 4 月到 2021 年 4 月，据美国疾病控制和预防中心统计，有超过 10 万名美国人死于药物过量（主要是阿片类药物过量）。这个数字打破了美国历年此类死亡人数的最高纪录，比起 2015 年翻了一番。[1]

阿片类药物已经渗透美国社会的方方面面，触及了每一个美国人的生活，无论他们是否意识到了这一点。有人可能认为，对阿片类药物危害的清醒认识可以帮助人们抵抗它的诱惑。然而，在经常接触这类药物的人群中，一部分人反而最有可能屈服于它的威力。医生群体，特别是最有可能开具阿片类止痛药处方的麻醉师和疼痛专科医生，很容易出现对阿片类药物成瘾和过量服用情况。

医院不停地运转，医生们的工作也永远都不会结束。但就算医院永不休眠，甚至用《发条橙》①（*Clockwork Orange*）

①　1972 年一部连获 4 项奥斯卡提名的惊悚影片。片中，监狱里的医生采用"厌恶疗法"改造罪犯：用夹子夹起他们的眼皮，强迫他们观看大量暴力影片。——译者注

式的夹子夹起眼皮，它们依然要经历白昼与夜晚永无休止且必不可少的更新与循环。当医院在夜晚褪去了白天的喧嚣，也会有一大批后勤人员接管这里的空间，清理干净每一个角落和缝隙。这类日常流程性质的工作虽不起眼，却为这里的医护人员和患者提供了良好的生态环境。在走廊和通道上缓缓移动的自动擦地机不仅清除了细菌和患者留下的体液，也将手术室和病房中恐怖和悲惨的景象一扫而空。这些不断对环境进行更新的充满活力的清洁工作，一方面是为了保持医院内部环境的整洁和卫生，另一方面则是为了帮助负责守护生命和尊严的医护人员重新焕发精神。然而，不是所有污点都可以被擦掉，也不是所有幽灵终会散去。布伦特·坎布朗（Brent Cambron）就是这样一个污点和幽灵。

坎布朗曾是贝斯以色列女执事医疗中心（Beth Israel Deaconess Medical Center）的明星人物，但在我入职这所医院时，已经没有人再提起他的名字了。坎布朗来自俄克拉何马州的斯佩里。他是高中的毕业生代表，异常聪慧。从医学院毕业后，他离开家乡，来到波士顿，在贝斯以色列女执事医疗中心享有盛誉的麻醉科担任住院医师。这是我后来以研究员身份加入的科室。每次在患者的病情出现恶化时，坎布朗总能以最镇定的态度作出处置，因此他的领导能力受到了认可。最终，他被同事和整个科室推举为住院总医师。

然而，因为借工作之便盗窃吗啡注入自己的身体，坎布朗一帆风顺的晋升之路戛然而止了。他一开始小心翼翼地隐藏着这种恶习，顺利结束了实习期，选择以疼痛医学为专攻方向，并获得了这家医疗中心的聘任。然而，随着他的不当行为以及在工作和私生活方面的疏漏逐渐增多，这个秘密最终暴露。坎布朗于 2007 年 6 月被开除，他的行医执照也被吊销。

坎布朗的药瘾并未满足于仅仅毁掉他的前途。在它的控制下，他在被开除后依然会趁夜深人静时借助工作服的伪装偷偷溜进医院，在背包里塞满注射器和盛有吗啡的药瓶。被拘留并送入康复中心戒毒的经历也没能阻止他。2008 年 10 月的一天，在我俩先后工作过的医疗中心，人们在一间储藏室里发现了已经没有生命迹象的坎布朗。夺走他生命的，正是他在生前被训练去掌控的药物 —— 吗啡。

在坎布朗的尸体被发现的那个早上，关于这个人的一切希望与可能性都破灭了。他工作过的医疗中心成了他一生中最后的、没有墓碑的安息之所。对这个人的记忆缩减为三三两两几不可闻的耳语，偶尔在后来者之间流传。无论控制药量的经验多么丰富，无论面对它们的魔力时多么谨慎小心，在阿片类药物的成瘾作用当前，人类显得那么渺小而无力。

在谈及美国阿片类药物危机时，人们关注与批判的焦点集中在奥施康定的生产商 —— 普渡制药公司身上。然而，事实是，这类药物的推销者和推动者遍布美国医学界内部。从主治医生到药剂师，从医学院到科研实验室，从咨询公司到分销商，从监管者到立法者，每一个人都臣服于萨克勒家族的金钱诱惑，不遗余力地帮助他们推动商业计划。对任何目标，普渡制药公司都手到擒来。

慢性疼痛的流行是阿片类药物被滥用的根源。这类疼痛本应得到有效的治疗，可它们得到的却是截然相反的处置。

阿片类药物非但没有减少疼痛患者人数，反而使遭受这类病痛折磨的美国人大大增加了。

阿片类药物非但没有帮助我们更好地认识慢性疼痛，反而抹去了我们对这种煎熬的本质原本就浅薄的认知。

阿片类药物非但没有让疼痛治疗的现状变得更加公平，反而加深了导致人们对弱势群体的痛苦不闻不问的偏见。

阿片类药物非但没有拉近患者和医生的距离，反而挑起了双方的对立。当医生缺乏选择性地滥开阿片类药物，而后突然要求患者停药，门诊就成了医患频繁发生冲突的场所。

美国阿片类药物滥用现状的每一个所谓"基础"，都是精心编织的谎言。美国医学界最受尊重的机构之一宣称有 1 亿美国人生活在慢性疼痛中的声明，产生了远超其他所有谎言总和的深远影响。[2]

阿片类药物的泛滥是一场真正的灾难，但它不是在当下才发生的，而是经过了数百年的酝酿和发展。想明确数百万美国人是如何对阿片类药物产生依赖的，我们应该首先追溯阿片类药物与慢性疼痛之间的关联，并将其放置在人类历史源流的正确语境中。

目前，许多人对阿片类药物大流行的起源已不再陌生。

19 世纪 90 年代是疼痛问题在美国境内肆虐的时期。在那时兴起的一场社会运动认为，疼痛管理是美国医疗界最大的盲区之一，而所谓"成瘾性较弱"的新式麻醉药物能改变这种现状。尽管阿片类药物在美国医疗史上一度被视为禁忌，但有证据表明，它是医生手边少数能快速缓解疼痛的药物之一。大约就在这个时期，来自海外的新增产能推高了美国市场上对这类药物的需求，助长了其滥用情况。最终，每200 名美国人中就有 1 人对阿片类药物上瘾。意识到这个问题正愈演愈烈后，当局开始实施严厉的监管手段，许多患者只好从非法渠道购买药效更强的替代药物，而偶尔一次药量错误就足以导致患者猝死。医生们最终承担了应有的责任，呼吁应更严格地限制阿片类药物的使用。于是，制药公司开始着手研发新的阿片类药物，然后将这些承诺降低成瘾风险的新药再次出售给公众，但是，这些承诺仍然是谎言。事实证明，新面市的阿片类药物与过去的同类药相比有着更高的致死率。

这些悲剧如同一连串吊诡的回声，将在一个世纪之后的20 世纪 90 年代再度回响。

对阿片类处方药物滥用的关注很可能让人们忽略一个基本的事实：它的原料——鸦片——其实早已被人类发现，而且在人类历史上产生过重要的影响。鸦片在人类社会中的作用总是遵循着一条不变的主线：它最初是救治病痛的灵药，最后却往往演变为社会的祸患。

　　鸦片很可能是已知的人类最早发现的药物。大约 8000年前，古代苏美尔人（Sumerian）就在石板上刻下了种植罂粟（poppy）的场景。他们将它称为 "hul gil"，在古苏美尔语中意为"快乐之草"。亚述人（Assyrian）从苏美尔人那里学到了种植罂粟的技巧，然后又将它传授给古埃及人，最终由古埃及人将其传播到世界各地。从此，几乎在每一种类型的文明里，我们都可以看到鸦片的身影。[3]

　　古希腊文明将罂粟奉为神圣之物。它是宗教庆典上的常备品，而罂粟女神的偶像则遍布整个古希腊地区。古希腊是现代西方医学的滥觞。在古希腊文化中，我们发现了用鸦片来治病而非仅将其用作麻醉剂的最初的记录。古希腊医生希波克拉底在这方面作出了开拓性的贡献。[4]

　　希波克拉底在其著作中长篇累牍地介绍了罂粟，将其分为白色、黑色和火红色 3 个品种。他还表明，成熟的、未成熟的和经过烘焙的罂粟具有不同的疗效。除了被当作麻醉药品，鸦片也可被用于治疗腹泻和缓解疼痛。尽管鸦片当时刚开始被用作药物，但人们似乎已经充分了解它的成瘾性与毒性。古希腊哲学家和天文学家赫拉克利德斯·彭提乌斯（Heraclides Ponticus）曾在《论政府》（*On Government*）一文中提及人们如何利用鸦片来实现所谓"善终"。他写道，基奥岛（the island of Keo）的居民"不会等到老迈无力时再被死神带走。在变得衰弱或失去劳动能力之前，他们就会选择自己结束生命。为实现这个目的，有些人选择罂粟，另一些人则选择毒芹"。[5]

随着鸦片的广泛传播，希波克拉底的一些门徒开始反对将鸦片药用的操作。埃庇斯塔图（Epistratos）表示鸦片"不但会使视力退化，还是一种致幻毒药"。古罗马医生盖伦（Galen）作为历史上声誉仅次于希波克拉底的名医之一，认为鸦片是"麻木感官并导致昏睡难醒的虎狼之药"。他的著作中的一段文字强烈地暗示着古罗马皇帝、斯多葛派 [①]（Stoic）哲学家马可·奥勒留（Marcus Aurelius）有可能对鸦片上瘾。盖伦记载道，自己一直在调配一种药剂来帮助这位皇帝入睡。奥勒留下令让盖伦去除药剂中的鸦片成分后，药剂的助眠作用随之失效，再次被失眠困扰的奥勒留不得不要求盖伦重新加入鸦片。[6]

罂粟在历史上一直是一个被深刻符号化的存在，而它的含义通常与它的多种用途有关。在远古时期，它是有通灵能力的女祭司头冠上的纹章，象征着多子和丰收。在古希腊，罂粟是农业女神得墨忒耳（Demeter）的象征。据称，正是这位女神发现了这种神奇的植物。

随着药用鸦片的推广，罂粟的概念中逐渐增添了"治愈"的色彩。不过，人类社会对鸦片的使用遵循着某种自然的生命周期：它在初期往往是丰裕和治愈的象征，而随着时

---

① 古希腊的四大哲学学派之一，提倡理性和节制欲望。——编者注

间流逝，最终总会转化为死亡的代名词。古希腊神话中的死神塔纳托斯（Thanatos）便被描绘为手持罂粟花环的模样。得墨忒耳的故事也体现了罂粟象征意义的转变。得墨忒耳为了忘记女儿被冥王哈迪斯（Hades）强暴和绑架的痛苦，服下了大量罂粟汁液来麻醉自己。罂粟花因为会让人产生迅速而无痛的死亡的联想，所以经常被雕刻在墓碑上。

从治病的药物到致命的毒药，鸦片效用的这种充满象征意义的蜕变在人类历史上反复出现。地球上几乎每一块大陆都曾深受鸦片影响，不过鸦片在南亚的历史尤为漫长。一些原始报告显示，鸦片是由阿拉伯人传入南亚次大陆的，但更严谨的考古研究则表明，大批量的鸦片是由亚历山大大帝及其入侵南亚的军队带去的。

到了 16 世纪，鸦片已在南亚次大陆得到了广泛应用。莫卧儿帝国①（Mughal）的皇帝贾汉吉尔（Jahangir）是当时最著名的瘾君子。贾汉吉尔——这个名称意为"世界征服者"——在他的父亲阿克巴大帝（Akbar the Great）死后继承了这个史上最伟大的帝国之一，而美轮美奂的泰姬陵则是他的儿子未来的手笔。然而，贾汉吉尔出于对鸦片的过度迷恋，逐渐荒废了朝政，将所有政务丢给了他的妻子努尔·贾汉（Nur Jahan）。[7]

---

① 1526—1857 年执掌印度，是突厥化的蒙古人后裔在印度建立的封建专制王朝。1858 年，英国的维多利亚女王被授予印度女皇称号，成立了英属印度，莫卧儿王朝自此灭亡。——编者注

鸦片毁了贾汉吉尔, 或许还为莫卧儿帝国的覆灭埋下了导火索。这个帝国再也没有恢复阿克巴大帝治下的巅峰状态。当帝国走向衰落, 英国的东印度公司(East India Company)趁机篡夺了它的权力。这家公司不但是世界上首个全球化的巨型企业, 还是史上最成功的贩毒集团。[8]

仔细观察一下, 你不难发现, 普渡制药公司奉行的策略与一个多世纪前欧洲帝国主义者的谋划是何其相似。当帝国主义者被推翻, 又会有后继者崛起, 于是历史进入了新一轮循环。

进入 18 世纪后, 英国遇到了一个问题。英国人无可救药地爱上了喝茶, 却没有什么商品可以用来与产茶国交换茶叶。中国有着巨大的市场, 但英国人能卖给中国人什么商品呢? "天朝物产丰盈, 无所不有," 乾隆皇帝在写给英王乔治三世的信中道, "原不藉外夷货物以通有无。"[9]

英国人打算改变这一现状。在东印度公司的干预下, 印度农民被迫开展了规模前所未有的鸦片产业化种植。东印度公司一方面用货币向这些农民支付工资, 再将鸦片卖给他们, 另一方面又极力鼓动鸦片走私者向中国渗透, 终于在那里创造出一个需求渐盛的鸦片消费市场。虽然古典经济学认为供应增加是一种不利因素, 但鸦片易上瘾的特性打破了这个定律, 其过量供应反而刺激了人们对鸦片的需求。英国人的这一策略极其有效: 当时中国的成瘾者在鸦片上的花费超过了清政府年度预算的两倍。[10]

　　清朝的嘉庆皇帝因此于 1799 年下令禁止吸食鸦片，但英国人仍然肆无忌惮地从事着鸦片贸易。1839 年，钦差大臣林则徐没收并销毁了主要由英国走私者持有的 1000 多吨鸦片，双方的矛盾彻底走向激化。英国政府应走私者的请求，要求清政府全额赔偿损失，在遭到拒绝后决定发动战争并派出军舰。第一次鸦片战争由此引发。这场战争于 1842 年结束。英国轻而易举地在战争中取胜，迫使清政府割让香港，并对其实行了长达 150 多年的统治。为迫使清政府承认鸦片进口的合法性，英国又陆续发动了几次战争。与此同时，英国却禁止在本国口岸进行鸦片销售——除非以华裔或印度裔为对象。

　　鸦片战争对世界的影响一直延续到今天。它仍然是许多中国人认识西方世界的一个视角。然而，在如今这个时代，世界各国扮演的角色远比当年的更微妙。世界局势自 19 世纪以来已经有了巨大的变化，但阿片类药物背后的经济规律却没有改变。[11]

　　尽管有上述历史事实摆在面前，欧洲裔白种人仍然固执地将违禁药物与有色人种紧密联系在一起。历史学家卡尔·特罗茨基（Carl Trocki）在《鸦片与帝国》（*Opium and Empire*）一书中这样写道："对欧洲观察者而言，中国人在 19 世纪最令人难忘的形象之一……就是抽鸦片的'病夫'。一个眼窝深陷、身体羸弱的东方人躺卧在榻上，手里拿着烟枪，这样的景象在当时世人眼中代表着亚洲的堕落和放纵……受害者反而成了承担罪责的人，而且这样的形象在历史上还持续了相当长的时间。"[12]

英国人在运营一个全球化贩毒集团的同时，还不忘在现实世界中将那些受毒害的对象描绘成野蛮人。这体现了赤裸裸的白人至上主义。"一个现代帝国……是对法律和政府进行全面改革的有效工具，同时也是一个自认优越的种族手中最有力的武器。它可以借此控制和领导那些不具有民族性或有效社会组织的种族。"曾出任英属印度政府内政大臣的官员阿尔弗雷德·莱尔（Alfred Lyall）这样写道。直到现在，许多人还在受这一类种族主义论调的影响。他们会仅根据肤色就判断一名阿片类药物使用者是瘾君子还是罪犯，要将药物成瘾看作罪行还是疾病。[13]

阿片类药物在现代社会中的泛滥，正如它在 19 世纪的流行一样，不是某些阴错阳差的历史事件造成的偶然性结果。美国人亲眼看到的这场阿片类药物泛滥可算是人类历史上最精心策划的人祸之一。

滥用鸦片的怪圈在历史上曾多次对人类社会造成破坏，但它的每一轮循环都不尽相同。鸦片的应用及其最终的滥用往往与更为广阔的社会和经济潮流有着不可分割的联系。18 世纪鸦片在美国这个英国最年轻的殖民地的流行尤其能体现这一点。在美国，吗啡的出现和皮下注射针头的发明意味着，助长这场"瘟疫"蔓延的不是走私者，而是医生和药剂师。

南北战争——美国经历的第一次大规模战争——成了今天美国阿片类药物危机的开端。

过去，有着不同信仰的人们在感到脆弱时不是去清真寺，就是与拉比交谈，或是祈祷上帝降下神迹。他们也可以与家人和生活在同一社群的朋友分担内心的痛苦。疼痛对人们而言不只是一种来自人体内感受器的反应，更是一种需要寻求解决之道的形而上学困境。美国的阿片类药物问题之所以如此独特，是因为它恰好与现代医学的崛起相伴而生。现代医学除了建立自身的科学体系之外，也成了一种改变人们生活方式的哲学。人们在体内感觉到的是生物物理学意义上的异常，而不是精神上的扰动。历史上曾被赋予超自然意义的疼痛，现在只不过是一道需要被熨平的生理层面的褶皱罢了。

现代医学改变了人们与源于自身的痛苦共处的方式。现代医学强调行动而非禁欲，干预而非祈祷。美国正是这场伟大实验中的零号病人[①]。

美国内战于 1861 年爆发，至 1865 年结束。据统计，在这场战争中死亡的人数高达 75 万，超过美国本土其他所有战争的死亡人数总和。可悲的是，巨大的死亡人数不过是这场战争带来的悲剧的冰山一角。米尼弹的高效杀伤力不仅可以导致严重的创伤，而且经常造成截肢这种可怕的后果。很

---

① 第一个得传染病并开始散播病毒的患者。——编者注

快，野战医院里就到处散落着被截下的残肢。[14]

美国内战当然不是人类历史上第一场血腥冲突，却是工业革命之后爆发的第一场大战。就在此时，几乎被视为医学史上最伟大发明的皮下注射器也开始得到广泛使用。

在黑暗的中世纪，鸦片在西欧几近绝迹，但随着由酒精与鸦片混合而成的鸦片酊的出现，它又以这种新的形式悄悄卷土重来。鸦片酊通过服食、嗅闻、揉擦乃至从直肠插入等多种方式，被用于疼痛、哮喘、酒精诱发的癫痫发作、痢疾、经期痉挛、晨吐和婴儿出牙等问题的应对与治疗中。与几千年前古苏美尔人首次制成的鸦片相比，这种提纯物本身以及它的制备过程没有发生太大改变。

1805 年，年轻的德国药剂师弗里德里希·威廉·舍图尔纳（Friedrich Wilhelm Sertürner，1783—1841）首次分离出鸦片中具有麻醉作用的活性成分。他以希腊神话中睡梦之神摩尔甫斯（Morpheus）的名字为这种纯净的白色晶体命名，即吗啡（morphine）。舍图尔纳在狗和另外 3 个年轻人身上做了实验（造成至少一条狗死亡），并按照当时的惯例也在自己身上做过实验后，最终于 1817 年发表了他的研究成果。吗啡被称作"世界上第一种真正意义上的麻醉剂"。它的成功提取意味着其制备方法的极大进步。从此以后，人们才能精确地控制这种活性成分的摄入量。而在过去，人们是无法对比两份鸦片制品的药效的，即使它们产自同一个品牌，并自诩含有等量的麻醉成分。[15]

在一位富有探索精神的苏格兰医生亚历山大·伍德（Alexander Wood）最终发明将吗啡直接注射到人体内的方法之前，人们并不知道该如何使用这种药物。伍德的灵感来自黄蜂的尾针。他的这项发明后来被人们称为"皮下注射"。

当时，伍德被请去为一位老夫人看病。锁骨附近剧烈的神经性疼痛已经让她连续 3 个晚上无法入睡。这位老夫人在服用鸦片后会出现晕厥，因此无法采用口服的方式。1853 年11 月 28 日，伍德在晚上 10 点到访她的住处，"目的是让鸦片制剂在夜晚充分发挥效用"。他通过皮下注射的方法向她的肩头注入了 20 滴吗啡。这是阿片类药物首次被直接注射到人体内。"在抽出注射器后，过了大约 10 分钟，患者开始抱怨眩晕和头脑不清。"伍德在 1855 年那篇具有历史意义的医学论文中写道，"半个小时之内，疼痛开始减退。于是，我离开了，希望她好好睡上一觉。"[16]

次日上午 11 点，伍德再次来到这位老夫人家中时，她仍在昏睡之中。"（我）有点儿不安地发现，她一直没有醒过。她的呼吸沉稳，很难被唤醒。"

显然，老夫人的神经性疼痛被控制住了。

伍德在论文中还描述了自己接诊的另一些病例，其中大多数为女性患者。伍德试着用自己特制的注射器将吗啡直接注入她们的疼痛部位。在论文中的许多处，伍德的行文都流露出那个时代特有的、司空见惯的性别与阶级歧视。他认为一名 30 多岁的女子身材矮小，有种"痴肥的体态"，"患有胃肠胀气的问题"；另一名 50 多岁的寡妇有"歇斯底里的性格"；还有一名 23 岁的女性"来自低贱的阶层"。

伍德最初认为，注入人体的吗啡只作用于局部组织，但在观察到诸多病例的中毒、昏迷、幻觉和其他全身症状之后，他得出了如下结论："以这种方法注入的麻醉剂不仅会在人体局部发生作用，还可以通过静脉循环进入大脑，并在那里产生远期效应[①]。"[17]

皮下注射器开始风靡全世界。在英国，许多女性将它视为上流社会的时尚配饰，随身携带量身定制、镶金嵌玉的注射器。它不仅是见识广博和生活优渥的象征，更是一种代表男性阳具乃至性的符号，以至于英国作家布莱姆·斯托克（Bram Stoker）在小说《德古拉》（*Dracula*）中，阿瑟·柯南·道尔（Arthur Conan Doyle）在小说《四签名》（*The Sign of Four*）中都借用了这一形象。道尔写道：

> 夏洛克·福尔摩斯从壁炉架的角落里拿出了他的酒瓶，又从小巧的摩洛哥皮箱中取出了一支皮下注射器。福尔摩斯用他那修长、苍白、略显神经质的手指调整了一下纤细的针头，然后将衬衫左侧的袖口卷了起来。有那么一会儿，他若有所思地盯着自己健壮的前臂和手腕，那里布满了数不清的针

---

① 又称远期作用，指外来化合物作用于机体（甚至停止接触）后经过相当长的时间发生的不同于急、慢性中毒的病理改变。——编者注

眼。最后，他把针头刺入手臂，压下活塞，满足地叹了一口气，重新坐回有天鹅绒里衬的扶手椅中。

当皮下注射越来越受到西方文化的推崇，吸食等其他摄入鸦片的方式却逐渐成为禁忌。这种转变完全出于种族歧视和仇外心理：当时的西方人认为只有中国人和其他国家的移民才会吸食鸦片。然而，最终却是在美国白人群体中，吗啡和注射器体现了它们让人类以终生痛苦为代价换取暂时解脱的无穷祸患。

吗啡很快成为前线急救箱和野战医院中的标配。在美国内战期间，医生们开具了数以百万计含有鸦片的药丸和酊剂，从而在美国引发了阿片类药物的第一次滥用。"即使一名残疾士兵在战争中有幸未能成瘾，他仍有很大概率在战后遇到一位皮下注射阿片类药物的医生。"戴维·考特赖特（David Courtwright）在《黑暗天堂：鸦片在美国的流行史》（*Dark Paradise: A History of Opiate Addiction in America*）一书中写道，"（吗啡）几乎不能治愈任何疾病，但它可以缓解一切类型的疼痛。"成瘾问题的核心人群很快从退伍军人变为普罗大众，其中大多数人是中上阶层的白人女性。1888年，阿片类药物成为最常见的处方药。几乎每200名美国人中就有1名瘾君子，是21世纪时情况的3倍。[18]

1898年，在社会对阿片类药物成瘾问题的担忧日渐增长之时，德国拜耳（Bayer）制药公司研发了一款以不易成瘾为营销噱头的新药——二乙酰吗啡（Diacetylmorphine）。1900
年，一位医生在《新英格兰医学期刊》（*New England Journal
of Medicine*）上撰文称，二乙酰吗啡"不是安眠药"，而且没
有"成瘾风险"。这种新药更为人熟知的名称是它的商品名
"海洛因"（heroin）。它源于德语"heroisch"，意为"英雄"。
从此，医生们开始在处方中加入大剂量的海洛因。直到多年
后，人们才发现这种药物比吗啡更易让人成瘾。[19]

在大批中国劳工登上美国口岸，阿片类药物开始在低
收入的工人阶层中流行之前，没有人把这种药物当成一个问
题。在那之后，严格管控阿片类药物的法案越来越容易得到
通过。在这些法规的框架内，不仅违规获取阿片类药物是非
法的，诊所也无权向疼痛患者或成瘾人群提供有限剂量的阿
片类药物。

阿片类药物的入罪化并没有使其消失，而只是将其推向
了社会的阴暗角落。许多原本通过处方购药的人转而采取非
法手段获取海洛因和吗啡。随着社会对阿片类药物态度的转
变，人们与疼痛共存的方式也发生了变化。

工业革命从根本上改变了人类与自己身体的关系。从
此，人体被视为一组机械装置，疼痛是齿轮开始磨损时哔哔
响起的报警信号，吗啡则是可以被倒在齿轮上、让身体重新
顺利运转的润滑油。

医学界像杀菌一样应对疼痛的治疗方式上的新变化，可

以从两个伊凡·伊里奇的经历中得到体现。第一个伊凡·伊里奇（Ivan Ilych）是俄罗斯文学家列夫·托尔斯泰（Leo Tolstoy）于1886年发表的一部中篇小说的主人公。从遇到他的那一刻起，读者就知晓了他的结局。托尔斯泰将这部小说命名为《伊凡·伊里奇之死》（*The Death of Ivan Ilych*），正是为了让读者看到这一点。

托尔斯泰的这部小说想展现的不是伊凡·伊里奇的结局本身，而是他走向这一结局的过程。

这位伊里奇是一名40多岁的法官，在圣彼得堡过着优渥的小资生活。一天，他在跌倒后感到腹部疼痛。一般来说，这类疼痛在刚受伤时最剧烈，之后痛感会逐渐减轻，直到关于疼痛的记忆也一并消失，然而伊里奇的疼痛一直没能缓解，于是他只好去看医生。

从伊里奇的角度看，最重要的是一些基本性的问题，比如他的病情是否严重，他还能不能恢复健康，以及他会不会死。他的医生则更关心症状背后的病理根源，即导致这种疼痛的是"游走肾、慢性腹膜炎还是阑尾炎"。

医生这种不近人情的姿态完全没有让伊里奇获得安慰，反而在他的内心世界点燃了一团愈发炙热的火焰："疼痛，这种一刻不停、啃噬人心的痛感，在经过医生一番高深难懂的论断之后，似乎获得了一种全新而更为深刻的意义。带着对痛苦的新认识，伊凡·伊里奇密切地关注着它。"

当疼痛发展为煎熬时，它会迫使我们追问一些关于疼痛和我们自身的尖锐问题。人类在演化中不仅发展出了感知疼痛的机制，还养成了寻找疼痛源头以吸取经验的习惯。因此，会让我们每一寸身体都沉浸在恐惧之中的，并不是伴随流血不止的撕裂伤或拳头大小的胃部肿瘤的疼痛，恰恰是违背了人类和动物大脑中根本认知的疼痛——那些找不到原因的疼痛。

在整部小说中，伊里奇的病因不但一直没有得到确诊，而且越来越不受重视。对一名惯于严格控制患者病情发展的医生来说，研究一名无法找到病因的患者的病历是令人无法忍受的。而伊里奇这样的患者更在意这种病对他们而言意味着什么，因此他们无疑会对这样的治疗感到失望。

"你很清楚你根本帮不了我，"伊里奇对他的医生说，"所以请不要管我。"

"我们可以减轻你的痛苦。"医生答道。

"你连那都做不到。"

伊里奇的医生能获得 19 世纪最先进的镇痛剂。"他们给伊里奇使用了鸦片和吗啡注射针剂，但都未能缓解他的痛苦。"

在死于未知疾病前长达数小时的时间里，伊里奇一直在"绝望地叫喊，手臂在空中乱挥"。但在内心深处，他却获得了一种启示。在长时间与疼痛搏斗后，伊里奇终于与之和解。在濒死之时，伊里奇尽管依然感到疼痛，但不再感到煎熬了。"一旦不再在意死亡，便不会再感到恐惧。"托尔斯泰以出人意料的乐观口吻结束了伊里奇的故事。

"伴随死亡降临的恰恰是光明。"

在《伊凡·伊里奇之死》中，托尔斯泰贡献了文学史上对人类苦难的一段层次最为丰富的描写。托尔斯泰不屑让伊里奇在宗教信仰或镇痛剂的麻醉下安然离世，而是为他设计了一种在大多数现代人看来很不人道的死亡方式。托尔斯泰似乎已经认识到，肉体疼痛可以让我们摆脱一种远比它更折磨人的痛苦——每个有知觉的生物与生俱来的、自生命开始后支配其一举一动的对死亡的存在主义式的恐惧。

或许没有什么能比疼痛中的人体更有力地体现现代科学带来的天翻地覆的变化。同样，也没有谁能像一位恰好也叫"伊凡·伊里奇"（Ivan Illich，1926—2002）的神父和哲学家那样以生动的笔触记录下这样的新图景。出生于奥地利的伊里奇以反对现代科技发展和社会重建的消极影响为己任，认为它们阻碍了人类价值观的进步与文化的发展。他的主要目标是抨击大众教育的制度化，但在 1976 年的畅销著作《医疗的报应：对健康的剥夺》（*Medical Nemesis: The Expropriation of Health*）中，他对大众医疗作出了最犀利的批判。伊里奇以笔作为武器，痛斥了当时的医疗体系。他对医学应如何治愈疼痛与痛苦的发问放在今天甚至比在他所处的那个时代更有意义。《纽约时报》的一位评论员指出，"如今，再也没有哪篇论文能展现出伊里奇那种无比的激情和广博的见识以及层出不穷、花样翻新的辩论技巧"。[20]

在希腊神话中，妄自尊大是世间最大的恶。伊里奇著作中"报应"（Nemesis）一词的来源——复仇女神涅墨西斯，她会将狂妄的人类打回原形，使其重新匍匐在众神脚下。

在神父伊里奇看来，毫无顾忌的大规模工业化，尤其是医疗领域内的工业化，正是现代世界最大的恶。用他的话说，为了惩罚人类的自负，涅墨西斯已经重返人间。医源性疾病（iatrogenesis），即源自医疗过程本身的伤害或疾病，是迄今为止她手中最锋利的匕首。伊里奇写道："当医疗照护自身导致了疼痛、疾病乃至死亡时，医源性疾病是临床性的；当卫生政策向有损公众健康的工业组织倾斜时，它又是社会性的；当受医学鼓励的行为和妄想损害了人们对生命的自主权，使他们不能顺利成长、彼此关怀和走向衰老时，或当医学干预导致个人无力应对疼痛、残疾、损伤、痛苦和死亡时，医源性疾病则表现出文化性和符号化的特征。"

令伊里奇感到最愤怒的是，现代医学文明在征服病痛的路途中将它转化成了一个技术问题。"文化将疼痛融入有意义的背景，从而使人们能够忍受它。世界文明为了消灭疼痛，却将它从一切主观或主体间的语境中分离了出去。"

过去，西方社会曾用伦理的透镜来审视一切。疼痛被视为一件罪过或一项挑战，而人们可以通过宗教仪式、祈祷以及有关荣誉和责任的叙事手段来解决它。但现在，西方社会却认为人们不应忍耐疼痛，而是要击败它。"这样一来，疼痛就转变成一种需求，导致患者需要更多的药物、医院、医疗服务以及其他企业化和非私人性质的护理服务……麻醉剂的消费者在人为的诱导下，对不敏感、无知觉乃至无意识的状态的需求也像滚雪球一般越来越大。"

现代社会认为疼痛是难以忍受、令人不适的，因此是一种不可接受的状态。现代医学则自视为唯一拥有缓解病痛的权力的主体。这让它进一步巩固了自己在当代资本主义社会中的地位。

在过去的数十年里，现代医学的工业化程度已经远远超过了伊里奇预言中最糟糕的情况。1960 年，医疗产业在美国国内生产总值中的占比只有 5%。到 2016 年，这个数字翻了近两番，增长至 18%。如此快的产业增速并没有给美国人带去更好的医疗服务。如果一定要说有什么变了，那就是美国几乎所有健康指数都落后于其他发达国家。更有甚者，美国的医疗体系已经成为一种制造不平等与歧视的工具，进一步加深了富人和穷人之间的鸿沟。[21]

美国现代医疗体系的作用不是缓解我们的煎熬，而是让我们受到更多的伤害。

除了帮助人们缓解病痛，美国的现代医疗体系还找到了生财之路——将最穷苦、受病痛折磨最深的人群打造成它的摇钱树。占全国人口总数 5% 的美国人花掉了美国每年医疗支出的整整一半。这些开支既没有被用于疾病的早期预防，也没有被用于改善那些迫切需要帮助的患者的生存体验，让他们过上想要的生活。不过，这些开支的确培育和供养了一个产值高达万亿美元的医疗体系，耗费的管理费用比世界上任何一个国家医疗产业的支出都高。[22]

现代医疗产业的扩张不仅限于建造更多的医院和诊所。它精心构筑了一套替代千年以来文化规范的哲学理论，将疼痛定义为只有医学干预可以缓解的纯粹的生理感觉。作为最早为我们敲响警钟的极少数人之一，神父伊里奇警告说，人类将为奢望过上一种免于疼痛和苦难的生活而付出代价。

一方面，我们寄希望于医生，想要从此免除肉体凡胎的苦难；另一方面，一个有万亿美元资金支持的生物制药业已经崛起，承诺向大众无差别提供麻醉药品。这个产业不但制造了针对各种疾病与症状的药物，更从根本上重塑了美国社会。[23]

医学领域的进步，加上制药公司面向医生和患者的轰炸式营销，催生了一场以拒绝忍受痛苦为主旨的运动。当经济水平处于底层的人群内心的空洞越来越大，外加独居逐渐成为一种生活方式，受疼痛折磨的患者无法得到其他抚慰，几乎全部被送往诊所和药房。他们用来治疗疼痛的首选药物恰好是人类历史上一度大肆流行、最为致命的合成物。

每次摄入鸦片后产生的兴奋感都遵循着可预见的规律。在最初的狂喜之后，摄入者会在一段时间内感到平静和舒适。之后，药效会逐渐消退，戒断时的阵痛转而占据上风。德国药剂师舍图尔纳在发明吗啡之后，自己也开始服用这种药物。很快，在全面认识吗啡的药效之后，舍图尔纳对这一令他名传后世的发明有了不同的看法。"我认为自己有责任呼吁人们关注这种新药的可怕影响。"舍图尔纳在1810年颇有预见性地写道，"这是为了阻止灾难的发生。"[24]

在被鸦片控制过的历史人物的传记中，我们时常会看到与舍图尔纳类似的经历。当西欧仍处于中世纪的蒙昧时期时，伊斯兰世界迎来了它的黄金时代①。当时的阿拉伯学者阿维森纳②（Avicenna，980—1037）曾研究鸦片的用途，最终死于过量服用鸦片。发明了用注射器向皮下注射吗啡的苏格兰医生亚历山大·伍德的妻子据称对吗啡成瘾，有些人甚至认为她死于吗啡过量。距我更近的例子是和我先后在一家医院工作的布伦特·坎布朗，曾通过他的手给许多患者带去慰藉的药物也引燃了毁灭他自身的火种。

从远古时代起，涉及阿片类药物时，人类社会便一直在类似的怪圈中打转。19世纪的医生把吗啡当作治疗一切疾病的万灵药。到了20世纪90年代，奥施康定的出现又让同一个故事再次上演。像对待以往每次阿片类药物相关创新一样，人们深信奥施康定不但能更好地发挥药效，而且具有较低的成瘾性。然而，即使鸦片的故事在历史上一再重演，人类的每一次反应也并没有不同。我们一次又一次地屈从于这

---

① 公元8世纪至10世纪阿拔斯王朝统治初期经济、贸易和文化全面走向繁荣的一段时期。阿拔斯的首都巴格达被誉为可与伯里克利治下的雅典和美第奇家族统治的佛罗伦萨媲美的文明中心。——译者注
② 中亚哲学家、自然科学家和医学家，所著《医典》直至17世纪时仍受到西方国家的推崇。——译者注

种药物的控制，没有从中汲取任何有助于阻止下一轮循环的教训。是时候抓住导致当前这场灾难的关键，一劳永逸地打破这个循环了。

　　鸦片的泛滥总是与大背景下文化或政治的转折点密切相关。殖民主义者在一些群体中推行鸦片，不仅是为了实现对他们的征服，更是为了利用群体成瘾性来深化有色人种有罪论以及对他们的歧视。这种心态至今仍在社会中延续。吗啡的发明及其在美国内战期间的广泛应用一方面导致了阿片类药物的产业化，另一方面则推动了疼痛本身的文化史的转型。疼痛向世俗化的转变将人类这种最复杂的知觉中的意义毁坏殆尽，而蓬勃兴起的生物医药产业则卖力地向人们宣传，长时间的麻木无痛是一种令人向往又能够实现的状态。然而，到了 20 世纪，尤其是在第二次世界大战结束后，医学和阿片类药物遇到了对这种药物的泛滥起决定作用的第三个转折点——消费主义的兴起。

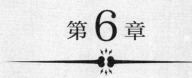

第6章

慈悲天使
我们为何不再担忧并爱上阿片类药物

只有彻底体验过苦难，我们才能从中痊愈。

——法国作家马塞尔·普鲁斯特（Marcel Proust）

在巴基斯坦读完医学院并来到美国后，我完全有能力回答患者的一切疑问，只有一点例外——关于阿片类药物的。我对这种药物的认识并非源于教科书，而是来自我的患者们。

我在巴基斯坦就读的医学院培养出了一些世界一流的医生。但是，由于阿片类药物在当地的使用率极低，因此它并不在我们课程覆盖的范围内。在巴基斯坦，它几乎只会被用在刚做完大手术或受了重伤的患者身上。

2011 年，我来到美国，成为一名实习医生。在我第一天上班时，一位患者要我给他开一些地劳迪德（Dilaudid），一种成分为二氢吗啡酮的强效阿片类药物。我回答说，我从未听说过这种药。在接下来的几分钟里，我站在他的病床前，听他巨细靡遗地解释了一通地劳迪德的药理。这位患者告诉我这种药何时起效、药效持续时间多久和他什么时候需要下一剂。他还告诉我，地劳迪德只有在快速给药后才能发挥作用，因此只能采取注射的方式，而不能通过较慢的静脉输液。这段令我惭愧的经历体现了一个事实，而我如今才意识到它——美国全境与我同时代的这批医生所受的医学训练正是围绕着阿片类药物展开的，正如之前是围绕着艾滋病那样。

我们这一代医生，是阿片类药物的一代。

在实习期的每一天，我都在跟阿片类药物打交道。我记得一位患者自称是纽约的律师，来波士顿开会，但慢性胰腺炎突然发作了。我们要求他停止进食，因为食物会使胰腺炎进一步恶化，然后我们通过静脉给他注射了止痛药。然而，我们很快就意识到他说的全部是谎言。他不是外地来的律师，更没有患上胰腺炎。这个人在波士顿的每一家医院里重复这套说辞，只是为了骗取静脉注射的止痛药来获取快感。一旦谎言被揭穿，他就换下一家医院去碰碰运气。我们通过一项内窥镜检查发现，这个人的胃里满是治疗期间偷偷吃下的食物。

另一位来我们医疗中心就诊的女性表现出了某种上腔静脉综合征的症状——胸部静脉阻塞导致的面部肿胀。后来我们才知道，原来她天生有一张胖脸，多年来一直利用这一点欺骗医生以获取强效止痛药。我们在急诊室还曾发现一名患者将指尖的血滴到尿样中，以伪造肾结石患者的采样结果，这样就能依靠这种病强烈的疼痛症状获得阿片类药物。

这类事件对一个年轻医生的心灵造成的巨大伤害是无法言表的。我们在医学院里埋头苦学，是为了帮助那些生病的患者，而不是为了发现他们欺骗我们的证据。然而，医生和护士却常常要在网上搜索患者的身份和背景，以确保他们对症状的陈述都是真实的。

除此之外，我们还遇到了大量被阿片类药物的副作用伤

害的患者。我曾经负责治疗一位服下过量吗啡的年轻的临终
关怀护士。这些吗啡是她从她照顾的绝症患者那里偷来的。
这位护士出现了严重的脑部炎症，永远地陷入了昏迷。另一
名患者因为服用阿片类药物而产生了顽固性便秘，排不出的
大便造成了肠穿孔。他在那之后很快就去世了。我在医院里
时常遇到因过量服用阿片类药物而被送进急诊的年轻男女。
我用来诊断脑死亡的一切知识都来自他们。

　　我们采用的几乎每一种医疗处置都伴有一定风险，就连
小儿复方阿司匹林这一类温和的药物也有可能引发脑出血。
但阿片类药物的风险处于另一个层次。一位护士向我透露：
"我有一个患者死了。他吃了整整一瓶药。然后警察找到了
我，因为他们在尸体旁发现了写着我名字的空药瓶。"这一事
件让她大为震撼，于是她现在给患者抄写处方时会特别叮嘱
一句："我不希望在你们死的时候药瓶上还写着我的名字。"[1]

　　根据一项基于我所在医疗中心近 3700 个病例的分析，
阿片类药物引起的药物不良反应占到了总量的 1/4。这些不
良反应小到意识不清、便秘、困倦、恶心呕吐，大到必须用
阿片类受体拮抗剂纳洛酮（Naloxone）进行干预的、可能危
及生命的意外用药过量。每当半夜被喊去抢救呼吸骤停的患
者时，我总是条件反射般地去取纳洛酮，因为在这家医疗中
心，阿片类药物过量的情况实在太常见了。[2]　、

　　在不惜捏造症状以获取阿片类药物和受这类药物并发症
折磨的两种极端情况之间，大多数使用阿片类药物的患者患

有疾病引起的慢性疼痛。在很多时候，我接诊过的每一位患者都属于这种情况。从理论上讲，阿片类药物带来的好处应该足以弥补它们的风险，在治疗慢性疼痛患者时尤其应该坚持这一原则。但事实上，在我工作的医疗中心里，相较接受了阿片类药物治疗但本身没有慢性疼痛的患者，慢性疼痛患者在接受阿片类药物治疗后病情并没有明显好转。服用阿片类药物的患者往往住院时间更长，出院时的状况更差。不仅如此，与服用消炎药等其他止痛药的患者相比，服用阿片类药物的患者更有可能再次入院，生活质量更差，来门诊或急诊室的次数也更多。[3]

一项针对多份定性研究的荟萃分析支持了我总结的经验。临床医生在开具阿片类药物处方时，应该小心翼翼地在道德的天平上称量，在缓解和加重患者痛苦的两端之间取得平衡，在消除眼前的疼痛和预防未来可能出现的疼痛之间找到理想的处置准则，不但要安抚在他们面前求助的患者，还要守护他们生活的社群。[4]

阿片类药物已渗透到医疗文化的各个层面。助记符号是现代医学最常用的工具之一，可以帮医护人员记住那些通常很复杂的医学概念。"MONA"是最有名的助记符号之一，指对疑似心脏病发作的胸痛患者进行治疗的模式，其中 M 代表吗啡，O 代表氧气，N 代表硝酸酯，A 代表阿司匹林。然而，患者在接受吗啡治疗后有很大概率再度心脏病发作，而且一旦发作就可能处于危急状况，同时无法吸收针对心脏病发作的关键药物。虽然存在这种情况，急救中心的医护人员仍然会用吗啡治疗大部分心脏病患者，部分原因是"MONA"这个符号过于深入人心，另一部分原因则是美国的医护人员已经习惯像在万圣节分发糖果一样给患者开阿片类药物了。事实上，一个躺在重症监护室里的患者在心脏病发作时威胁我说，如果我不给他提供更大剂量的吗啡来缓解胸痛，他就要出院。[5]

就在那段时间，2011 年，我读到了美国国会委托美国国家医学院撰写的一篇报告《美国国内疼痛问题的缓解》（*Relieving Pain in America*）。这家声名显赫的非营利机构在更名为美国国家医学院（National Academy of Medicine）后，曾宣誓要在全美乃至全球范围内提供"独立、权威和可信赖的建议"。我原本期待这篇长达 364 页的报告可以提供一些指导原则，帮助我在用危险的阿片类药物缓解患者痛苦时实现利与害的平衡，但这篇报告只是单纯地警告称，不应限制这类药物的使用。[6]

数日之后，我得知这篇疼痛报告有一个令人无法容忍的漏洞。据《密尔沃基哨兵报》（*Milwaukee Journal Sentinel*）的一项调查，在参与报告撰写的 19 名专家中，有 9 人不是与阿片类药物相关公司存在密切的财务往来，就是担任着这些公司的董事或雇员。在这些涉事公司中，有的是阿片类药物的制造商，另一些则是因存在利益瓜葛而接受联邦调查的集团。《美国国内疼痛问题的缓解》制造了疼痛领域史上最骇人听闻的谎言之一——有 1 亿名美国人正在承受慢性疼痛的折磨，就连提供基础数据的研究人员也对这一数字提出了质疑。这篇报告的初衷同样让人生疑：某些推动它的立法者从阿片类药物制造商处收受了数十万美元贿金。[7]

作为一名曾经满怀激情的实习医生，我对医生这一职业抱有的理想主义热忱在这些现实面前被击得粉碎。美国医疗界和学术界自诩有着崇高的抱负，却在有意无意之间沦为了一场阴谋的帮凶。这场阴谋使数百万美国人对非法药物成瘾，因此死亡的人数甚至超过了美国在第二次世界大战中的死亡人数。令人不安的事实是，这场悲剧在继续上演，而医疗界的大多数人却对此视而不见，没有任何反思或改革的意愿。

在我住院实习期间，每天的午间例会为我们提供了高强度轮岗之余的一个喘息之机。没有响个不停的呼叫机、十万火急的病例和堆积如山的文件，有的只是一个小时不受干扰的学习与交流。住院医师们一起坐在一间大教室里，讨论有趣的病例，交换小道消息，玩玩黑色幽默，最重要的是用食物填满早已饥肠辘辘的肚子。正是这些时刻每天都在提醒我成为一名医生的初心。

如今回头再看，那段时光早已变得模糊，只有一段记忆例外。我记得，在某天的闲聊中，首席住院医师之一约翰·马菲没有开启下一个关于疑难杂症的话题，而是为我们宣读了一位刚结束实习期的医生发给他的一封邮件。发邮件的人叫凯文·塞尔比，当时正在瑞士的洛桑接受家庭保健医生训练。

在我们狼吞虎咽午餐时（我还记得那是一个大家一起吃墨西哥卷饼的日子），约翰大声地把这封电子邮件读了出来。一开始，没有人知道约翰为什么要给我们读这封信，直到他读到信的最后。凯文提到的一个古怪而魔幻的现象让整个房间都沉默了下来。凯文在信中说，自他离开美国后，在为期6个月的临床实践里，他开具的处方中没有一次包含阿片类药物。

我和众多同事一样，几乎每隔几个小时就要开具一张含有阿片类药物的处方。我当时的想法是，如果我无法控制患者的疼痛，那么我就没有做好自己的本职工作。全美国的医生（包括我在内）接受的培训都是，帮助疼痛患者的唯一方法就是向他们提供阿片类药物。然而，凯文的描述似乎让这一观念动摇了。

在最近与凯文的一次通话中，我问起他对这件事的看法。"美国医生的目标是'零痛苦'。美国的医疗文化暗示的是，如果一名医生不给患者开阿片类药物，那么他就没有认真对待患者的疼痛问题。"身在瑞士的凯文在电话中如此回忆他在波士顿行医时的经历。

当身处急诊室而非门诊或病房中时，凯文感到的压力更大。"我们得到的指示是，疼痛必须被迅速处置，不能让患者一直处于疼痛之中，而最便捷的方法就是给患者阿片类药物。"

这些做法与他在洛桑执业时的体验大不相同。不过，凯文在当地治疗的慢性疼痛患者却并不比美国少。一些研究表明，美国人患慢性疼痛的概率不比欧洲人高。两种情况的差别在于，欧洲医生接受的训练能让他们用其他方式处置疼痛。[8]

对一名美国住院实习医生来说，不用阿片类药物治疗慢性疼痛简直就像不拿球棒去参加棒球比赛一样。我在许久后才意识到，在这样的比赛中，我们其实从一开始就必败无疑。事实上，我此前学到的有关疼痛和阿片类药物的全部知识几乎都是错误的。

据估计，1895 年，有 30 万美国人对大部分由医生开具的阿片类药物成瘾。这与 19 世纪初的情况相比发生了很大变化。那时的成瘾者大多是抽鸦片的中国移民劳工。到了 19 世纪末，西尔斯邮购公司①（Sears）会在商品目录中刊登皮下注射器广告，而其使用者主要是来自中上阶层的白人女性。对阿片类药物滥用的担忧开始在美国境内蔓延。[9]

1908 年，当时的总统西奥多·罗斯福（Theodore Roosevelt）任命汉密尔顿·赖特（Hamilton Wright）博士为鸦片调查委员会委员。赖特是一名医生，生于俄亥俄州的克利夫

---

① 创建于 1886 年，出售手表、珠宝等小件商品，于 1900 年跃居美国零售业销售额首位。——编者注

兰，曾到访印度、中国、马来西亚等许多国家。这些经历使他目睹了世界各地滥用鸦片现象的危害，激发了他抵制鸦片的强烈愿望。在接受任命的同一年，他对《纽约时报》的记者表示，成千上万的人沦为"鸦片的奴隶，其中白人约占 5/6"。1909 年，《禁止吸食鸦片法》（The Smoking Opium Exclusion Act）得到通过，对持有、进口和吸食鸦片下达了禁令，不过"药用"鸦片不受该法案限制，因此得以继续泛滥。1911 年，赖特在接受"灰色女士"①的采访时称，"与世界各国相比，美国是人均消费成瘾药物最多的国家。在这个国度，作为对人性毒害最深的药物，鸦片受到的限制远比在任何其他国家受到的少"。[10]

被誉为"鸦片医生"的赖特也被称为"一场世界范围内的反鸦片运动的重要领导者"之一。他严厉谴责了自己的同行们在这场"瘟疫"的传播中起到的作用，"美国医生在治疗中肆无忌惮地使用（鸦片），是制造无穷无尽'毒品恶魔'的罪魁祸首……美国医生有胡乱开具阿片类药物的习惯。无论患者是否需要，无论是否有必须使用阿片类药物的理由，他们始终不断开着这类处方"。[11]

赖特代表美国出访世界各地的经历赋予了他更多元化的视角。一些人早就意识到，美国鸦片问题的核心不在于吸食鸦片本身，而在于阿片类药物的滥用。赖特正是其中之一。

---

① 美国人对《纽约时报》的戏称，因其风格较为严肃。——编者注

"与鸦片斗争的历史从诡异的角度佐证了我们所有国民对自身错误视而不见的问题，"他对《纽约时报》表示，"凸显了我们的这样一种倾向：总是能准确地看到别人的错误，却从来无法察觉自身的问题。"[12]

赖特的努力推动了美国当局立法对鸦片进行监管，不但在极大程度上限制了鸦片的进口和应用，而且成功地遏制了通过医生处方获得此类药物的势头。在 20 世纪的大多数时间里，医生们几乎停止了向患者提供阿片类药物的做法。诊疗行为的变化伴随着一系列将药物滥用行为入罪化的举措，并最终以理查德·尼克松（Richard Nixon）总统建立美国缉毒局（Drug Enforcement Agency）并"向毒品宣战"为高潮。不过，据知情人士透露，这场"战争"的主要目标并不是打击毒品，而是控制少数族裔人群和打击政治对手。"1968 年尼克松的竞选阵营和之后由其入主的白宫有两个敌人：反战的左派和黑人，""水门事件"①（Watergate scandal）的同谋者之一约翰·埃立希曼（John Ehrlichman）在 1994 年接受《哈泼斯杂志》（*Harper's Magazine*）采访时表示，"我们知道不能给反战者或黑人贴上非法标签，但如果让公众把嬉皮士②

---

① 在 1972 年的总统大选期间，为取得民主党内部竞选策略相关情报，以共和党尼克松竞选班子的首席安全问题顾问詹姆斯·麦科德为首的 5 人潜入位于华盛顿水门大厦的民主党全国委员会办公室，在安装窃听器并偷拍有关文件时当场被捕。在此事影响下，尼克松于 1974 年 8 月 8 日宣布于次日辞职，从而成为美国历史上首位因丑闻辞职的总统。——编者注

② 反战者的重要组成部分，以公社式和流浪的生活方式来反抗传统的年轻自由主义人士。——编者注

和大麻、黑人和海洛因两两联系起来，然后再将大麻和海洛因相关行为定义为严重的罪行，我们就可以打击这两类群体。我们可以逮捕他们的领袖，搜查他们的住所，驱散他们的集会，日复一日地在晚间新闻里抨击他们。我们是不是在有关毒品的问题上故意撒谎了？当然是。"

以法律手段严厉打击阿片类药物相关的违法行为，以及在临床医疗中停止使用此类药物，是美国当局对 19 世纪末鸦片泛滥问题的两大回应。医疗政策这一次摆动到了天平的另一端，意味着医院里无数处于垂死边缘的患者只能在得不到干预的情况下忍受剧痛。

这样的问题需要被彻底纠正，但施加的力道最好和缓一些。

西塞莉·桑德斯生于一个富有但并不幸福的英国家庭。她的家族住在配有网球场和大草坪的豪宅里，但她母亲却把她交给另一个女人抚养，后来又出于嫉妒心把她从养母那里接了回去。在读书时期，桑德斯一直比同龄的其他女孩高很多，因此她总感到无法融入集体。她从小就梦想成为一名护士，但她父亲认为这个职业对她而言过于低微。桑德斯最终考入了牛津大学，但在第二次世界大战爆发后，她在伦敦入伍，成为一名随军护士。她回忆道："我在人生中第一次觉得自己找到了正确的位置。"和许多参与呼吁缓解疼痛的运动的杰出人士一样，桑德斯的热情也来自她的个人经历。慢性疼痛让她的生活受到困扰，于是她不得不接受了背部手术。在战争结束后，桑德斯重新回到牛津大学，并在毕业后成了一名社会工作者。[13]

在担任社工期间，桑德斯与一名垂死的中年男人陷入了一场狂热的柏拉图之恋。40多岁的戴维·塔斯玛（David Tasma）是一名波兰犹太人。他逃离了华沙的犹太人居住区，孤身一人来到英国。由于所患癌症已发展到无法接受手术治疗的阶段，他只能躺在医院里等待死亡。桑德斯说："我们一起讨论过，一定有某个地方比这个忙乱的外科病房更适合他休息。我们想找到这样一个地方：它不仅有助于更好地控制他的病情，而且在某种程度上可以令他找回自我。"[14]

临终前，戴维·塔斯玛对桑德斯说："我会成为你住处的一扇窗。"[15]

他的遗言促使桑德斯踏上了一条新的道路，将彻底改变我们对患者，尤其是临终患者的护理方式。33岁时，桑德斯考入了医学院。在她工作过的一些医院里，医护人员对待患者的方式很不人道，对身患不治之症的病人则更加冷酷无情。桑德斯在她的著作中写道："在生命即将结束时，许多患者觉得被他们的医生抛弃了。"[16]

为了更好地理解疼痛管理，1958年从医学院毕业后，桑德斯参加了一个由修女开设的慈善机构资助的研究基金项目。这个项目主要收容那些预计存活期不超过3个月的临终患者，其中大多数是癌症患者。桑德斯的患者中只有10%活过了 3 个月，70% 的主诉是疼痛。在这个项目进行期间，桑德斯提出了一些新理念，而它们将革命性地改变针对绝症患者的疼痛管理方式。比起被动等待患者请求获得止痛药，桑德斯提倡按计划给药，以预防过度疼痛现象。桑德斯的首选药物是海洛因。这一整套给药方式源自桑德斯提出的一种新的医学概念 —— 整体疼痛（total pain）。

桑德斯经常引用她的患者辛森女士的故事来解释这个概念。每当桑德斯询问辛森女士的疼痛感受时，她总是回答说："大夫，最开始是后背疼，但我现在浑身上下都难受。"[17]

在桑德斯看来，她的许多患者在生命即将终结时感受到的痛苦不仅仅是一种生理感觉。相反，它是"生理、情感、社会和精神等因素的总和"。"患者的总体体验包括焦虑、抑郁、恐惧、对即将丧亲的家人们的担忧以及时常出现的一种在此刻的处境中寻找意义的需求。他们需要找到某些可以信赖的、更深层次的真相。"[18]

为了控制整体疼痛，桑德斯提倡采取一种极权主义式的疗法。"持续的疼痛需要得到持续的控制。"她在 1963 年的一篇颇具影响力的论文中写道，"在临终阶段，这意味着定期给药。"[19]

桑德斯提出的疼痛管理方法是革命性的，而她提倡使用强效阿片类药物的做法与传统医学理念背道而驰。受 20 世纪初席卷美国的那场阿片类药物风暴的影响，美国医生在给药时变得过度谨慎，只有处于极度痛苦中的患者才能获得此类药物。然而，就算在能开具此类药物的情况下，美国的医生们不是只开很小的剂量，就是拖延到药物几乎已对剧痛无效的时候。桑德斯彻底扭转了这一局面。

桑德斯有一句名言："世界上没有不可控的疼痛，只有不可控的医生。"[20]

桑德斯致力于用不懈的努力消除医生们对提供阿片类药物的恐惧心理。"患者可能确实在生理上对药物有依赖，但即使就存活期最长的患者的情况而言，耐受性和成瘾性也不是我们需要考虑的问题。"[21]

接下来，桑德斯建立了全世界第一家临终关怀医院，让许多极其痛苦的绝症患者可以在那里舒适地度过最后时光。作为提倡姑息疗法（palliative care）的第一人，桑德斯建立的这一新医学分支的目的是提升重症患者的生活质量。她因此被英国伊丽莎白女王授予爵士头衔。

西塞莉·桑德斯同样是我个人的榜样之一。她向医学这个由科技支配的领域里注入了它急需的人性。就算她始终强调有必要借助药物来抑制疼痛，她也清楚，疼痛绝不是一种单一维度的体验。"精神上的痛苦可能是所有疼痛中最不易控制的。"她写道，解决之道不一定是更大剂量的药物，对一些患者而言，"最迫切的需求是一个聆听者。"[22]

对桑德斯来说，医生提供阿片类药物等同于向面前的患者表达关爱。她呼吁现代医学要更趋于人性化，尤其是在面对濒临死亡的患者之时。这个世界听到了她的呼吁，而她带来的影响延续至今。当一名记者在采访中问桑德斯希望以怎样的方式死去时，她回答说："每个人都希望自己迅速死去，但我希望自己可以死于癌症，因为这样我才有时间说完我的对不起、谢谢你和再见。"[23]

桑德斯最终实现了自己的愿望。她于 2005 年因乳腺癌在她一手建立的临终关怀机构里离开人世。

桑德斯的精神遗产迄今仍在许多领域发挥影响。作为一名虔诚的天主教徒，桑德斯非常抵制"死亡权利运动"（right-to-die movement）。她认为，如果她能帮患者实现零疼痛，那么人们就不会如此渴望获得对自身死亡方式的自主权。"要从一开始就用麻醉剂来预防疼痛，"她写道，"而不要等疼痛出现后再试图控制它。"[24]

然而，她面对的一个问题是，吗啡和海洛因等阿片类药物的药效消失得非常快，而复发的疼痛通常会比上一次更剧烈。因此，桑德斯联系了不久前刚被一家美国集团收购的英国公司纳普制药（Napp Pharmaceuticals），让她的研究助理为这家公司提供了研发长效吗啡药物的思路。这一款新研发的每天只需给药两次的镇痛剂，后来被命名为"美施康定"（MS Contin）。[25]

需要特别强调的是，桑德斯的治疗方法只适用于那些寿命只剩短短几天或几个月的患者的疼痛管理。整体疼痛这一概念虽然有助于社会对疼痛进行更全面的思考，但桑德斯从未对如何处置非临终患者的整体疼痛提过建议。可是，对纳普制药这样的商业公司来说，临终关怀这种性质的工作无法帮它们赚到足够多的钱。它们希望将客户群扩展到一个更大、更有利可图的群体——慢性疼痛患者中。它们的理想目标是像治疗临终患者那样处置常规疾病，即将桑德斯治疗临终患者的整体疼痛的方案用于病情发展阶段不同的所有患者身上。

美施康定是一款成功的药物，但在制造商看来，它的缺陷在于名称中与吗啡的关联。鉴于其英文名称中的"M"代表吗啡，而许多医生不愿给仍有较长存活期的患者提供吗啡类药物，纳普制药公司对与吗啡功效接近的早期产品羟考酮（Oxycodone）进行了"升级换代"，将令人生疑的"M"换成了"Oxy"，推出了长效的奥施康定。

纳普制药公司正是普渡制药公司的子公司。

西塞莉·桑德斯怀着对濒死之人的爱意、同情与慈悲，在现代医学领域发起了一场运动。由萨克勒家族掌管的普渡制药公司窃取了这一运动的成果，将其转化为唯利是图的商业策略。

桑德斯在管理棘手的临终期疼痛中表现出的博爱精神，被后来者照搬形式，发展为管理所有类型疼痛的医疗章程。桑德斯的目标是把患者当成有血有肉的人来对待。制药公司的目标却是让患者成为其产品的消费者，而对滥用药物的风险视而不见。这些公司成功地用桑德斯人性中的圣洁光辉掩盖了自己的真实意图。

普渡制药公司不仅试图改变医生处置疼痛的方式，还想将整个制药业改造成它希望中的样子。在这一过程中，它获得了大量帮助，其中大部分来自医生们。的确有许多医生以帮患者消除病痛为己任，但另一些却甘愿沦为穿着白大褂运毒的骡子。

在得克萨斯州的达拉斯完成儿科医生的专科训练之后，我的姐姐戈哈尔进入俄亥俄州的一所乡村医院工作。她最常接触到的新生儿问题之一是阿片类药物戒断综合征。这些新生儿的母亲都是滥用麻醉剂的瘾君子。她清晰地记得，有一次，她接诊了一个出生第二天就需要戒断"鳄鱼"（krokodil）的婴儿。"鳄鱼"是一种自制毒品，其英文名称源于俄语中的"鳄鱼"一词，主要成分通常为被碾碎的可待因①（codeine）和油漆稀释剂、汽油等家用化学制剂。由于酸性极强，"鳄鱼"被称作"食肉毒品"，会对肌肉和软组织造成损伤，其使用者更常死于无法治愈的感染而非药物过量。"这个婴儿的母亲往腿上注射这种毒品，"戈哈尔告诉我，"她腿上的溃疡渗着脓液。"

"我们不能让她进育婴医院，因为她处于活动性感染阶段。"戈哈尔说，声音中有一丝苦涩的味道。

美国新生儿中的阿片类药物戒断问题已经泛滥成灾。几乎每 100 个在美国出生的婴儿中，就有 1 个会出现此类问题。也

① 一种含鸦片成分的止痛镇咳药。——译者注

就是说，美国 2016 年以后出生的婴儿中，有近 3.2 万个要接受戒除阿片类药物的治疗。这个问题在生于乡村地区的婴儿中更普遍。例如，在西弗吉尼亚州，每 20 个婴儿中就有 1 个患有新生儿戒断综合征（neonatal abstinence syndrome）。其症状包括震颤、呼吸急促、打喷嚏、腹泻、不停哭闹、易怒，甚至可能出现癫痫或死亡。如果婴儿出现严重的戒断症状，可能是因为他们的母亲使用过海洛因或芬太尼，那么不幸的是，治疗这些孩子所需的药物正是最初让他们患病的那些毒品。[26]

戈哈尔负责的那个需要戒断"鳄鱼"的婴儿的母亲因为腿部感染而被医院收治，但她罔顾医生的建议，自作主张地离开了医院。几天后，这名女性的一个亲属打电话告知育婴医院，她已死于药物过量。

"这些孩子只是运气不好。"戈哈尔说。在包括戈哈尔工作地在内的美国许多地区，阿片类药物的泛滥已使社会救助体系不堪重负。"我们找不到足够的寄养家庭来接收这些婴儿。"

对许许多多与戈哈尔所述中的婴儿有着相似命运的孩子，萨克勒家族负有直接责任。这个家族的发迹始于亚瑟（Arthur）、莫蒂默（Mortimer）和雷蒙德（Raymond）三兄弟。他们出身于纽约布鲁克林的一个经营街角小杂货店的欧洲移民家庭。三兄弟都接受过精神科医生的专科训练。[27]

三兄弟中最年长的亚瑟于 1987 年去世。彼时，奥施康定尚未被研发出来，但它的成功在一定程度上离不开亚瑟为其打下的基础。

在 20 世纪初，制药业的掌舵者是一些推销"万金油"的骗子。市场被自诩拥有"专利药物"的制造商垄断，而这些所谓的药物不但含有未被披露的成分，还自称包治百病。"神经藻胶"（Neuralgine）就是其中之一。这种药物据称可以迅速缓解一切类型的疼痛，在杂志广告中自我标榜为"最了不起的止痛药"。这一类专利药物的广告收入几乎占到了报纸全部广告收入的一半。[28]

在这种形势下，为了提高药物成分的透明度和产品的标准化水平，查尔斯·辉瑞（Charles Pfizer）和艾利·礼来（Eli Lilly）等化学家纷纷成立小型制药公司。一时间，数百家此类企业如雨后春笋般涌现，不过其中大多数只有很小的规模，在第二次世界大战爆发之前只能勉强维持运营。美国政府当时迫切需要扩大史上第一种真正意义上的畅销药——青霉素的产能，因此与 15 家美国制药公司签订了大批量生产青霉素的合同。美国政府的大笔资金投入推动了制药业朝寡头垄断的方向发展，导致上述 15 家制药公司的利润占到了整个行业利润的 90%。在第二次世界大战爆发前 20 年，制药业还根本不存在，但到了战后，它却一跃成为美国利润最丰厚的产业，并在 20 世纪余下的时间里始终保持着这一优势。[29]

美国政府渐渐增强了对这个新兴的垄断产业的干预，例如试图减少大众自行买药服用的情况。许多药物只能通过医生开具的处方获得，而阿片类药物就是最早的处方药之一。

由于不能再直接向患者售药，制药业只能专注向医生售药，于是这意味着营销方式需要作出转变。想从这一转变中获利的人不但要熟悉药物本身及其适合的营销手段，还必须深谙医生与患者的心理。

还在纽约大学医学院读书时，亚瑟·萨克勒就在一家广告公司兼职做过文字编辑。1942年，在获得学位短短几年后，亚瑟便加入了仅有4名成员的威廉·道格拉斯·麦克亚当斯广告公司（William Douglas McAdams advertising agency），专攻正在快速发展的医药广告领域。1949年，亚瑟积累了足够多的财富，买下了这家公司。

亚瑟对人性与现代金融生态有着超乎常人的认识。事实证明，虽然医生们一向自诩理性，但他们和其他人一样容易受到广告的影响。亚瑟把医学期刊当作一种向医生们推销药物的工具。这是一个非常聪明的策略。医学刊物上登载的广告不受美国联邦贸易委员会（Federal Trade Commission）的监管，因为医生被看作一个有能力对药物疗效进行客观评估的群体。但实际上，在医学刊物上登广告的每一美元投入，都可以获得比以其他形式投放医药广告更高的回报。1958年，美国制药业在医学刊物上发布了总计近40亿页的广告，而医药销售代表给医生和药剂师们打的电话总计不过2000万通。[30]

安定（Valium）的推广是亚瑟早年最成功的营销案例之一。他成功地将其打造为抗焦虑药物的著名品牌，使其成为制药史上第一种销售额达到10亿美元水平的爆款。它也是世界上第一种患者可以直接到药房购买而不必偷偷去暗巷交易的精神类药品。此类药品营销手法最大的成功之处在于，它将患者转变为消费者，把按时服药和过量开药打造成了一种新的生活方式。

1932年，英国作家阿道司·赫胥黎（Aldous Huxley）出版了小说《美丽新世界》（*Brave New World*）。赫胥黎在书中描绘了一个反乌托邦式的未来世界。那里的独裁者用一种被称为"索玛"（soma）的特制药操控了人类的所有情绪与感受。索玛并不针对特定的患者或疾病，但它可以缓解所有症状，能让每个服用者的感觉变得更好。索玛是改变个人现实的一件工具，赋予了人们"一个远离现实的假日"。赫胥黎写道："在过去，你只能通过不懈的努力和多年的艰苦德育来达成一些成就。但现在，你只需吞下两三粒小药片，一切就都实现了。"

赫胥黎的幻想小说精准地预测了日后的趋势。在第二次世界大战期间得到巨大发展的抗生素，最初主要被用于治疗或预防伤口感染，但当战争宣告结束，一批又一批的美国大兵返回家乡后，除了要面对身体的残缺，他们还需要弥合内心深处的精神创伤。

很快，精神疾病诊疗机构里就挤满了患有精神分裂等重度疾病的男男女女，位于纽约皇后区的克里德莫尔精神病治疗中心（Creedmoor Psychiatric Center）就是其中之一。亚瑟·萨克勒曾在那里接受训练，并于 1949 年至 1954 年负责克里德莫尔精神生物学研究所（Creedmoor Institute for Psychobiological Studies）的运营。萨克勒三兄弟都曾在这家研究所工作。

和那个时代的常用处置方法一样，克里德莫尔的医生们也会用镣铐、麻醉药品、阉割术和脑叶切除手术来控制患者，试图约束他们偏离常规的精神世界。人们需要一种治疗严重精神错乱的药物，但如果不能面向公众销售，它就无法发挥其应有的作用。

在为辉瑞制药公司销售抗生素产品时，亚瑟策划了随每期《美国医学会杂志》（*Journal of the American Medical Association*）附赠辉瑞产品推广手册的方案。他还创办了一份面向医生的免费报纸《医学论坛》（*Medical Tribune*）。这份报纸的发行量高达数十万份，极大地促进了新药的推广，并因为散播帮助制药公司牟利的误导性信息而臭名昭著。它曾发布一则标题为《低效仿制药令精神分裂患者"发疯"》的虚假报道，试图用一家医疗机构在放任其患者采用较便宜的抗精神病仿制药后"彻底失控"的故事来制造恐慌，阻止医生们采用所有仿制药。亚瑟手下的一家公司在推广辉瑞制药公司生产的氯磺丙脲（Diabinese）的广告中宣称，这种药物"几乎没有副作用"，但实际上有 27% 的患者在服药后产生了严重的毒副反应。[31]

亚瑟·萨克勒的商业帝国丑闻缠身。他名下的 MD 出版公司（MD Publications）曾向美国食品药品监督管理局（Food and Drug Administration）抗生素部门的负责人亨利·韦尔奇（Henry Welch）行贿数十万美元，以换取他对某些药品的支持。丑闻披露后，韦尔奇在公众的强烈抗议下引咎辞职。[32]

　　制药公司的"宣传教育"还有另一层更为险恶的用心：让医生们对前来就诊的患者进行粗暴的概括和归类，促使他们不加深思就作出诊断。安定的广告中就一遍又一遍地反复呈现"神经质的单身女性、身心俱疲的中产阶级母亲、精疲力竭的职场女性和敏感易怒的更年期女性"等不堪重负的女性形象。由于医生们在毕业后很少参与高水准的前沿科研，在获取医疗手段的更新消息时严重依赖广告和营销推广，在安定的营销手法的影响下，他们更倾向于通过刻板印象来审视患者，而不再把他们视为活生生的个体。为了进一步强化以医生为对象的营销策略，亚瑟还创建了艾美仕市场研究公司（IMS Health）。这是一家收集医生处方数据的公司，能鉴别出哪些人是辉瑞制药公司的一份备忘录中声称的"容易被捕获的猎物"。[33]

　　至此，亚瑟的影响力已延伸到医疗生态体系的每一个角落。安定的成功营销案例足以证明他在这一领域内的主导地位。从 1968 年到 1981 年，安定一直是世界上销量第一的处方药，仅在 1978 年一年就售出了 20 亿片。甚至，它还在西方文艺界掀起了一股热潮。滚石乐队（The Rolling Stones）为它创作了一首《妈妈的小帮手》（*Mother's Little Helper*）。

在美国，通过定期服药安抚焦躁的神经已成为一种全民性的习惯——美国人也为此付出了巨大的代价。作为那个时代红遍全美的明星，伊丽莎白·泰勒[①]（Elizabeth Taylor，1932—2011）和"猫王"埃尔维斯·普雷斯利[②]（Elvis Presley，1935—1977）都对安定成瘾。据报道，目前每年有超过1200万美国人在滥用地西泮（即安定）。[34]

亚瑟·萨克勒"发明了医药广告这一加速的车轮"。它一路碾压过沿途所有障碍，甚至包括人类本身——通过将患者定义为消费者，[35] 它蒙蔽了美国大众。

"值得指明的是，安定是最早被大规模用于基本健康的人群的精神活性药物之一。"科普作家罗宾·马兰茨·赫尼格（Robin Marantz Henig）在 2012 年为《纽约时报》撰写的一篇文章中称，"这不禁让人们好奇到底何谓'正常'。"

医药广告商借助现代工业社会催生无节制欲望的浪潮，建立起旨在不断推动大众发现新需求的营销策略。制药公司不再致力于研发新药，而是专心通过营销手段引导人们发掘新的渴望。仅仅治愈心脏病或癌症是远远不够的。制药业正在复制《美丽新世界》一书中描绘的乌托邦式美梦，怂恿人类奢望着从此以后能永远摆脱无聊、压力、粗心、悲伤、哀愁，当然，还有疼痛。[36]

美国和新西兰是当前世界上仅有的两个允许制药商直

---

① 出生于英国的美国著名女演员。——编者注
② 美国摇滚乐男歌手。——编者注

接向消费者投放广告的国家。这些制药商的营销文案非常有效，以至于在其长期作用下，美国人对安慰剂的药物反应都得到了提升，而其他国家的这项指标在同样的时间段内并没有出现变化。受这种持续营销轰炸的影响，一个美国人在吃下一粒药时，无论药品成分为何，他或她对缓解疼痛的期望值都高于其他国家的居民。[37]

更重要的是，对药品的营销让公众心目中"健康状态"的范畴进一步变窄。人要伤心到什么程度才会变成重性抑郁障碍（major depressive disorder）？普通的担忧和广泛性焦虑障碍（generalized anxiety disorder）的界线又在哪里？注意力不集中是否就意味着患有注意力缺陷多动障碍（attention deficit hyperactivity disorder）？疼痛又是怎么变成慢性疼痛的？

尽管亚瑟·萨克勒一生中成功地规避了许多监管措施，但他还是引起了一名以打击黑手党为己任的参议员埃斯蒂斯·基福弗（Estes Kefauver）的关注。基福弗是田纳西州的一名杰出的民主党参议员，在出任参议院调查州际商务领域有组织犯罪特别委员会（Senate Special Committee to Investigate Organized Crime in Interstate Commerce）的主席后，他因为让黑手党头目弗兰克·科斯特洛①（Frank Costello，

①　绰号"总理""地下总理"，是美国历史上最有权势的黑手党头目之一。他控制下的赌博业覆盖了美国各地，而且他本人拥有很大的政治影响力。——译者注

1891—1973）在面向全美的电视直播上出庭作证而被大众熟知。从某种程度上说，基福弗关注的这两个议题——黑手党与制药业——确实有一些诡异的相似点。此外，作为1952年民主党的总统候选人，基福弗是当时仅有的3位反对在学校内恢复种族隔离政策的南方参议员之一。

在推动了整治黑手党活动的法案之后，基福弗将注意力转向制药业，发现了这个飞速成长中的行业的悖论："制药业的特殊在于买药的人（患者）不负责进货，而负责进货的人（医生）却不买药。"听证会持续了近两年时间。基福弗的团队最初关注的是药品的成本，随后却将焦点转向了一个当时几乎无人注意到的现象：美国缺乏一套针对上市药品疗效的反馈机制。那时，美国食品药品监督管理局还无权要求制药商提供某种药品的有效性证明。此外，虽然美国食品药品监督管理局想扩大自身的权限，但可悲的是，它的努力遭到了全美最大的医生游说组织——美国医学会的强烈反对。美国医学会之所以对此事持反对态度，一定程度上是因为基福弗主张限制医药广告，而医药广告迄今仍是医学期刊的一项重要收入来源。

在重重阻力之下，1962年，约翰·F. 肯尼迪（John F. Kennedy）总统还是决定通过并签署了《联邦食品、药品和化妆品法案》（Federal Food, Drug, and Cosmetic Act）的《基福弗-哈里斯修正案》（Kefauver Harris Amendment）。该修正案增加了要求制药商提供待审核药品有效性证明的条款，更重要的是，也对制药商在营销时使用的文案进行了限制。

正是在这些听证会上，基福弗与亚瑟·萨克勒产生了交集。当亚瑟被传唤去参议院作证时，基福弗还不能一举击垮这个对手，不过他手下一名工作人员准备的备忘录已精确无误地勾勒出亚瑟一手建立的庞大的拜占庭帝国式组织的轮廓：

> 萨克勒帝国建立了一体化程度极高的商业运作模式。它可以：（1）由其药品开发公司研发并生产新药；（2）对该药品进行临床试验，并从与该企业有关联的多所医院获得肯定该药品疗效的报告；（3）形成广告构思并提出宣传新药的具体文案，在它控制下的医学刊物上刊登临床报告和广告；（4）撰写文章并将其投向面向大众的报纸和杂志。[38]

这份备忘录本应唤起人们的警觉，但它并未得到应得的关注。备忘录中提到的四点可谓普渡和其他制药公司诱导全世界对其产品成瘾的四大支柱性策略。

2016 年末，我在杜克大学医学中心（Duke University Hospital）接受培训时，美国国家公共广播电台（NPR）富有传奇色彩的主持人黛安·雷姆（Diane Rehm）邀请我在她的节目上讨论我所支持的医师协助死亡（physician-assisted death）方案。她还邀请了一位资历比我老得多的医生作为辩论的反方。谈话刚开始时，这位医生小声地对我说："我真希望我当年是在杜克而不是达特茅斯大学教书，尽管我现在是达特茅斯的荣誉退休教授。"他这话说得居高临下，暗示我还不够格跟他对话。在他眼中，我持有的立场不过是"一种受训阶段的医生中常见的、经常需要我们去纠正的无谓担忧"。

我们在节目即将结束时谈到了吗啡。这位医生斩钉截铁地说："只要以正确的方式使用它，而不是打算用它来结束生命，吗啡和其他止痛药都是绝对安全的，可以被用来缓解痛苦。"我表示，在输液时调高吗啡的剂量有可能导致患者呼吸停止，但他打断了我。

"那不是真的，"他插话说，"事情绝不是那样的。"

就在 2016 年，这位医生再三向我强调吗啡"绝对安全"的那一年，共有 42249 名美国人死于阿片类药物过量。[39]

他接着又以上帝般自信的口吻说："我们有能力缓解所有类型的生理疼痛。"

医学界走过一个轮回，又回到了 19 世纪末时的原点。不知何故，我们又一次开始相信，阿片类药物是解决疼痛的济世良方。这个完全不符合事实且站不住脚的立场不仅得到了那些收受制药公司贿赂、医德败坏的医生的支持，还蛊惑了许多富有同情心、有着良好初衷的医生，其中不乏我的老师和精神导师。

　　就在西塞莉·桑德斯发起临终关怀革命之前，当濒临死亡的患者需要阿片类药物时，医生们还沉浸在本不该有的犹疑中。然而，到了 2016 年，美国医生在一年内开出了 2.14 亿张阿片类药物处方，相当于平均每 100 名美国人能得到 67 张处方，而其中只有一小部分人是处于临终期的患者。在情况最严重的几个州，阿片类药物处方的数量甚至超过了当地的人口数。据报道，仅在 2016 年这一年，就有 1150 万美国人不当地使用了阿片类处方药。[40]

　　这些处方中的绝大多数是为没有患癌症的慢性疼痛患者开具的，但数十年来的相关研究得出的结论是，阿片类药物对慢性非癌性疼痛几乎没有任何作用。一项最新的随机实验的结果显示，和用对乙酰氨基酚①（acetaminophen）和布洛芬②（ibuprofen）等药物镇痛的退伍军人相比，用阿片类药物治疗中度至重度慢性背痛和关节疼痛的退伍军人会产生更强烈的痛感。有证据表明，阿片类药物非但不能改善慢性疼痛，反而会使其加重。[41]

　　原因是什么呢？研究表明，阿片类药物会降低患者的疼

---

①　一种非甾体类抗炎药，旧译"扑热息痛"，可用于退热，也可用于缓解轻至中度疼痛，如头痛、肌肉痛、关节痛、神经痛、痛经、癌痛和术后疼痛等。——译者注

②　一种非甾体类抗炎药，通过抑制环氧化酶，减少前列腺素的合成，产生镇痛、抗炎作用。可用于退热，也可用于缓解轻至中度疼痛，如头痛、关节痛、偏头痛、牙痛、肌肉痛、神经痛、痛经等。——译者注

痛阈值，使他们对任何刺激都变得更敏感。患者还有可能出现阿片类药物引起的痛觉过敏（hyperalgesia），即随着服用的阿片类药物剂量越来越高，痛感变得越来越强烈的现象。阿片类药物对许多因受伤、手术或不幸患上癌症而忍受急性疼痛的患者而言的确是一种福音，然而，不分情况地用它来治疗背痛、膝关节炎等慢性疼痛，也许算得上是医学史上最严重的错误。[42]

一天下午，我在我的家庭医生诊室里接待了一位初次见面的患者。这位女士只有在生机勃勃的春夏两季才住在波士顿，一到寒冷的冬季就会飞往温暖的佛罗里达州。她来找我，是因为想在波士顿找到一名熟悉她情况的家庭医生。我简单问了问她上次做巴氏涂片①的时间，以及她是否做过胆固醇和糖尿病相关检查。一切看起来都很好。当问诊快要结束时，这位女士告诉我，她想让我开一些羟考酮。

"你为什么要服羟考酮？"我问。

"哦，是因为背痛。"

我让她拿出处方。于是她找出了一张写有潦草字迹的纸，是佛罗里达一家疼痛诊所给她开的处方。

"我在那儿看了10多年病。"她告诉我。

我向这位女士解释说，我很乐意给她开药，但希望先跟她在佛罗里达看病的诊所联系一下，确认她需要服用羟考酮

———————————

① 从女性宫颈部取少量细胞样本放在显微镜下观察和诊断的一种检查方法，主要用于宫颈癌的筛查。——译者注

的原因。

电话接通后，那边的工作人员表示，这位女士是他们的老患者了。我请对方将她 10 多年来的诊疗记录用传真发给我。当传真机嘎吱嘎吱地吐出第一页纸时，我看到上面列出了一些基本信息，如患者的名字、出生日期、背痛症状以及开具羟考酮的处方。我本以为传真机会吐出一大摞文件。我无法想象 10 多年的诊疗记录会有多厚。就算它长达数百页，我也不会惊讶。然而，关于这名患者，我收到的病历就只有那薄薄的一页。

我打电话告诉对方传来的文件可能有误时，他们的回应令我震惊不已——这一页纸就是这位女士的全部病历。

在那一刻，我终于明白，我刚刚接触到的是美国腐败的医疗体系中最黑暗的角落之一——"黑药作坊"（pill mill）。

只有在将医学与道德规范结合之后，医生才称得上一种职业。当患者走进诊所，请完全陌生的医护人员提供一种自己完全不了解的药物时，患者必须确信，医护人员这样做只有一种动机，那就是为自己的最大利益着想。这份信任是医疗体系得以运转的关键。

医护人员不仅要有乐于助人的天性，还要通过严苛的训练来获得一种精准的直觉——永远不能让过度疲惫、沮丧和压力过大的消极因素妨碍自己作出最合乎道德、考虑最周全的决定。

假如一名医生成立诊所的初衷就是用看似清白的前台操

作掩盖地下毒品交易行为，将一袋又一袋的麻醉剂和兴奋剂卖给成千上万的患者，会发生什么事呢？谁该为他们给无数人的生活带去的苦难负责？

黑药作坊的出现仅仅是现代美国医疗道德规范崩塌的表现之一。这种崩塌绝不是被动的。医学实践中以往的伦理体系必然是在被某些人有意摧毁后才被新建立的医疗–工业综合体取代的。美国的制药公司在 20 世纪不但人为创造出崇尚过度医疗的社会文化，更成功地将全部医疗体系改造为一个巨大的制药工厂。

《医疗的报应：对健康的剥夺》的作者、满腔怒火的社会批评家伊凡·伊里奇被抛诸脑后。他发出的警告被当作危言耸听。但是，没有人曾像他这样准确地预见到当下的危机。制药公司开发出安定等新型麻醉药品，又将鸦片这种世人皆知有害且易成瘾的陈年毒品改头换面，打造成更强效的海洛因和吗啡。自此以后，制药公司只需要解决一个问题：如何才能骗医生们相信，他们对阿片类药物危害性的全部认知在这些新产品身上已经统统不适用了？

要实现这一点，这个新的医疗–工业综合体必须改写人类对疼痛的全部认知。

第 **7** 章

荆棘冠冕
被劫持的现代医学

在痛苦面前，没有人还能做英雄。

——英国作家乔治·奥威尔（George Orwell）

马特有慢性头痛的问题。为此，他的医生给他开过几乎所有类型的麻醉药品——吗啡、杜冷丁、可待因、羟考酮等。但马特最喜欢的是地劳迪德，化学成分为二氢吗啡酮的阿片类强效药。"我一开始只是像吸食吗啡那样吸食地劳迪德，但耐药性变高以后，我意识到我需要加量了，因为吸食地劳迪德的药效只有注射的一半。"马特在一个瘾君子常用来交流经验的网站上发帖表示，"所以，我去诊所挂了个号。在诊室等医生的时候，我从柜子里偷了一些注射器。然后我回到家中，把自己锁在浴室里，试着弄碎地劳迪德片剂。"

把药片碾碎后，马特将其注入了左臂的静脉中。"被地劳迪德直接击中的感觉太棒了。最初，我感到一股轻微的暖意。它一路蜿蜒着钻进我的大脑，最后在我的脑海里缓缓释放。它充斥我的四肢百骸，流入我的指尖，把我从头到脚包裹住，"他写道，"让我仿佛置身于天堂。"

后来，马特的母亲发现了注射器，没收了其中的大部分，但马特手上还留有一些。由于被反复使用，这些针头已不再锐利。"当我把针头插进去时，它们会刮伤我的血管组织，划破我的皮肤。"

在普通的地劳迪德的药效无法满足马特后，他又去找了医生，于是医生给他开了一种长效的地劳迪德。由于注射量过多，马特的手臂开始变黄。

马特一直在滥用地劳迪德，直到有一天，他的精神崩溃了。"那天我两次割腕，还想用刀捅我弟弟和妈妈。他们报了警。2 名护工和 4 名警察赶到我家，把我拖到了医院。我在医院里大喊着诸如'你们都去死''再他妈来一针就好'这类话。他们给我用了大量的劳拉西泮 ①（lorazepam），让我镇静下来，然后强制我在精神科病房里待了大约 4 天。在那之后，他们给我开了一种低剂量的地劳迪德，但只能在有人监督的情况下服用。"

马特在帖子末尾引用了美国导演格斯·范·桑特（Gus Van Sant）大获好评的电影《迷幻牛郎》（*Drugstore Cowboy*，1989）中的一句台词："大多数人都不会知道自己从这一分钟到下一分钟会有什么样的感受，但瘾君子知道。他们要做的就是看看那些小药瓶上的标签。"

在美国，有无数像马特这样滥用阿片类处方药的人。医生们经常以错误、随意乃至危险的方式开具这一类处方，把患者们暴露在这些药物的诱惑之中。在我妻子生下我们的女儿之后，医生给她开了 30 天用量的羟考酮。但她从来没有去领过这些药，因为她不需要。我们从不允许阿片类药物进入我们的生活。然而，对另一些人来说，阿片类药物已经成为他们形影不离的伙伴。

---

① 缓解焦虑和抑郁症状的药物。——编者注

　　许多阿片类药物成瘾者都会觉得以下经历似曾相识：一个人因为受伤或某种疼痛去急诊室或门诊就医，于是医生开了阿片类药物。一段时间过后，当这个人的耐药性提高，同等剂量的阿片类药物已经无法起效了。在两次给药之间，这个人开始出现强烈的生理和心理戒断症状。阿片类药物实际上会降低患者的疼痛耐受度，因此他们的慢性疼痛会变得更剧烈。为了逃避戒断症状、减轻痛感并突破耐药性的阻碍，患者可能需要服用更多阿片类药物，直至耗尽能获得的全部。

　　到了这一步，无论接下来会发生什么，慢性疼痛患者都处于一种比以前糟糕得多的状况中。医生此刻只会面对两个同样糟糕的选项：要么增加阿片类药物的用量，要么维持现状。无论医生作出怎样的决定，情况只会越来越坏。这时，有些患者可能就会尝试从其他渠道获取阿片类药物了。阿片类药物处方上的任何变化，无论是停止用药还是增加用量，都会提高使用者从向医生转为向药贩求购阿片类药物的可能性。[1]

　　这种转变不仅曾真实地发生在许多人身上，而且进一步反映出阿片类药物泛滥的全过程。耐药性的出现导致用量提高，继而导致戒断反应变得更强，于是患者便会渴望继续加量。不断的恶性循环最终会把患者送到死神面前。另外，当患者对阿片类处方药的需求越来越高，他们会有更大可能转而寻求海洛因和芬太尼等危险性更高的药物。这导致更便宜但效力更强的阿片类药物在美国街头唾手可得，麻醉药品导致的死亡率也随之飙升。[2]

阿片类处方药的泛滥使注射毒品的行为更加普遍。这已经成为美国社会的心腹大患，引发了多重医疗危机。艾滋病和丙型肝炎患者的人数大幅上升，出现威胁生命的心脏感染的人数也在增加。[3]

鸦片之所以会成为人类社会中一再重演的梦魇，根本原因是它确实疗效极佳。在某些急性疼痛，例如腿部骨折、疝气导致肠管破裂或癌症出现骨转移的情况下，阿片类药物可能的确是最有效的止痛手段。

尽管阿片类药物在治疗急性疼痛时效果惊人，但在被用于慢性疼痛时，它不但效果不够理想，甚至有可能导致死亡。

在检测到血液中的阿片类物质时，人体不会将其视为入侵者。你会发现，阿片类物质不仅在人体的镇痛机制中扮演着核心角色，而且很可能正是人类本质的一种体现。

我们都知道，每个人对疼痛的感受都不一样。如果有两个人受了同样的伤，那么其中一个可能会疼痛难忍，另一个却可能没什么感觉。面对同样的身体不适，一个长跑运动员也许可以继续奔跑，而另一个也许根本无法继续。

人类固有的忍受疼痛的能力十分惊人，简直如同一种超能力。这是因为人体可以自行合成阿片类物质。我们每个人体内都含有阿片类物质及其受体。我们用它们来调节的不仅有痛苦，也有快乐。痛苦和快乐的范畴与人在渴望和厌恶之间的摇摆——这类令苏格拉底也感到困扰的问题——在很大程度上反映了人体内源性阿片类物质的平衡与否。

内源性阿片系统的平衡状态是我们当下感觉正常与平静的关键。当人们服用或注射阿片类药物时，这种平衡就被打破了，而且对一些人来说，这种改变是永久性的。

阿片受体广泛分布于人体的神经系统中。实际上，它很可能早在 4.5 亿年前就在脊椎动物身上出现了。1965 年，在帕特里克·沃尔和罗恩·梅尔扎克建立疼痛门控理论时，虽然其理论假设在整体上看是合理的，但他们并不了解自己提出的疼痛传输通路的真正构造。如今，我们已经明确，内源性阿片类物质正是打开这些门的钥匙，而疼痛只有在通过这些门后才能被感知到。[4]

吗啡等阿片类药物的受体是人体内源性阿片系统中最为重要的一种成分。它曾经被称为 μ 受体，近年来被改为MOP。作用于 MOP 的最主要的内生阿片类物质是 β-内啡肽（beta-endorphin）。

中脑[①]的 MOP 在受到刺激后会向脊髓发送信号，在产生疼痛的伤害性信号沿神经系统上行至大脑前将门紧紧关上。这就是阿片类药物生效的基本原理。药物中的活性成分会推动和关闭这些门。伤害性感受无法进入大脑，也就不会被转

---

① 中脑介于间脑与脑桥之间。瞳孔大小、眼球运动均受到中脑的控制。——译者注

化为疼痛。

　　β-内啡肽不仅是人体自然产生的镇痛剂，也是人们在享用美食、做爱或把孩子紧紧搂在怀里时推动幸福感产生的加速器。对现代医学领域内的探索者而言，内啡肽无异于迷宫尽头的一大块奶酪、在跋山涉水后最终站上的峰顶和在锦标赛中一路过关斩将后捧起的奖杯。

　　内源性阿片系统与人体的应激反应机制关系紧密，如同相生相克的阴与阳。认识到二者之间的这种关系，我们才能更好地认识慢性疼痛和阿片类药物生效的原理。

　　在日常用语之中，"压力"显然是一个带有负面色彩的词，但人类这一物种的延续却离不开人体对压力和危机作出反应的能力。当看到捕食者或闻到它的气味时，人类的免疫系统会被皮质醇（cortisol）和去甲肾上腺素（norepinephrine）等激素激活，血压和心率随之上升，注意力也变得高度集中。人体在对抗严重感染时依靠的也是这一套演化得十分精妙的机制。不过，持续的应激反应会导致抑郁症和创伤后应激障碍，以及心脏病、肥胖症和肠易激综合征（irritable bowel syndrome）等许多疾病。因此，在压力源消失后，我们需要熄灭应激反应的火焰，这就到了内源性阿片类物质站出来大显身手的时候。

　　在感应到压力时，人体会产生一种分子。它可被分解为一种应激激素 ACTH 和人体最重要的内源性阿片类物质 β-内啡肽。因此，即使应激反应在加速，内源性阿片类物质仍然可以对它的强度和持续时间进行调节。在压力持续期间生成的内源性阿片类物质会在灾难发生时钝化我们的痛感。正是因此，伤兵才有能力从战场上逃生。一项实验显示，焦虑会降低新手伞兵对疼痛的敏感度，但如果让他们服用一种能阻断阿片类物质作用的药物，敏感度的这种变化就消失了。内源性阿片类物质的作用就是让我们变得感觉迟钝、易于满足。[5]

但是，在现代生活中，慢性疼痛比急性疼痛更常见，压力也是如此。如今人类压力的源头不再是随机出现的捕食者，而是源源不断发来的工作邮件，过去由社群共同承担、现在却全部压在个体肩上的家庭生活责任，以及在全世界愈发紧密的数字化联系下愈发冷漠的人际关系引发的焦虑。持续的压力状态会导致人体不断形成内源性阿片类物质，一方面抑制其抗压效果，另一方面使人们更容易对阿片类药物产生依赖。于是，我们对日常琐碎烦恼的敏感度就会提高。一个内心平静的人意识不到的痛楚，却有可能让一个处于压力状态下的人崩溃。[6]

慢性压力容易导致慢性疼痛，但长期使用阿片类药物会使情况变得更糟。这个结论多少有些令人惊讶。如果内源性阿片类物质对人类自身镇痛能力的形成如此重要的话，那么阿片类处方药在治疗慢性疼痛时不是应该更有效吗？事实上，美国卫生保健研究和质量机构（Agency for Healthcare Research and Quality）近期的一份对 162 项研究的综述显示，对慢性疼痛患者来说，阿片类药物在缓解疼痛和恢复身体机能方面的效果只比安慰剂好一些，而在改善精神健康方面的效果和安慰剂一致。比起对乙酰氨基酚或布洛芬等非阿片类止痛药，它们疗效的优势也并不明显。不仅如此，阿片类药物还存在危害显著和副作用过多的问题。[7]

阿片类药物之所以对慢性疼痛无效，是因为它们的钝化作用过于强大，破坏了人体自身疼痛调节系统的微妙平衡。微量的吗啡或羟考酮等药物就足以令人体自然产生的 β-内啡肽相形见绌。正如得克萨斯州的基础设施无法承受暴风雪的冲击，处方标准的阿片类药物的剂量已远远超出了人体的负荷能力。为了重建平衡，人体只能减少阿片受体的数量，从而弱化药物的影响。正是出于这个原因，随着时间的推移，人体会对阿片类药物产生耐药性，于是为了达到同等的药效，需要摄入更大的剂量。[8]

长期使用阿片类药物还会带来一种更隐秘的危害：人体会因此减少内源性阿片类物质及其他相关化学物质的自然分泌。[9]

在内源性阿片类物质的抑制作用被削弱之后，阿片类药物使用者的应激反应会被放大，而且他们需要花更长时间才能从压力事件中恢复。抑郁与慢性疼痛之间也存在互相增强的作用。抑郁症患者体内的内源性阿片类物质相对较少。这一事实可以解释为什么阿片类药物通常能缓解抑郁症的感受。但是，长期使用阿片类药物会导致人体自身生产的内源性阿片类物质减少，因此会进一步抑制抑郁症患者自身感受快乐的能力，从而使抑郁症状恶化。[10]

　　在认识了内源性阿片类物质的作用机制之后，我们可以看出，生理症状和内心情绪之间联系的密切远远超出了人们一直以来的想象。以内源性阿片类物质为基础，人类才有能力建立社会联系，形成归属感。阿片类处方药取代了我们最强烈的生活体验让我们感受到的情绪，让它的使用者失去了亲身体验这些情绪的能力。一位母亲在抱着自己的孩子时会感受到难以言喻的温暖，在孩子被夺走时会产生深刻的失落感，但吗啡能压制她的这些本能。一条来自朋友或家人的温馨短信可以让我们体验到被关心的幸福感。这也是内源性阿片类物质发挥作用的时刻。而一旦我们使用了具有麻醉效果的镇痛剂，这种体验也将不复存在。[11]

　　患者首次使用阿片类药物时，摆脱一切煎熬的快感将通过血液在身体里四处流淌。多项研究表明，这是一种类似性高潮的快感。阿片类药物可以使疼痛得到缓解，食物变得美味，人际关系更和谐，灵魂感到更幸福；但在药效消退后，随之出现的戒断反应不但会使疼痛变本加厉，还会使食物不再诱人，人际关系变成负担，个人的精神也开始萎靡。一旦我们只能无助地躺着，无法再通过自身机制获得喘息之机，日常生活中的创伤就会发展为灭顶之灾。阿片类药物的戒断反应不仅使我们对疼痛比以往更敏感，还使我们更容易受到负面情绪的困扰。这种现象被称为对精神痛苦的超敏反应（hyperkatifeia）。只有再来一剂阿片类药物才能暂时阻止患者向深渊坠落。[12]

综上所述，我们便可以理解为什么慢性压力会导致慢性疼痛，以及为什么精神状态会影响生理状态了。在一次又一次地经历情绪起伏时，人体一方面要不断地合成应激激素，另一方面也要加大马力生产内源性阿片类物质，以努力恢复体内化学物质的平衡。应激激素的持续升高导致人体要持续生产阿片类物质，其效果几乎等同于长期使用阿片类止痛药的效果：内源性阿片类物质的效果在减弱，而对外部阿片类药物的需求在增加，人体利用自身防御机制对抗日常疼痛的能力被破坏了。因此，生理健康但情绪苦闷的状态最终会演变成生理和情绪双重痛苦的状态。比如，创伤后应激障碍患者这一类有复发性心理创伤体验的个体，更有可能利用阿片类药物来缓解疼痛，并在之后表现出较高的耐药性。而当这些患者增大阿片类药物的剂量后，他们体内的应激激素水平也会激增，以抵消阿片类药物的药效，使他们感受到比以往更强烈的压力。[13]

一旦落入慢性疼痛和慢性压力的魔爪，患者就会被困在一场永远无法被扑灭的大火中——同样炙热的，还有促使现代制药业巨头们追逐利润的心火。不过，仅仅指责制药公司，而不去探究那些迫切渴望逐利的多方力量，未免显得有些短浅。由于适应现代医疗体系核心激励机制的能力最强，普渡制药等公司在整条食物链中处于最顶端。尽管普渡公司最终因大量官司缠身而宣告破产，但是不停虐待与剥削濒死患者的医疗体系却仍在蓬勃发展。

安定的成功告诉制药业，要实现扩张，除了研发针对各种疾病的疗法，还有扩展疾病定义这条途径。想做到这一点不能仅靠营销，制药公司还必须依靠社会运动的力量。这些公司没有从头开始制造运动，而是利用了一场已经酝酿成形的运动。

彼时，西塞莉·桑德斯已经让大众关注到癌症患者在临终期面临的巨大痛苦。她推动了一场旨在免除临终患者的痛苦并使其保持尊严的运动。在桑德斯和其他许多医护人员眼中，这场运动提倡医疗实践向以患者为核心倾斜，为在医疗护理工作中唤起当时迫切需要的同理心创造了机会，可另一些人的思路却完全不同：他们只看到了无限商机。将既有药品重新包装后用于临终患者的治疗，本身便是一种有利可图的模式，但如果将这种激进的治疗手段应用于一个人数更多、生存期更长的群体，让这些患者在更长时期内持续购药，利润将更加可观。

制药业巨头们意识到，如果它们能说服医生们用桑德斯倡导的治疗绝症的方式去治疗肌肉骨骼疼痛患者，它们的市场将得到极大扩张。因此，它们将自身与桑德斯这个现代医学界最受信任的意见领袖挂起钩来——哪怕只是在表面上。

说服医生和护士采用更激进的方法治疗疼痛是一件易事，毕竟只需要唤起大多数临床医生对患者怀有的怜悯之情。大多数医护人员之所以进入这个行业，都是因为希望帮助人们缓解各种病痛。然而，临床培训的一个总体特征是遵循严格量化的原则：医护人员要学习生化药剂的起效机制，掌握神经和肌腱的分布，研究各种医学统计数据。导师要求医学生像研究隐晦难解的宗教典籍那样阅读学术论文。因此，每位临床医生心中都有一句潜台词："拿数据给我看。"

制药公司需要解决的一个问题是，没有任何研究表明阿片类药物对慢性疼痛患者安全和有效。制药公司除了编织谎言，还必须找到一些愿意帮助它们的医生。

1980 年，波士顿医疗中心（Boston Medical Center）的两名研究人员在《新英格兰医学杂志》上发表了一封仅有 5 句的信。他们在一项对近 1.2 万名接受过麻醉药品治疗的住院患者的分析中仅发现了 4 例药物成瘾病例。"我们的结论是，尽管镇痛药物在医院里得到了广泛应用，"他们写道，"但在没有成瘾史的患者之中，成瘾现象是罕见的。"[14]

这句言之凿凿的论断的问题在于，这封信的内容并不足以支撑它。况且，它使用的数据本身也不是为研究成瘾问题而收集的。一段时间之后，这封武断的信件的作者之一表示，他后悔发表它了，因为他现在认为它"对人类健康和医学事业不具备价值"。2017 年，《新英格兰医学杂志》刊登了一份免责声明，并将这封信附在上方。声明称："为了公众健康的利益，敬请读者注意，此封信已成为阿片类药物治疗不易成瘾的证据，被'大量且不加鉴别地引用'。"[15]

只不过，这样的批评迟到了近 40 年。《新英格兰医学杂志》刊登的这封信错误地暗示读者，只有不到 1% 的阿片类药物的使用者会对其成瘾，而这一点成了数十年来制药公司大肆营销的核心卖点。其他医生也开始陆续发表此类证据不够充分的研究。其中一篇论文是由在纽约执业的医生拉塞尔·波特诺伊（Russell Portenoy）和凯瑟琳·弗利（Kathleen Foley）撰写的。[16]

1986 年，波特诺伊和弗利共同发表了他们治疗 38 名非患癌的阿片类药物使用者的经验。他们在报告中声称没有发现一例有副作用，并得出结论："针对非恶性疾病的慢性疼痛时，长期采用阿片类维持治疗是安全而有实效的。"他们引用自己之前的研究，表示："耐药性和生理成瘾不一定会成为病情管理中的障碍。"他们用饮酒作类比，写道："饮酒者中的大多数并不会对酒精成瘾。"[17]

波特诺伊和弗利的这些研究不但在学术界收获了好评，也得到了制药公司的赞赏。波特诺伊因为宣扬阿片类药物的好处而获得了普渡制药等公司提供的大笔资金。《时代周刊》（Time Magazine）将波特诺伊誉为"疼痛之王"。波特诺伊还参与撰写了阿片类药物的临床指南，而普渡制药公司基本将它们当成了销售指南。不过，波特诺伊最近改变了立场，提出了对制药公司不利的证言。他委婉地拒绝了我的采访请求，理由是"一些法律问题尚待解决"。

凯瑟琳·弗利是一位颇具名气的医疗界资深人士，获得过无数奖项，其中就包括由美国癌症协会（American Cancer Society）颁发的"人道主义大奖"。普渡制药公司是她最有力的赞助商之一。这些年来，她发表了一些由该公司资助的研究论文，并多次在演讲中表示支持制药业扩大阿片类药物使用范围。她的意见可以影响普渡制药公司最高管理层的决策。2001年，当新闻媒体率先开始报道奥施康定的危害时，弗利在给理查德·萨克勒的一封电子邮件中写道：

> 　　鉴于贵公司这种药品最近已被媒体定性为毒品问题，我正在考虑一种凝聚制药业所有成员力量的替代策略，希望这些同为止痛药生产商的成员站出来共同发声。我认为你要应对的形势如同走钢丝，因为你代表的是一家制药公司，而来自公司外部的辩护的效果会比较好。如果能剔除其中由你们支持的发声者，效果还会更好……要采取迂回的策略去应对媒体的问题。[18]

普渡制药和其他阿片类药物制造商虚心地接受了这一建议，向支持它们立场的患者权益组织捐赠了数百万美元。由美国国会发表的一份报告指出，2012年至2017年，5家阿片类药物制造商一共向患者权益组织及附属于这些组织的医生支付了1000多万美元，其中近一半资金由普渡公司提供。这份报告得出结论："这些组织发布了弱化阿片类药物成瘾风险、提倡用阿片类药物治疗慢性疼痛的多种指南和政策，为了修改旨在遏制阿片类药物的法律而进行游说活动，还反对追究过量开药的医生和虚假宣传的行业高管的责任。"[19]

普渡制药公司甚至还向凯瑟琳·弗利在实践生物伦理中心（Center for Practical Bioethics）开展的疼痛与姑息治疗讲座捐赠了 150 万美元。该中心位于密苏里州的堪萨斯城，与其他药物制造商也有千丝万缕的联系。[20]

凯瑟琳·弗利曾被视为疼痛运动的领导者，对全球范围内的疼痛管理政策产生了深远的影响。她是曾频繁发布支持制药业的言论、现已解散的美国疼痛协会的前主席。她还参与建立了现已被注销的美国疼痛基金会（American Pain Foundation）。美国众议员凯瑟琳·克拉克（Katherine Clark）和哈尔·罗杰斯（Hal Rogers）在一篇题为《腐化的影响力：普渡制药公司与世界卫生组织》（*Corrupting Influence: Purdue and the World Health Organization*）的报告中将弗利列为影响全球范围阿片类药物相关政策的关键人物之一。[21]

随着舆论压力的持续上升，制药公司的这些学术界代言人又把针对制药公司的指责转移给了阿片类药物泛滥问题的受害者——患者。

根据已被披露的法庭文档，理查德·萨克勒在反驳针对奥施康定滥用现象的批评时采用的核心策略是将矛头引向受害者，而不是令这些患者死亡的药品。一位知情者在电子邮件中写道："滥用者死亡了，但这是他们个人选择的结果，我认为没有哪个人不知道其中的风险。"而理查德在回复中写道："滥用者不是受害的一方，是施害的一方。"[22]

理查德·萨克勒是在私下表达这种观点的，而弗利却是公开宣扬它的。美国食品药品监督管理局曾提出一项倡议，要求阿片类药物制造商在提交新阿片类药物审核前制定风险评估与缓解策略（Risk Evaluation and Mitigation Strategy，REMS），包括对接受阿片类药物治疗的患者进行追踪记录（用于监测药品的副作用），以及向临床医生普及有关药品疗效与风险的知识。弗利公开批评了该标准："REMS 使两个群体——癌症患者和药品滥用者——的利益互相对立，而且很可能无法保证规避服药转化为滥用的风险，却会使数百万名患者遭遇污名化。"在美国食品药品监督管理局的一个专家小组会议上，弗利提出的观点与普渡制药公司的一致——将奥施康定等药品用于非法目的是一项犯罪问题，而不是医疗问题。[23]

我给凯瑟琳·弗利发过邮件，请求采访她，但从未收到她的回复。

普渡制药公司从根本上改变了现代疼痛运动，使其成为帮助自己销售产品的工具。它的做法非常成功。20 世纪 90 年代初，在奥施康定刚刚面市之际，疼痛终于被认定为人类的第五生命体征。许多医生可能并不知道自己在这盘大棋中充当了卒子的事实，不过一封被揭秘的电子邮件表明，理查德·萨克勒十分清楚自己的钱被用在了什么地方。他写道：

"我们的目标是从现在开始更紧密地保持和这些（疼痛）组织的联系。要让它们配合我们的扩张任务，同时确保我们产品的命运始终与疼痛运动的发展息息相关。"²⁴

疼痛运动一路高歌猛进，侵蚀了它触及的一切，然后遇到了一座防止患者受到不安全疗法的危害而设立的关卡。美国食品药品监督管理局，这个机构在美国历史上留下了许多丰功伟业，但这一次，它不但在这场人为制造的运动中泥足深陷，而且助推了这场全国性灾难的发生。

那天下午，在波士顿一个阳光明媚的房间里，我像往常一样参加午餐聚会，手上满是我至今仍很想念的墨西哥卷饼的酱汁，听首席住院医师宣读了那封邮件。也是从那一天起，我和我的同伴们开始意识到，自己学到的处置疼痛的方法从头到尾都是错误的。

过去，医生处置疼痛的方式是在患者受伤后才对其进行药物治疗，比如在患者扭伤后背或肩膀后让他们通过吃药来缓解疼痛。然而，我们这一代医学生得到的教导却是，对慢性疼痛患者要采取另一套方法。我们要做的是不间断地主动抑制疼痛，而不是被动地等待患者在痛感加剧后请求获得更多阿片类药物。我们要做的是定时为慢性疼痛患者提供奥施康定或美施康定之类名称中带"康定"（contin）字眼的药物。

在全世界顶尖的医学院，在毫无警觉心的情况下，我们被一流的导师和医生们灌输了这些精心编造的谎言。

　　这样的谎言之一就是假性成瘾（pseudoaddiction）。1989年，两名医生公布了一个个案。该患者在接受吗啡治疗之后表现出了通常仅在阿片类药物成瘾者身上出现的行为。他们将假性成瘾定义为"一种以模仿成瘾的行为症状为特征的医源性综合征"，认为对假性成瘾患者的正确处置方法是给予他们更多阿片类药物。也就是说，就算医生担心自己的患者对某种麻醉药物成瘾，只要存在假性成瘾的可能性，他们就该给患者提供更多这种药。假性成瘾的概念从未接受过正规实验的检验，但它还是成了医学教程中的标准概念，在相关文献中被引用多达数百次。这个"在疼痛管理课程中时常被提及的重要教学概念"的两位发明者之一戴维·哈多克斯（David Haddox），后来进入普渡制药公司，出任高层管理职位。[25]

　　事实证明，普渡制药公司有能力影响美国最有影响力的公共卫生机构之一——美国食品药品监督管理局。这一机构之所以被创立，是为了防止危险化学品进入美国人的食品橱和药箱。在历史上，美国食品药品监督管理局中曾出现弗朗西斯·奥尔德姆·凯尔西（Frances Oldham Kelsey）这样的道德楷模。她阻止了导致胎儿畸形的沙利度胺（thalidomide）获批进入美国。多亏了凯尔西对职责的坚守，美国的母亲和孩子们才得以逃过这种危险药品的毒害。

　　当美国食品药品监督管理局于1995年批准奥施康定上市时，每一张奥施康定的处方上都附有一页说明书，上面写着这样一行字："奥施康定片剂的缓释性可以降低药物滥用的可能性。"这行字在根本上决定，奥施康定对其成瘾性比其他任何麻醉药物都低的宣传获得了法律上的通行证，从而为奥施康定的成功添了一把柴，堪称阿片类药物泛滥的助推器之一。

在奥施康定获批之前，出于对其成瘾性的合理担心，医生们在使用阿片类药物时一直相当谨慎。奥施康定本质上与廉价的阿片类旧药羟考酮成分一致，而羟考酮与吗啡或海洛因的成分很接近。不过，奥施康定片剂的表面加了一层特殊涂层，因此起效时间更长也更慢，药效持续时间比羟考酮多几个小时。基于这一点，尽管无法提供任何数据或有效测试，普渡制药公司仍宣称这款新产品比以往更安全、成瘾性更弱。

奥施康定相对不易成瘾的声明，最终瓦解了医患双方数十年来对阿片类药物风险的防范心理。然而，使用者只需碾碎药片，就可以轻松破坏奥施康定的涂层。那么，负责逐字审查药品说明的美国食品药品监督管理局，为什么会允许这样一行字出现在说明书上？

根据已被披露的法院文书，在奥施康定 1994 年的第一份说明书草稿中，普渡制药公司还没有加入这行有关成瘾倾向的声明。1995 年 8 月，该公司将一个经过修订的版本寄给美国食品药品监督管理局后，说明书便开始附上这段文字。[26]

美国食品药品监督管理局的前医学专员柯蒂斯·莱特（Curtis Wright）负责主持奥施康定的审查工作。他在作证时称他不记得是谁撰写了这段声明，但表示"这份说明书对此类别药物作出了极其缺乏说服力的声明"。在离开美国食品药品监督管理局的第三年，莱特加入了普渡制药公司。另一位参与奥施康定审批工作的管理局官员道格拉斯·克雷默（Douglas Kramer）也入职了这家公司。[27]

奥施康定的说明书在 2001 年得到了修订。尽管有关成瘾倾向的这句话被删掉了，却有更多的谎言被添加进来。奥施康定被批准用于"需要在较长时间里每天 24 小时持续镇痛的中度或重度疼痛"。但有大量证据表明，患者在两次给药之间出现了强烈的戒断症状，以至于一位药理学家将奥施康定称为"绝佳的成瘾处方"。用美国食品药品监督管理局前局长戴维·凯斯勒（David Kessler）的话说，该机构不止一次，而是两次亲手将"空白支票"送到了普渡公司手上，任其填写。[28]

在阿片类药物不断摧残美国人的健康时，甚至在其内部专家的反对声音中，美国食品药品监督管理局持续批准了一些更强效的镇痛剂。它不再是一个值得公众信任的机构，而已经蜕变成一个弥天大谎的传声筒。[29]

在攸关生命的时刻，美国医疗体系背叛了正承受疼痛折磨的美国人，将他们打包出卖给一心只想牟利的阿片类药物制造商。医生们无视病情差异，一味给慢性疼痛患者提供危险且无效的药物，并在他们对其上瘾或用药过量时给他们贴上"吸毒者"的标签。

最终让公众开始关注阿片类药物泛滥现象的不是医生

（他们是同谋），不是学术界（他们是仆从），更不是监管者（他们是推动者）或政治家（他们已被收买），而是裹尸袋。

2021 年春天，我终于等到期盼已久的假期，驱车和一位朋友前往马萨诸塞州的科德角度假。作为曾经共事的住院医师，一路上，我们一边饱览着海岸沿线新英格兰小镇的田园风光，一边追忆着过去的培训时光。作为两名医生，我们聊天的话题自然地转向了彼此的工作。

我朋友在刚成为家庭医生后不久接手了一位慢性背痛患者。这位患者正在服用奥施康定，当时还没有表现出任何临床上的典型成瘾行为。他从来不会提前服完开出的药量，也从未打电话轰炸诊所，要求开更多药。

可每次就诊时，他都反映疼痛没能得到缓解。于是，我朋友增加了他的药量。然后隔几个月再去复诊时，疼痛又会变得无法控制。一方面，患者自己要求加量；另一方面，我朋友也担心疼痛继续发展，于是他只好继续加大给药量。

后来，这位患者移居到了加利福尼亚。当地的医生对他服用这样高剂量的阿片类药物感到震惊，不愿按原处方给他开具如此大量的奥施康定。在医生尝试减少药量的过程中，这名患者开始用海洛因代替奥施康定。不久后，他死于药物过量。

我的朋友一边开车一边讲完了这个故事，愧疚之心溢于言表。如果他没有增加药量，患者可能会一直感到疼痛并继续出现戒断反应。但是，当他选择加大药量后，患者的戒断反应和疼痛变得更严重了。

这个故事恰恰是阿片类药物泛滥现状的缩影。当数百万沉迷于阿片类处方药的美国人让毒瘾像病毒一样在社会上传播时，海洛因和芬太尼等合成阿片类药物在美国街头也变得随处可见。它们有着比普通阿片类药物更强的药效，价格也更便宜，而且越来越容易买到。

阿片类药物的致死人数在 2017 年至 2019 年间一度变得稳定，每年平均约有 4.7 万人，但在新冠肺炎疫情期间，该数字再次大幅跃升。阿片类药物处方量明显下降的部分原因是医生们对止痛药危险性的认识的提升，但许多使用者因此转而通过非法渠道购买药物。此外，疫情引起的经济衰退、大规模失业、无家可归和社交隔离现象都在为阿片类药物的再度泛滥推波助澜。[30]

在致病率和死亡率之外，阿片类药物的最大缺陷是它们无法解决我们希望它们解决的关键问题——慢性疼痛。美国消耗的阿片类药物比地球上任何其他国家的都多，但美国的慢性疼痛发生率似乎与可参照的国家并无差别。更糟糕的是，就算阿片类药物的使用量持续上升，美国的慢性疼痛发生率仍然没有变化。

阿片类药物还引起了慢性疼痛患者与医生之间的战争。尽管临床数据显示，阿片类药物对慢性疼痛没有作用，但许多患者坚持认为，阿片类药物是唯一能缓解疼痛的干预措施。而且，现实中的确有一些慢性疼痛患者从这些药物中得到了安慰。许多使用阿片类药物的患者感到自己只是得了病，却像犯了罪一样：看病的过程仿佛审讯，每个行动都会受到盘查，幸好医生们没有搬出测谎仪，也没有一群穿西装的人躲在单向玻璃后面窃窃私语。

阿片类药物的过量使用让医生们陷入了尴尬的境地。尽管医生们逐渐认识到，阿片类药物对大多数慢性疼痛患者既无效也不安全，但他们已经为数百万名患者开具了此类药物。这些患者能获得短暂的轻松，但紧接着就要面对强烈的戒断反应和快速增强的耐药性和依赖性。这些人深陷在由疼痛和阿片类药物构成的漩涡中无力自拔。由于身体的内源性阿片类系统被彻底扰乱，这些慢性疼痛患者往往看不到任何希望。

疼痛素来是一种主观感受，是每个人自身的体验。科学家们夜以继日地工作，希望能设计出实验方法，从而找到一种评估疼痛强度的"客观"手段，但这些努力是注定要失败的。如果有一天，人们找到了评估疼痛的客观方法，那么悲伤、快乐、愤怒和狂喜是否也能被量化呢？当下的痛苦是由过去的经验塑造的，而且将影响我们今后对痛苦的感受。孩提时代受到的情感创伤，无论是失去所爱的人，经历父母离异，遭遇家庭暴力，忍饥挨饿，父母有一方入狱，还是与精神病患者或药物滥用者共同生活过，都会提高一个人在成年后出现慢性疼痛的概率。事实上，上述童年消极经历中的任何一种都会将个体在成年后患慢性疼痛的概率提高 60%。如果经历过其中 4 种或更多，那么患慢性疼痛的概率会翻两番。[31]

每个人都在书写自己的人生故事，而身体也在记录它的经历。过去的经历影响着它现在的感受，而它的现在又决定了它的未来。通常情况下，皮肤和骨骼能使用的唯一语言就是疼痛。

我们的身体小心翼翼地维持着内部酸与碱、压力与亢奋等各种平衡。在阿片类药物介入之后，人体的自我平衡机制不仅会受到干扰，而且会被彻底摧毁。阿片类药物夺走了一个人管理自身疼痛的能力，同时也夺走了这个人的忧虑、恐惧、快乐和欲望。有些人可以重新建立体内的平衡状态，前提是他们能彻底摆脱阿片类药物，承受戒断反应的折磨并抵抗药瘾的诱惑。但另一些人再也不会有这样的机会了。

疼痛的私人特质如同递给医生的一封请柬，使他们进驻患者的内心世界，用另一双眼睛和耳朵去见证，用属于另一个人的心灵和思想去感受。医生虽然身处一个过度依赖科技的职业领域，在评估疼痛时却应该使用自己最原始的工具——最人性化的感官。

大致浏览一下医学史或在医院病房中随意走走，你不难发现，疼痛管理方面的实践暴露了人类最致命的偏见。施加伤害是用来展示权力的一件最古老的工具。在评估疼痛时，人与人之间权力的不平等得到了最赤裸的表现。

第 **8** 章

弱者之苦
疼痛的不平等与煎熬的走向

　　最折磨我的，正是把我和所有活着和曾经活过
的人联结在一起的那些事。

　　　　　　　——美国非裔作家詹姆斯·鲍德温（James Baldwin）

医生是一群不完美的人。他们很容易失去耐心，他们接受的训练不讲团队合作，而且他们痛恨被人指挥。换句话说，医生不过是一群普通人。刚开始从事这一职业时，我坚信在患者需要医生的帮助时，医生绝不会因为身份、职业或外表歧视他们。

事实并非如此。医生和护士与他们所在的社群和患者一样，也会带上偏见。在治疗疼痛患者时，这一类偏见表现得格外明显。

一项非常简单的研究证实了这一点。人类肠道这座道路漫长而坑坑洼洼的迷宫中有一段小小的突起，如同从高速公路上伸出一条小巷。这个死胡同就是阑尾，一个谁都不知道有什么用的器官。有的假说认为，阑尾可能是储存人体内各种益生菌的仓库。但一般来说，阑尾只有在快穿孔时才会引起人们的注意。

阑尾在发炎后会变得肿胀。如果置之不理，阑尾穿孔后，漏出的污物会对腹部的无菌环境造成感染。这种情况是致命的，但幸运的是并不常见。为什么？因为阑尾发炎导致的疼痛可能是许多人一生中经历过的最剧烈的疼痛。急性疼痛是一种有意义的疼痛，可以将患者的注意力集中到引发疼痛的问题上，以免情况继续恶化。这也正是为什么在让患者赶来看急诊的腹痛中，急性阑尾炎是最常见的一个原因。在大多数情况下，治疗方法很简单，只需要切除出问题的阑尾就可以。不过，在患者进手术室之前，医生通常建议先用药物控制他们的疼痛，让他们好受一些。

我已经在前文中写过，疼痛是一种复杂的体验。因此，医生往往不清楚镇痛剂效果如何，尤其是在无法确定病因或用药疗程时。有相当多疾病只能得到笼统和主观的诊断。但急性阑尾炎却非常容易得到确诊：它是一种常见、伴有剧烈疼痛、容易得到"客观"诊断的疾病。

然而，根据一项在美国国内开展的针对 100 万名因急性阑尾炎来看急诊的儿童的研究，在治疗中能获得阿片类止痛药的黑人儿童大约只有白人儿童的 1/5。这不是因为黑人儿童的疼痛感比较轻，更与他们的年龄、性别、病情严重程度和社会保险类别无关。患急性阑尾炎的黑人儿童比白人儿童使用止痛药少得多的唯一原因，似乎仅仅是他们的肤色。[1]

有趣的是，医生给白人或黑人儿童开对乙酰氨基酚或布洛芬等非阿片类止痛药的处方次数大致相同。该研究的作者认为，医生选择开非阿片类止痛药还是阿片类药物，在根本上取决于他对患者的信赖程度："只有当医生更信任患者时，他们才会给患者开阿片类药物。"在现代临床医学背景下，尤其当疼痛表现为急性时，开具阿片类药物的行为往往代表着医生对患者的同情心，是对患者病痛的承认。那么，医生为什么不信任表现出痛苦的黑人儿童呢？

　　疼痛及其相关治疗向来是一种展示权力的过程。权力不但一直存在于施加疼痛的过程中，还体现在承认疼痛的行为中。有钱有势者的疼痛总是比穷人的疼痛更重要。在蛮横的警官和即将窒息的黑人①之间，在医生和因疼痛而蜷缩成一团的患者之间，当个体之间存在着权力的失衡时，对疼痛的承认乃至最终缓解疼痛的措施也会存在失衡。

　　此外，源于帝国主义、种族主义和性别歧视的那些令人厌恶的偏见也早已深深地渗透到人们对疼痛生理机制的认识中。披上生物力学看似中立的外衣后，散播仇恨的意识形态摇身一变，成了令人尊重的医学理念。基础疼痛科学用虚伪的合法性包装好带有偏见的理论，重塑了大众对人类疼痛机制的文化观念。疼痛被认定为一个纯机械的过程，被强行与它的文化和历史影响割裂。这样一来，当最易受伤害的弱势人群遭遇疼痛时，他们的苦难也更容易受到误解。

　　我们不得不接受这样一个丑陋而令人尴尬的事实：种族主义和性别歧视不但仍然在美国街头和职场上大行其道，还在急诊室、门诊、实验室和病房里延续着。从政治层面上说，疼痛或许比其他任何疾病都更能彰显历史的黑暗面。

　　疼痛对人类行为的影响根深蒂固，有可能早在人类社会出现之前就已存在。"原始人已经发现了疼痛的惩罚作用。"

---

① 指 2020 年 5 月美国警察暴力执法致黑人乔治·弗洛伊德死亡的事件。——译者注

乔治·斯科特（George Scott）在《体罚史》（*The History of Corporal Punishment*，2013）中写道，"这或许是原始人最早的发现之一。在感受到疼痛时，他们意识到，它在大脑里留下了持久的印记。与其他印记相比，这个印记持续得更久，也更清晰。"

疼痛的应用在文明社会中被制度化，变成将公众圈禁在规定范围内的一种手段。对犯罪或违反社会规范的行为的惩罚，通常是通过施加肉体痛苦来实现的。在犹太教、基督教、伊斯兰教以及其他一些宗教的律法中，用金属棒或鞭子抽打身体是一种重要的刑罚。信众可能因为各式各样的违规行为，如污言辱骂、在公众场合与配偶发生性关系、在值勤时打瞌睡以及无法偿还债务等，被处以当众鞭刑的惩罚。疼痛不但成为对犯罪的处罚方法，还被用来恐吓此类处罚的见证者，以警示他们要遵纪守法。[2]

在历史上，宗教组织经常利用对疼痛的恐惧在信众中树立权威和打击对手。宗教利用痛苦的形象影响人类行为的一个最源远流长的例子便是被钉在十字架上的耶稣像。《旧约·箴言》第13章第24节称，体罚是为人父母的核心原则："不忍用杖打儿子的，是恨恶他；疼爱儿子的，随时管教。"

文艺复兴之后，宗教对西方国家的影响力逐渐变弱，但接替宗教组织的世俗权力机构急迫地吸纳了肉体惩罚这一手段，并为之披上了法律的外衣。在《人类理解论》（*An Essay Concerning Human Understanding*）中，英国哲学家约翰·洛克（John Locke）写道："在驱使我们工作这方面，疼痛具有与快乐同等的效力和作用。"从英格兰到俄罗斯，欧洲各地的法院都允许对犯下不同罪行的犯人施加肉体折磨。至少到19 世纪，以维护军纪为目的的鞭笞在英美陆军和美国海军中都还很常见。尽管鞭刑在如今世界上的大多数国家都是非法的，但在一些国家，它仍然是常见的刑罚手段。[3]

作为一种历史上常见的显示权力的方式，施加疼痛在法庭上也是被用来辨别证词真伪的基本手段，直到近代才被废除。

在中世纪的欧洲，通过严刑拷打得出的口供绝不会成为执法者的污点，反而被尊为"证据之王"。古希腊人奉行一种类似的被称为"巴萨诺斯"（basanos）的做法。巴萨诺斯原本是一种用来检验黄金纯度的深色石头。在与黄金摩擦后，这种石头上会留下特殊的印迹。由于古希腊人相信肉体刑罚可以检验证词的真实性，巴萨诺斯就成了这种做法的代名词。德摩斯梯尼（Demosthenes）等古希腊思想家认为，在肉体疼痛的压力下获得的证词代表未经污染的真相。德摩斯梯尼还表示"肉体刑罚是取得证词的一切方法中最可靠的"，尤其适用于奴隶，因为"没有一个奴隶在受刑后还会被控提供虚假证词之罪"。[4]

肉体刑罚还帮助古希腊人在男性群体中建立起等级制度。"肉体刑罚突出并巩固了社会中自由人与奴隶的严格界线，"医学史学家乔瓦尼·马约（Giovanni Maio）写道，"因此，肉体刑罚是一种'界标'，在自由公民不可侵犯的贵体和奴隶无价值的身体之间画出了一道明确的线。"亚里士多德（Aristotle）认为，肉体刑罚之所以在从奴隶口中获取证词时特别有效，是因为奴隶的主人可以根据理性来决定应该揭露还是隐瞒真相，但奴隶不具备这种能力，于是在受刑时总是会被迫吐露实情。[5]

在中世纪的欧洲，法院在缺乏其他证据时为逼供而对犯人施以肉体刑罚的做法如此常见，甚至传播到了传统中视酷刑为禁忌的文化中。肉体刑罚之所以如此普遍和深入人心，是因为无论是施加还是承受疼痛的行为都与道德观念完全无关。在那个时代，疼痛是一种宇宙之力，是与内住的圣灵产生联系的关键。圣人和罪人都可以通过它获得救赎。所以，在中世纪的欧洲人眼中，肉体刑罚既有助于罪人在内心感受上帝的力量，也有利于其获得救赎。[6]

在人类历史上的大部分时间里，疼痛都不是一种令人反感并要不惜一切代价避免的感受，而是一种类似精神净化的超验性（transcendent）体验。人们不但鞭笞别人，也经常鞭笞自己，并将其纳入宗教仪式的范畴。在某些宗教派别，如伊斯兰教的什叶派中，信众用鞭子和刀片进行的自残行为是一种为了与早已逝去的祖先的苦难虔诚相连的尝试。

出于上述原因，历史学家丽莎·西尔弗曼（Lisa Silverman）认为，肉体刑罚在中世纪的欧洲不但被人们接受，而且受到了鼓励。正是在人们开始以更偏医学的视角看待疼痛，即疼痛原本的内涵变得毫无意义之后，社会对肉体刑罚的接受度才有所减弱。而当疼痛逐渐开始引来道德上的指责后，刑罚方式渐渐转化为感官剥夺、化学操控及其他技术手段。[7]

西方医学从科学视角对疼痛的探索或许让当权者渐渐不再将疼痛当作显示权力的合法手段，但在这个过程中，医生们却一直扮演着协助实施肉体刑罚的角色，有些人甚至仍然在这样做。医生经常辅助监控与优化肉体刑罚措施，以确保受刑者不会死亡，刑罚能够继续。在受刑者受伤后，医生还会对他们进行治疗，目的是让他们接受下一轮刑罚。

历史学家乔安娜·伯克（Joanna Bourke）在 2014 年出版的《疼痛的故事》（*The Story of Pain*）中揭示，医生们不但经常纵容这些暴行，还会编造大量偏颇而有害的故事，捏造弱势人群的疼痛体验。

在英国的鼎盛时期，伦敦汇集了来自世界各地的移民，其中许多人于沉默或喧嚣中在医院和疗养院里经受着苦难。据一位英国医科生在 1896 年的记录，"犹太人、土耳其人和异教徒聚集在一个由伤者和病患构成的闹哄哄的群体中"。他的文字折射出一种在那个时代被广泛接受并合法化的视角。无论弱者对疼痛的反应如何，他们始终是下等人。1914年，由于看到一位黑人在受伤后表现得隐忍，北卡罗来纳州的一名外科医生在一份医学杂志上表示，这是因为"黑人能够谦卑地顺应疼痛，其感受力不如有些生来神经就更加精细的人那样敏锐"。[8]

一方面，能感受到轻微的疼痛是所谓"文明人"的标签，理由正如优生学（eugenics）运动的创始人弗朗西斯·高尔顿（Francis Galton）所说，"感受力与智力的发展存在一个大致固定的比例"，而这可以解释为什么"野蛮人可以平静地忍受任何一个文明人都无法忍受的折磨"。幻肢痛研究的先驱塞拉斯·威尔·米切尔捕捉到了这一时代情绪，在1892年的《美国医学会杂志》中写道："在文明化过程中，我们感知煎熬的能力得以增强……野蛮人对疼痛不像我们这样敏感，正如我们在审视劣等生物时会发现，动物似乎也不具备人类那样精准的痛觉。"[9]

另一方面，由于表达疼痛的行为被视为有失尊严，它也成了失德和软弱的标签。一位外科医生在1929年的《英国医学杂志》（British Medical Journal）上写道，犹太人和爱尔兰人"在手术台上最不安分"，还补充称："犹太人大声喊叫，担心如果不能引起所有人的注意，他就会错失某些医疗服务；而爱尔兰人大声呼叫上帝和圣人，还会不停哭泣和呻吟。无论是愉快还是痛苦的情感，这些情绪化的人都不懂得克制。"[10]

虽然欧洲的医生们不曾掩饰他们的偏见，但只有美国的医生们把自己面对疼痛患者时的权力当作武器，通过伪科学为这一新兴殖民地上最令人发指的行径提供了合法性。这段黑暗的历史至今还影响着对疼痛患者的治疗。

美利坚合众国是全世界最强大的国家，但它立国的基础却是人类历史上最应受到谴责的制度之一——奴隶制。19 世纪，当启蒙运动逐渐在欧洲和美国北方传播开来时，奴隶制在通过强制黑人劳动建立起繁荣的农业和工业经济的南方各州依然根深蒂固。随着对奴隶制的批判渐成风潮，南方奴隶主只好从各个角度为其暴行寻找合理化的依据。他们没有费太多力气就得到了医生们的支持。

萨缪尔·卡特赖特（Samuel Cartwright，1793—1863）在学医时师从被称为"美国的希波克拉底"的开国元勋之一本杰明·拉什（Benjamin Rush）。卡特赖特早年就读于宾夕法尼亚大学医学院，又在位于新奥尔良的路易斯安那大学担任"黑人疾病学教授"。卡特赖特是白人至上观念在医学和科学层面的代言人。[11] 在美国内战即将爆发的那几年，卡特赖特关于美国黑人的种族主义理论产生了巨大的影响力。这些理论尽管听上去偏颇又荒谬，却在大西洋两岸收获了不少狂热的受众。卡特赖特这些思想的源头是他的导师拉什。

拉什被誉为"美国精神病学之父"，是当时最具影响力的医生。他不但是《独立宣言》的签署人之一，而且是白人精英阶层中最积极的奴隶制反对者。即便如此，拉什仍然会把美国黑人的生理特征病态化。他确信黑人的肤色是由一种被称为"黑人病"的麻风病导致的，而且认为这属于一种身体残疾。在美国精神病学会上作的一次演讲中，拉什恳切地说："白人不应该凌虐黑人。后者由于身患疾病，应该被赋予双重的人道关怀。"拉什的观点影响了卡特赖特等人。他们认为，使美国黑人皮肤变黑的色素也渗透在"他们全身的黏膜和肌肉里，将其全部体液和大脑本身都染成了黑色"。[12]

拉什提出的一些疾病概念很容易被卡特赖特等公开的种族主义者利用。例如"无序症"（anarchia），一种只有美国公民才会感染的"精神错乱"，是由"对自由的过度热情"引起的。卡特赖特将其改头换面，提出了所谓的"漂泊症"（drapetomania），一种"促使黑人逃避工作"的疾病。他认为"如果白人想要违背神意，试图让黑人摆脱'顺从的仆人'（万能的上帝宣称黑人应该如此）的角色，把他提升到与白人同等的层次或者平等地对待他"，这种疾病就会发作。为了防止这种情况发生，卡特赖特的对策是"鞭打出他们体内的魔鬼"。[13]

为了进一步将黑人非人化，卡特赖特还创造出了"一种迄今未被纳入人类疾病名单的病症"——"感觉迟钝症"（dysaesthesia aethiopica）。他通过这一无中生有的概念表示，"黑人的皮肤在某种程度上说不够敏感"，因此黑人有些类似"自动装置或没有感觉的机器"。卡特赖特声称，感觉迟钝症是一种很常见的病症，在没有"白人来引导和照顾"的自由黑人中尤其常见。令卡特赖特感到沮丧的是，正是这种病症导致黑人"在受惩罚时对疼痛毫无感觉"。[14]

卡特赖特宣扬黑奴对疼痛无感的理论，而应对之策就是更严厉地鞭打他们。卡特赖特多次援引《圣经》来佐证"黑人天生低贱"的观点，并表示许多黑人奴隶受鞭打后产生的伤口实际上只是感觉迟钝症的一种症状。[15]

尽管美国医学界更想忘掉这段历史，但卡特赖特的思想无疑塑造了这个领域的基本形态，而且还将继续产生影响。2016 年，弗吉尼亚大学对普通大众、医学生和住院医师展开了一项调查，以了解有多少人相信黑人与白人之间存在差异的谬论。该项调查显示，58% 的普通大众和超过 40% 的一二年级医学生相信黑人的皮肤更厚。高年级医学生和住院医师中相信这种说法的人数占比较低，但仍有近 1/4 的人抱有这种看法。显然，持此类错误观点的医学生和住院医师不太可能准确地感受到黑人患者的疼痛强度并为他们提供合适的治疗。人们仍在错误地相信黑人和白人所谓的生理差异，说明了在现代美国，萨缪尔·卡特赖特等种族主义者遗留的思想仍在无形中影响着那些走进医院大门的黑人患者。[16]

被轮换到有 8000 名居民的密歇根州的大布兰克的急诊室见习时，冯米·阿基兰德正在医学院读四年级。除了她，急诊室里只有一名非裔医生。阿基兰德是在尼日利亚读完医学院的。这次轮换对她来说是一次十分难得的到美国医院工作的机会。

一天，她在快下班时接诊了一名患者。这名患者两周前从家中的楼梯上摔了下来。他一开始是去其他医院看急诊的。在跌倒的当天，他接受了胸部的 X 射线检查，但医生没有发现任何异常。然而，这位患者的疼痛一直没有缓解。

阿基兰德目睹了一个至今仍令她感到恐惧的场景。

"他真的很难受，而且几乎说不出话。"阿基兰德告诉我，"他的孩子吓坏了，他的妻子也很害怕。"

患者一见到阿基兰德，就喊道："一位黑人医生——感谢上帝！"

"我从来没见过哪个人对我的出现那么感动。"阿基兰德说。

阿基兰德立即意识到，患者的肋骨可能骨折了，并怀疑最初的 X 射线检查没能查出这个问题。X 射线检查向来无法有效地反映肋骨骨折情况，尤其是在伤后不久进行的检查。她要求患者去做一下 CT 扫描。"我不明白为什么这么重要的问题会被忽视。"阿基兰德说。

从那一刻开始，阿基兰德感到自己的角色从治病的医生变成了患者的代言人。在去找她的指导医生之前，她查阅了一个医学知识教育网站 UpToDate，希望能找到对应的诊疗意见来支持她的看法。但让她感到意外的是，指导医生默许了她的做法。

"那时，我有点儿希望自己错了。"阿基兰德对我说。然而，她是对的。那名患者有 3 根肋骨发生了骨折。如果不是因为阿基兰德的出现，任何医疗手段都不能消除他的痛苦。

疼痛和与疼痛相关的失能现象在黑人群体中更为普遍。一般来说，黑人患者的疼痛在治疗中不会得到像白人患者那样的重视。黑人患者在椎间盘突出后接受手术的可能性更小，在术后也很少获得医生开的镇痛剂。医生对黑人患者的差别态度，在开具阿片类处方药时表现得最明显。[17]

美国医疗让人觉得荒诞的一点是，尽管阿片类药物有成瘾风险，但开具这类药物的行为却往往体现了医生与患者之间的信任程度。这些处方表明医生不但相信患者的疼痛是真实的，而且相信他们不会对药物成瘾。它表示患者的正直品性是从医学角度受到认可的，有医生签名和美国食品药品监督管理局的编码为证。在开具阿片类药物时，许多医生对黑人患者缺乏足够的信任。

如果患者的疼痛是骨折等可以通过体格检查或 X 光片发现的问题引起的，医生们在开具阿片类药物处方时不会因患者的种族而区别对待他们。但是，如果疼痛的原因是不能通过体格检查判定的，比如偏头痛、背部和腹部疼痛的情况，相较白人患者，黑人患者接受阿片类药物治疗的可能性就小得多了。美国医疗中的这种倾向的副作用之一是，在 1993 年到 2010 年，白人群体中阿片类处方药的致死率激增，但在黑人群体中却一直基本持平。[18]

黑人群体中阿片类药物的低处方量不仅是医生不信任黑人患者的表现，也是结构性种族主义精心策划的结果。在美国，非法使用药物的人数在黑人和白人群体中的占比大致相等，但黑人因涉毒而入狱的次数是白人的 6～10 倍。为了解决白人社区阿片类处方药泛滥的问题，以"白人毒品战争"为口号的反制行动"为白人打造了一种弱化了惩罚意味的医疗环境。在这里，药物滥用不被视为犯罪，而优先被看作一种生物医学意义上的疾病。白人的社会特权因此得到保护"。[19]

事实上，奥施康定被有意识地定位为一种"白人专用的阿片类药物"，以乡村或城郊的白人聚居区为重点市场展开营销。在费城，一名对奥施康定成瘾的白人青少年告诉记者："很奇怪，在我们这一片，如果其他孩子发现你在吸海洛因，那么你就有毒瘾，你不是好人，甚至是这个世界的垃圾。但如果你吸的是奥施康定，那就没有太大问题了。"[20] 显然，一提到海洛因，美国人总是会联想到在城中的贫民区生活的有色人种。

奥施康定的营销策略在商业上获得了巨大的成功，却也带来了一场公共卫生灾难。"尽管许多阿片类药物是作为非成瘾性镇痛剂乃至阿片类成瘾问题的治疗药物被引入市场的，甚至连海洛因在 1898 年时也是这样的，但没有一种阿片类药物会被持续地当作治疗手段，更无法做到在白人社区里传播。"朱莉·尼德兰（Julie Netherland）和海伦娜·汉森（Helena Hansen）写道，"白人毒品战争为达成目标，阿片类药物制造商为了盈利，都需要推动种族隔离行动，对阿片类药物进行合法与非法、白人与黑人、用于治疗与享乐的市场划分。这些手段有助于驱动需求周期，并会使制药商始终关注生物活性分子和传送载体等最新技术方面有时限的专利。"[21]

奥施康定在黑市上也颇受欢迎，但由于其区别于海洛因的"白人药品"定位，来自执法部门和公众的反对声音要小得多。在获得阿片类处方药的人数迅速上升的同时，因持有海洛因而被捕的人数高达因持有合成阿片类药物而被捕的人数的 6 倍。只有白人才有资格享受将成瘾视为疾病而非犯罪的种种干预措施。舒倍生（Suboxone）是有证据显示可降低阿片类药物使用者死亡风险的少数治疗手段之一，但通过处方获得舒倍生的患者大多是富裕的白人。在以黑人或棕色人种为主的社区，人们很难获得这种药物。[22]

此外，医生给黑人开阿片类药物不如给白人那样频繁的事实不足以解释为什么黑人比白人更常感到疼痛，并更有可能因疼痛而失能。大量研究表明，在许多情境下，包括在实验环境中用针或发热的实验工具进行测试时，黑人对疼痛都比白人更敏感。[23]

许多研究致力于解释为什么黑人在实验室和现实世界中对疼痛刺激更敏感。其中大部分研究都着眼于寻找可以解释这一差异的生理因素。托尔·韦杰（Tor Wager）是达特茅斯学院的神经科学教授，也是寻找黑人大脑中疼痛"热点"的领军者之一。2013 年，他提出了所谓的"神经疼痛标记"（neurologic pain signature），描述了人体在受到由热源产生的疼痛刺激时会在功能性磁共振扫描仪上亮起的大脑活动模式。这一标记与伤害性感受密切相关，是回应伤害性刺激的纯粹的生理反应。[24]

为了研究白人、拉丁裔人群和黑人在疼痛感受上的差异，韦杰招募了这 3 类实验对象，用一件发热的实验工具刺激他们的小臂，同时用功能性磁共振扫描仪监测其大脑活动。韦杰发表在刊物《自然·人类行为》（*Nature Human Behavior*）上的研究文章指出，与感受基本相同的白人或拉丁裔人群相比，黑人对同一温度的感受要痛苦得多。但是，韦杰在与这篇论文的第一作者、他的研究生伊丽莎白·洛辛（Elizabeth Losin）查看受试者的神经疼痛标记时发现，3 个对照组的标记强度大致处于同一水平。这说明不同种族或民族察觉和传递伤害性信号的方式没有本质差异。[25]

然而，在与疼痛感受相关的脑区之外，黑人大脑的另一些脑区比其他人种的更活跃。这些脑区是与情绪调节相关的腹内侧前额叶皮质（ventromedial prefrontal cortex）和伏隔核（nucleus accumbens）。这两个脑区与急性疼痛无关，但在经历持续压力和慢性疼痛的人群的脑中往往表现得更活跃。在对白人或拉丁裔受试者进行刺激时，他们大脑中的这两个区域的亮度并没有黑人那么高。[26]

为解释这一差异，研究人员衡量了 19 个已知与感受到的疼痛强度有关的社会文化因素，包括低收入、压力事件、歧视和过度警觉等。研究人员发现，只有一个因素在疼痛强度与种族的关系中起着作用，那就是受试者与种族歧视相关的体验。事实上，与歧视相关的体验与负责情绪调节和疼痛迁延化的脑区的活跃程度是高度相关的。

在感到被他人歧视之后，个体当然会对身边的人产生疑虑和警惕，尤其是在一个或更多人举着一件发热的实验工具靠近自己时。在感受到歧视后，人们也更有理由担心自己的疼痛得不到关照，自己会受到质疑、不被信任，也会更害怕在被抛弃后只能孤独地忍受痛苦。黑人更有可能将疼痛灾难化的这一研究结论，在一定程度上可以通过社会文化因素来解释。[27]

最后，这项研究还有一个需要注意的变量。这项研究的所有测试工作都是由一位 30 多岁的白人男性研究员完成的。于是，在接下来的实验中，伊丽莎白·洛辛探究了研究员种族的改变是否会影响研究结果。结果显示，如果研究员同为黑人，黑人受试者的痛感会有所减轻，而白人受试者的感受则没有明显变化。[28]

应用功能性磁共振成像技术的研究有一个著名的缺点：此类研究通常很难被复制。另外，许多以疼痛敏感度的种族差异为主题的研究以极少数患者为实验对象，因此结论可能是随机的。不过，实验室中和临床上的相关研究都确认了种族歧视体验与较强烈的痛感之间的关联。[29]

这让阿基兰德和其他黑人医生的作用变得更为重要。阿基兰德认为，自己是"患者与平等的卫生服务之间的桥梁"。她告诉我："我的存在或许就是为了让获得低等医疗服务的患者得到更好的医疗服务。"

在美国，只有大约 5% 的执业医生是黑人，而这一占比在过去几十年里都没有发生太大变化。黑人医生的相对稀缺从根本上影响着他们的行医体验。"当我只想开始美好的一天时，人们却希望我达到卓越的标准。"阿基兰德说，"我不希望整个社群的重担都压在我一个人的肩上。"[30]

阿基兰德既是黑人，又是女性，因此对这种压力的感受格外强烈。性别歧视可以说是疼痛叙事中的另一条线索。疼痛和会带来痛感的疾病在女性群体中极为普遍。在人类历史上，对疼痛的扭曲与漠视一直是性别歧视最经久不衰的表现之一。

2015 年，美国记者特里·格罗斯（Terry Gross）在采访著名的黑人女作家托妮·莫里森（Toni Morrison）时，将话题转向了莫里森日益严重的失能问题。当时莫里森 84 岁，接受了背部手术，但身体情况的改善只维持了大概 8 个月。接受采访时，她只能靠轮椅或助行架活动了。

"你觉得你的身体讨厌你吗？"格罗斯问道。

"我的身体呀，我为你做了多少事情啊，为什么你现在不帮帮我呢？我对你多么好呀！"莫里森说。

"在忍受疼痛袭击的时候，你很难对身体保持平和的心态。"格罗斯说。

"我确实觉得自己在被疼痛袭击。"莫里森笑着回答。

现代医学大大延长了人类的寿命，女性更是这一巨大进步的受益者。19 世纪时，男性和女性的平均寿命都在 45 岁左右，而当代女性的平均寿命要比男性多 5 年。[31]

然而这样一来，女性也会处于失能状态更久，并更有可能受到慢性疼痛问题的困扰。与男性相比，女性更常感受到疼痛，其痛感也更强烈和持久。女性不仅更有可能出现背部、关节和颈部的慢性疼痛，也更有可能患上几乎所有与慢性疼痛相关的疾病，包括偏头痛、纤维肌痛综合征、肠易激综合征和类风湿关节炎。鉴于上述这些大多发生在女性身上的疼痛问题既不能在 X 光片上看出（和骨折一样），也不能靠血液检查发现，它们最终成了所谓的"争议性疾病"，而临床医生往往是提出异议的一方。[32]

慢性疼痛常出现在女性身上的现象还有一个更让人感到惊奇的原因。数十年的实验室研究表明，女性的疼痛阈值比男性低，而且女性对疼痛更敏感。根据大多数研究，无论实验方式是用针扎、用电探针戳刺、暴露在腐蚀性化学物质中、握住发烫的物品或将手浸入冰水，女性感知到的疼痛总是比男性更迅速和剧烈。事实上，一项对 18 项研究的分析表明，女性甚至更有可能在服用安慰剂后感到疼痛。这种差异同样存在于其他物种中：85% 的相关研究表明，雌性啮齿动物比雄性对疼痛更敏感。[33]

社会性别角色、两性生理差异、人类赋予疼痛的意义以及它与人体产生关联的方式，都影响着女性对疼痛的感知以及接受的治疗。在人类可能体验到的一切疼痛中，也许没有什么能像专属于女性的一种 —— 分娩的疼痛那样充满迷思、受到神化甚至带有浓墨重彩的政治意味。

人类的分娩行为要比其他物种困难得多。动物很少在分娩时表现出像人类那么强烈的疼痛，为什么？更大的大脑容量让人类拥有了比大多数动物更发达的智力，但也导致胎儿更难通过母亲的骨盆。自农耕时代以来，富含碳水化合物的饮食可能也让人类的胎儿生长得更大。出于以上种种原因，人类的胎儿脱离子宫需要更长的时间，平均约为 9 个小时，而猿类分娩则仅需 2 个小时。此外，有一些蛛丝马迹表明，智人的分娩死亡率高于更早期的原始人的。[34]

生育对女性而言是一种伤害。不仅如此，由于传说中历史上第一个生育的女性 —— 夏娃背负的原罪，欧洲社会加诸生育的文化内涵进一步加重了它带来的疼痛。

在得知夏娃受到蛇的引诱而吃下禁果后，上帝大发雷霆，"又对女人说：'我必多多加增你怀胎的苦楚，你生产儿女必多受苦楚'"。因此，千百年来，分娩的痛苦一直被视为上帝对女性不顺从的处罚。分娩时撕心裂肺的疼痛要归咎于女性自身。

这种观念并非基督教所独创，但基督教的相关教义与其他主要宗教相比确实更为严苛。举例来说，依据伊斯兰教的经文，亚当和夏娃是一起吃下禁果的。两人祈求上帝的怜悯，并得到了他的宽恕。因此，尽管伊斯兰文化相信分娩时受的苦具有灵性的意义，但从未把缓解分娩疼痛的行为视为犯罪。[35]

分娩行为本身就带有相当大的风险，有超过 1% 的孕妇会在分娩过程中死亡，但基督教在西欧的主导地位决定了剧痛是几乎每一次分娩中必不可少的部分。有痛分娩象征着万物的自然秩序，无痛分娩则是魔鬼干涉下的结果，因此，那些试图缓解分娩痛苦的人往往会被判处死刑以示惩罚。[36]

　　中世纪的一名助产士和"治愈者"艾格尼丝·桑普森（Agnes Sampson）就遭遇了这样无情的审判。1591 年，在苏格兰的爱丁堡，嫁入豪门的贵族之女尤菲米娅·麦克莱恩（Euphemia Maclean）向桑普森求助，希望能轻松地产下腹中的双胞胎。按照桑普森的指示，麦克莱恩在枕头下放置了一块钻孔的石头和几根从死尸身上砍下的手指与脚趾，还在产床下面铺了一件她丈夫的衬衫。她生下了一对健康的双胞胎，但他们却注定要失去母亲的陪伴。桑普森因此事获罪，成为苏格兰首个因施行巫术而被烧死的女性。不久后，麦克莱恩也在爱丁堡被苏格兰国王詹姆斯六世下令处死。[37]

　　尽管协助女性分娩的工作始终是由女性负责的，但男性却专横地控制着女性在生育中的疼痛体验。妇产科课本甚至是由一些从未亲身参与过接生工作的男性编写的。1522 年，德国汉堡的一名求知若渴的妇科医生韦特（Wertt）男扮女装去观摩产妇分娩的过程。他后来因此被烧死在火刑柱上。[38]

　　这样的状况一直持续了千百年，直到被一次具有里程碑意义的女权运动事件改变。这次事件的发生地距我的住处仅有 24 千米。

　　1846 年 10 月 16 日，在麻省总医院（Massachusetts General

Hospital）的一座如今被称为"乙醚大厅"（Ether Dome）的圆顶手术室里，一名年轻画家经由吹嘴吸入乙醚，随后陷入了昏迷。这一切都是由当地的一名牙医威廉·托马斯·莫顿（William Thomas Morton）安排的。接下来，他在这名画家的颈部切开一个小口，切除了长在那里的一个肿瘤。这名患者在手术过程中一动不动，并在苏醒后表示，自己在手术全程中都没有感到疼痛。这就是世界上首例全身麻醉。

只需通过一个简单的操作，以残酷和剧痛著称的外科手术就摇身一变，成为一项以精确化和无菌化为特征的医学实践。对人类迅速增长的逃避死亡与病痛的希望而言，这无疑是一次巨大的飞跃。

麻醉技术受到了人们的欢迎，但它也是对疼痛所谓"神圣性"的一种质疑。上帝赐予我们疼痛，必然有其理由。如果疼痛不再由上苍注定，而变成了一件可有可无的事，被从人类身上消除，会出现怎样的后果呢？然而，即使心存疑虑，世界各国的医生们还是以同样的热情接受了麻醉这一工具。当消息传到欧洲时，一位颇具远见卓识的苏格兰医生想到，可以用它来消除分娩过程中被极度神圣化的疼痛。

在詹姆斯·杨·辛普森（James Young Simpson）降生前，他的母亲已经生下了7个孩子。她在辛普森年仅8岁时就去世了。当辛普森展现出了过人的天资后，他的家人便凑钱将他送进了爱丁堡大学。他最初主修艺术和人文科学，但后来转向了医学。1840年，年仅28岁的辛普森成为一名产科学教授，尽管在不太久远的过去，从事助产工作还是一个可能被判死刑的罪名。辛普森获得的产科与妇科教授职位设立于 1726 年，被许多人视为此领域中最早出现的教职。[39]

辛普森大力推动无痛分娩，猛烈抨击社会赋予疼痛的那些功能性的神圣内涵。他引用古罗马医生盖伦的名言表示："疼痛对忍受它的人而言是毫无意义的。"辛普森的倡议扩宽了医生这一职业的作用和职责。"解除人们的痛苦，"他写道，"就是在拯救他们的生命。"[40]

1847 年，在莫顿于波士顿首次使用乙醚实施麻醉后仅 4 个月，辛普森用这一方法成功地帮助一位骨盆严重变形的妇女生下了处于臀位的胎儿。这是世界上首例经过麻醉的分娩。不过，辛普森对乙醚并不满意，因为它会对肺部产生刺激，而且起效缓慢。为了找到更理想的麻醉剂，辛普森晚上经常在家中用各种化学物质在朋友们身上做试验，希望找到一种让他们陷入昏睡的试剂。直到有一天，他在早上醒来时发现昨晚的客人还在东倒西歪地打瞌睡。辛普森在前一晚给他们吸入的药剂正是氯仿（chloroform）。

1847 年 11 月，距首次尝试用乙醚协助分娩后不过几个月，辛普森为另一名妇女接生。她上一次生产过程持续了 3 天，导致婴儿头部开裂。这一次为了生第二胎，这名妇女成了世界上第一个接受氯仿麻醉的患者。"分娩结束后不久，护士从隔壁房间抱来了她的孩子。"辛普森在病例报告中写道，"我们费了很大的力气才让这位惊讶的母亲相信，分娩过程已经彻底结束，面前的婴儿是她'亲自产下的活生生的孩子'。"[41]

氯仿麻醉像一股春风，吹遍了整个欧洲。当妻子艾玛在分娩过程中喊出"给我氯仿"时，英国博物学家查尔斯·达尔文（Charles Darwin）满足了她的要求。不过，氯仿麻醉最有力的代言人应该是维多利亚女王（Queen Victoria）。1853年，在生第八个孩子利奥波德（Leopold）时，女王吸了近一小时的氯仿，并称其为"天赐的氯仿，令人感到非常轻松、宁静和欣喜"。[42]

也有一些医生反对这场革命。一位美国医生四处宣讲，号称这种干扰"神让我们享受或忍耐的自然与生理之力"的举动过于荒谬。辛普森公开斥责了这些反对者。"再过10年或20年，那些如今最激烈地反对（分娩中麻醉）的人，将对自己曾经如此冷酷的专业立场感到惊讶。他们任由自身的医学偏见扼制与否定了医学与人性的通用准则。"[43]

吗啡等麻醉剂和止痛药在19世纪末的兴起，恰逢如今被我们称为"女权主义第一次浪潮"的社会运动。当美国的大部分女性还在承受"这种男性永远无法体验的苦难带来的古老负担"时，第一次浪潮中的德国女权主义者开始呼吁缓解女性生育的痛苦。然而，要求医生采用"半麻醉"（Twilight Sleep）的呼声对当时的女权运动产生了消极影响。这不仅是因为麻醉剂本身会对身体造成伤害，而且是因为在身处这股汹涌浪潮中的一些人眼中，只有富有、现代化的白人女性的疼痛才值得被关注。[44]

半麻醉使用的药剂由吗啡和东莨菪碱（scopolamine）构成。它不但会使细胞膜逐渐失水，在用于分娩时更严重的后果是导致失忆。1914 年，在两名记者玛格丽特·特蕾西（Marguerite Tracy）和康斯坦斯·柳普（Constance Leupp）前往德国采访并在《麦克卢尔杂志》（*McClure's Magazine*）上介绍过这种疗法之后，它在美国变得家喻户晓。不过，无论在美国还是德国，倡导半麻醉的社会运动中都存在着广泛的阶级歧视，在疼痛评估这一环节尤为明显。该医疗方案的制定者之一、德国医生伯纳德·克勒尼希（Bernard Krönig）认为，半麻醉只适用于"现代女性"，因为"让这些女性承受粗俗女子毫不在意的压力和痛苦是不近人情的"。在《麦克卢尔杂志》题为《无痛分娩》的那篇力作中，特蕾西和柳普大声疾呼："《圣经》加诸女性的原罪'你生产儿女必多受苦楚'，已由现代科学宣告无效。"[45]

这篇文章收获了该杂志历史上最高的阅读量，点燃了公众对这项新技术的狂热，美国半麻醉协会（Twilight Sleep Association）也因此建立。不过，当时的美国医生并不接受这种做法。一名医生谴责称，"为了支持这种令人质疑的助产术，有人把靠不住的论证和牵强附会的暗示强加给美国公众"。半麻醉运动的领导人则反驳称，美国医生们之所以抵制这项技术，只是因为他们不想费力对接受该疗法的女性进行必要的深度监测。[46]

鉴于无法获得美国医学界这一父权体系的支持，半麻醉的倡导者只好另辟蹊径，利用白人至上的思潮来扩大这项技术对美国人的影响。此前有一种论调认为，白人女性正在因恐惧分娩而打消生育的念头。西奥多·罗斯福总统因此在1905 年指出，"一个实施自我灭绝的种族，终将表明它不适宜存续"。缓解分娩疼痛的支持者援引罗斯福这类观点，强调无痛分娩可以提高"白人人口数量"。[47]

倡导半麻醉的运动旨在取代由男性主导的美国医疗体系，而种族净化仅仅是推进该议程的一种手段。然而，这一运动对女性造成了严重打击。半麻醉技术被与推迟分娩、剧烈头痛和短暂的精神错乱联系在一起，因此产妇不得不在帆布制的笼状病床 ① 里生产。1915 年，半麻醉最著名的倡导者之一弗朗西丝·卡莫迪（Francis Carmody）死于分娩时的大出血。男性医生根据半麻醉的这些并发症辩称，相较女性，他们才是最适合管理女性身体的人选。生育中的女性再一次被疼痛逼得无法喘息。[48]

直到 20 世纪中叶，随着硬膜外麻醉技术的发明，情况才发生了新变化。医生们发现，向脊髓硬膜外腔注入麻醉剂可以消除分娩时的疼痛。这项技术在初期不免要经历一段摸索

---

① 这种病床是第一次世界大战期间由芝加哥一位有名的助产士伯莎·范·胡森（Bertha Van Hoosen）发明的，以解决部分女性在分娩时出现歇斯底里的问题。——译者注

（最初采用的麻醉剂是可卡因），但它逐渐变得相当安全，连现代疼痛学的创始人约翰·博尼卡也在妻子分娩时为她实施了硬膜外麻醉。接受此类麻醉的产妇不会在分娩时失去意识，也就不会失去对身体的控制。此外，硬膜外麻醉也不会带来吗啡和东莨菪碱的副作用。它几乎可算一种实现无痛、安全分娩的完美方式。我妻子在生我们的女儿时就毫不犹豫地要求接受硬膜外麻醉。在一场马拉松式的分娩后，伊娃终于在凌晨 3 点降生。当时我妻子感觉很舒服，几乎快睡着了。[49]

即便如此，认为分娩时疼痛有必要的论调仍然没有消失。硬膜外麻醉有风险、它会伤害婴儿并导致分娩时间延长等缺乏根据的言论在民众中持续流传。随着硬膜外麻醉技术的发展，自然分娩运动逐渐兴起，试图将现代技术从分娩体验中剥离。许多自然分娩运动的参与者认为，生育时的疼痛有重大意义。"为了实现生育的去人格化，同时也为了解决疼痛问题，我们的社会失去的或许比得到的更多。"自然分娩运动的活动家希拉·基特辛格（Sheila Kitzinger）在 1978年的著作《作为母亲的女人》（*Women as Mothers*）中写道，"我们只剩下空洞的躯壳，而其中的神圣内涵已被消耗殆尽。"如今，一些人仍然认为，在生产过程中给产妇注入无害的生理盐水也属于"魔鬼的行为"。[50]

但是，具有讽刺性的是，在一些进步女性捍卫自然分娩运动的同时，为其奠定基础的却是一些厌女倾向明显的男性妇产科医生。参与建立和推广自然分娩理念的英国妇产科医生格兰特利·迪克-里德（Grantley Dick-Reed）实际上希望通过这种手段缓解富裕的白人女性对生育的恐惧，从而让她们生下更多孩子。"如果女性不再渴望履行与生俱来的生育使命，那么她的人生便是失败的。女性真正的解放在于自由地实现其生物学目标。"他写道，而且错误地宣称"未经开化的女性"在分娩时不容易像西方女性那样感到疼痛。迪克-里德对女性应实现何等目标有着清晰的认知："母亲就是工厂。通过提供教育和关爱，她们能更有效率地履行做母亲的职责。"[51]

平静分娩的理想图景通常是脱离现实的。英国自由撰稿人艾莉·斯利（Ellie Slee）决定不借助医疗手段自然分娩。然而，她的计划泡汤了，她最终不得不去医院。医生发现她的胎儿已经出现危险的迹象。在斯利勉为其难地接受了硬膜外麻醉之后，此前让她打滚的疼痛立即消失了。她的丈夫带着"略显不安的惊叹"称，"硬膜外麻醉是现代医疗最伟大的发明"。[52]

也许我们可以画出一块中间地带。在这里，在生育时无论是采用还是放弃疼痛管理的做法都与道德无关。与此同时，我们需要以开放的视角接受这样一个事实：并非所有面对生育的夫妻的体验或收到的回应都一样。虽然黑人女性在分娩时报告的疼痛感更强烈，但她们却比白人女性更难获得止痛药。在巴西，在接受为促进婴儿通过产道的会阴侧切手术时，相较肤色浅的产妇，肤色更深的产妇得到局部麻醉的可能性要小很多。一项面向全球 31.5 万名女性的研究显示，仅有 6% 的女性在顺产时得到了某种缓解疼痛的医疗处置。女性的疼痛本就没有得到应得的认同，而种族和阶级又成倍地扩大了此类偏见的影响。不只男性，甚至许多女性都持有这样的偏见。[53]

　　然而，就算不同种族的个体在感知疼痛方面存在生理差异，这种差异在两性疼痛体验的差异面前也是微不足道的。一些研究表明，生理差异实际上有可能改变两性感知和体验疼痛的方式。鉴于男性和女性总体上是相似的，对女性和男性疼痛体验的差异的认识不但可以有效地帮助占全球人口半数的女性缓解痛苦，也可以为全人类带来益处。

　　大量研究表明，女性在整体上比男性对疼痛更敏感。这一统计结果适用于不同文化，在实验和临床环境中也都成立。大多数人会对这一结果感到意外，有些人甚至会感到不安或不快。不少女性每个月都会被经期疼痛折磨，而大多数女性在孕产过程中都会承受极大的疼痛。两性所处的社会环境也有助于解释二者在疼痛敏感度方面的明显差异：在一个崇尚雄性的强悍与力量的文化中，相较女性，男性更不愿意承认自己的疼痛。在这样的环境中，认为女性对疼痛更敏感的论调几乎等同于认为她们更脆弱。[54]

　　演化史对此持有不同意见。身体感受较为敏锐的生物体更有可能察觉到威胁的存在，而表现出较多疼痛行为的生物体则有更高的概率获得其所在种群的帮助。尽管没有人希望自己对疼痛过分敏感，但这种能力实际上有利于人类的生存。两性疼痛敏感度的差异或许正是女性寿命比男性长的原因之一。而且，这种两性差异不能被完全归因于文化。如今，研究者们正在寻找伤害性感受这一生理机制中的两性差异。

20世纪50年代，沙利度胺开始被用于治疗晨吐，结果却导致全球数万名婴儿严重畸形。此后，出于对女性在研究期内有可能怀孕或即将怀孕的担忧，一般情况下，药物试验是不允许女性参与的。但是，这个理由显然不能解释为什么基础研究也压倒性地使用了采自雄性生物体的组织。一项基于性与性别的疼痛差异研究的主导者、科学家杰弗里·莫吉尔（Jeffrey Mogil）在2005年的一篇综述中指出，79%的疼痛研究只以雄性动物为研究对象，而只有4%的相关研究考虑到了性别差异的可能性。为此，美国国立卫生研究院于2014年规定，基础研究的对象应同时涵盖雄性和雌性动物。根据最新研究成果，许多人认为，我们离采用不同药物分别治疗两性疼痛的未来已经不远了。一个适合说明这一点的案例是慢性疼痛最常见的病因之一——偏头痛。[55]

全球有超过10亿偏头痛患者。在所有疾病之中，偏头痛是伤残损失健康生命年第二高的。偏头痛的患病率在两性之间的分布并不均等。女性患偏头痛的可能性是男性的2~3倍。它还是女性丧失劳动能力的最主要原因。此外，偏头痛会给女性的生活带来更大的冲击，因此对她们的影响也更显著。[56]

两性在疼痛感知方面的差异至少可以被部分归因于性激素的作用。男孩和女孩体内都有激素，但在进入青春期之后，由于雌激素的大量分泌，女孩体内的激素水平将随之激增。激素对偏头痛有很强的影响。长期以来，雌激素水平的波动被看作与女性乃至男性的偏头痛发作相关。相较不受偏头痛困扰的男性，有偏头痛的男性雌激素水平较高，睾酮水平较低。事实上，有研究表明，睾酮可以降低对所有类型疼痛的敏感度。再者，接受跨性别激素治疗的跨性别女性 [①]（trans woman）患偏头痛的概率与顺性别女性 [②]（cis woman）的大致相等，而跨性别男性（trans man）患偏头痛的风险则低于顺性别女性的。因此，激素在两性疼痛感知的差异方面必然起到了一定作用。[57]

两性间的这些差异对如何建立疼痛诊疗方案有着重要的意义。近年来，一系列治疗偏头痛的新药得以面世。它们的机制是降低偏头痛患者血液中较高的降钙素基因相关肽（calcitonin gene-related peptide，CGRP）水平。有证据表明，从骨关节炎到运动后疼痛的许多疾病都伴有 CGRP 水平的升高。根据一项 2019 年发布的研究，使脑膜暴露在 CGRP 中的操作会使雌性小鼠表现出疼痛行为，但对雄性小鼠无

----

① 出生时生理性别为男性，性别认同为女性，由男性转变为女性的跨性别者。下文中"跨性别男性"则与其相反。——译者注
② 生理和心理都自我认定为女性者。——译者注

效，后者似乎并未受到影响。进一步的研究发现，在临床试验中接受 CGRP 抑制剂治疗的患者中超过 80% 是女性，而且雌激素已被证明能增强 CGRP 的影响。[58]

尽管 CGRP 抑制剂不是偏头痛的万灵药，但是，既然初步研究表明女性对这类分子具有更高的敏感度，这足以体现进一步研究两性在疼痛方面的生理差异的必要性。[59]

此外，两性在疼痛感知方面的区别不仅与两性生理差异有关，更与所谓的性别议题——定义男孩和女孩、男性和女性的一系列社会与文化特征有关。

小时候，在得知我的名字"海德"在阿拉伯语中意为"狮子"时，我很激动，因为狮子是如此勇猛而令人生畏。然而，随着年龄增长，我沮丧地发现，我在巴基斯坦认识的几乎每个穆斯林男孩的名字都意为"狮子"。从首字母为 A 的"阿里"到为 Z 的"扎法尔"，数以百计的阿拉伯语男孩名都有"狮子"的含义。与此相对的是，我从来没有遇到过一位以"母狮"为名字的女孩。

在我的女儿伊娃出生后，我和妻子决心不让她像我们身边的许多女孩那样受到性别的限制。我们从来不给她买粉色裙子、芭比娃娃和厨具模型。然而，没过几年，伊娃就长成了你在附近幼儿园里会见到的那种典型的女孩。

文化是来自人们内心深处的声音。即使作为单独的个体，我们的穿着、饮食以及对自我和自己在世界上的位置的认知依然会受到社会力量的影响，而性别角色正是这种强大的社会力量的突出表现。性别还定义了我们与自己身体的关系，协助我们将身体感受转化为与之对应的意义。自出生那一刻起，男性和女性就被训练以不同的方式对疼痛作出回应。无数定性研究已经对此进行过全面的记录。

我们的社会文化认为，女性是敏感而柔弱的，应该学会小心行事和依赖他人；男性则是坚忍和百折不挠的，需要靠自己战胜痛苦，不能寻求帮助。因此，受疼痛折磨的男性比女性更少向家人或医生请求照护。如果疼痛威胁到了他们的男性自尊，比如妨碍了他们搬动重物或参与运动项目的能力，男性宁可冒着加重病情的风险，也要守护自己的尊严。[60]

女性之所以会受到与男性不同的治疗，部分原因也在于她们的疼痛更容易来自病因无法确定的疾病。许多女性的求医经历因此转变为个人与医疗机构之间的对抗。一项针对在女性群体中的发病率比在男性群体中高出 3～20 倍的纤维肌痛综合征的调查发现，加拿大的临床医生使用了"夸大病情""耗费时间""令人沮丧"等措辞来描述他们的患者，有些医生甚至认为"患者自身才是其疼痛的根源"。[61]

男性采取的疼痛叙事与女性的不同。男性在受伤后通常会将疼痛归咎于外力作用，认为它是他们需要抵抗的侵略势力。而女性在受伤后出现的疼痛通常伴随着自我厌恶。女性患抑郁症的概率是男性的两倍，而患抑郁症的女性出现慢性疼痛的可能性则是未患抑郁症的女性的两倍。[62]

现代医学对女性的疼痛只有一种处理方式：开药。多项研究表明，与男性相比，女性不但更有可能获得医生开具的阿片类处方药，而且获得的剂量会更高，疗程也会更长。这或许是因为女性在总体上看更有可能因为生理和精神疾病乃至疼痛问题去求医。[63]

病痛中的女性在寻求此类医疗服务时会面对一项劣势：尽管医学生中有 1/2，住院麻醉医生中有 1/3 是女性，但疼痛专科医生中只有 18% 是女性。在接受麻醉培训后可以选择的专科类别中，疼痛医学是最不受女性医学生欢迎的选项。美国疼痛医学会（American Academy of Pain Medicine）一共有过 35 名主席，其中只有一名女性。截至 2021 年 11 月，该学会的执行委员会中没有一名女性成员。[64]

美国疼痛医学领域的女性先驱之一的故事或许可以揭示这一性别差异现象背后的原因。

隶属于哈佛大学医学院的贝斯以色列女执事医疗中心位于波士顿。我在那里度过了住院医师的实习期。这家医院的疼痛中心是以曾担任哈佛大学医学院麻醉系主任和讲席教授的疼痛学专家卡罗尔·沃菲尔德（Carol Warfield）的名字命名的。仅凭身为女性这一条，沃菲尔德就可以被视作疼痛医学权威圈子里最稀有的"物种"。

疼痛医学领域中的女性之少令人费解。疼痛医学专科不同于其他麻醉亚专科，不需要在深夜紧急出诊，因此非常适合有家庭要兼顾的医生。在医学史上，外科曾公开抵制女性从业人员的加入，但现在外科女医生的人数却远远多过从事疼痛医学的女性。疼痛医学之所以对女性缺乏吸引力，其根源可能在于它的发展方式。"阻碍女性加入的最大潜在因素实际上可能是疼痛医学的文化和历史发展趋势。"约翰·霍普金斯大学的麻醉专家蒂娜·多希（Tina Doshi）和马克·比克特（Mark Bicket）如此写道。[65]

1979 年，在完成临床培训之后，沃菲尔德在贝斯以色列女执事医疗中心创办了疼痛门诊。这是全美最早的疼痛门诊之一。后来，她被提拔为麻醉科主任，成为这所医疗中心职务级别最高的女性。虽然沃菲尔德在麻醉科内部受到员工的拥护，但她的晋升却引发了一股明显的厌女情绪。沃菲尔德的丈夫在他们的第 3 个孩子出生几个月后就去世了，因此在管理疼痛门诊的同时，沃菲尔德还要独力抚养她的 3 个孩子。"如果我说因为孩子不能去参加某次委员会会议，委员会里早就没有我的位置了。但如果是一个男人这么说，人们只会称赞他是个好爸爸。"

在沃菲尔德突然被解除职务的那一天，医疗中心内的冲突达到了顶峰。事情的起因是，外科负责人不愿与沃菲尔德共事。沃菲尔德说："这些人只是嘴上说想跟更多女性合作。他们的确找了一个，但只要有一个男人对此感到不高兴，这些人就会选择站在男性那边，而不可能选择支持女性。"她从麻醉科主任被降为疼痛门诊最初级的职位。"这家门诊是我在 1979 年创立的，但他们却把我的名字从它的历史上抹去了。"

许多女医生希望沃菲尔德对此采取行动，于是她在 2007 年起诉了医疗中心及其领导层。在案件推进期间，沃菲尔德继续为医疗中心工作了 7 年多，但她的职业生涯已经走到尽头。她再也没能重回她担任主任时的权威位置。"如果你起诉了你的科室，谁都不想再跟你扯上关系了。"沃菲尔德说。尽管付出了这样的代价，但沃菲尔德并不后悔作出起诉的决定。"我替很多无法发声的女性说出了她们的心声。"

2013 年，卡罗尔·沃菲尔德与医疗中心达成和解，获赔 700 万美元，创造了当时性别歧视和解案的最高赔偿金额纪录。或许更重要的是，沃菲尔德得以保持她的讲席教授职位，而且由她一手创办的疼痛中心也被更名为"阿诺德-沃菲尔德疼痛中心"。"看到自己的名字在上面当然很棒，但走到这个结局实在太不容易了。"她伤感地补充道。[66]

性别多样性对每个医学专科而言都很重要，但对疼痛医学尤为关键。女医生更愿意花时间陪伴患者，与其建立牢固的伙伴关系，并提供更注重患者需求的护理服务。相较男医生，女医生更有可能为出现疼痛症状的女性患者开具抗抑郁药物，以及将其转诊给精神科医生。这一点之所以如此重要，是因为在美国，近 1/4 的慢性疼痛患者患有抑郁症，而且有慢性疼痛的女性患者比男性患者更容易抑郁。但是，尽管慢性疼痛患者以女性为主，处置这一群体的疼痛的"法官""陪审团"和"执行者"仍然以男医生为主体。[67]

在由男性从业者把控并过量开具阿片类药物的疼痛医

学领域，女性患者要面对特殊的风险。有研究表明，医生在给女性开具阿片类药物的同时，还会提供增加过量用药风险的苯二氮䓬类（benzodiazepine）等药物。这种诊疗模式使2019 年死于阿片类药物过量的女性人数比 2009 年翻了一番。此外，相较男性，女性在使用阿片类药物时更容易出现药物依赖和复吸问题，存在更严重的呼吸问题，还可能在精神、医学和职业层面出现更严重的并发症。[68]

上述统计数据表明，社会中存在着一些使人们忽略女性或有色人种病痛的歧视和偏见，而仅靠提高医生的主观意识并不足以改变这一现状。事实上，如果我们用来缓解疼痛的机制本身存在缺陷，我们的努力只会进一步扩大特权阶层和弱势群体之间的差距。

虽然医学领域内一直存在着各种不平等现象，但我们有理由对未来抱有希望。根据医疗支出追踪调查（Medical Expenditures Panel Survey）提供的近期全美数据，比起男性，有更多女性认为主治医生在自己身上花了足够多时间并能做到耐心沟通。实际上，在美国各种族与民族中，非裔美国人最有可能表示医生们在治疗中一直对他们很尊重。

尽管如此，在谈到对待疼痛患者的方式时，医护人员的偏见仍然相当明显，尤其是在哪些人"值得"医生开具阿片类药物处方这一点上。阿片类药物处方不同于任何其他处方，是建立在医生对患者自述的绝对主观评估之上的。鉴于阿片类药物具有明显的成瘾性，医生还需要在心里对患者的性格作出预判。

在这样一种情况下，医生潜意识中的某些偏见不免会影响其判断。既然影像检查无法查出患者的疼痛程度，血液报告也无法提示麻醉剂可能对患者造成的风险，医生便只能依赖个人直觉作出判断。人类的直觉虽然时常可以引导我们与他人建立深刻的关系，但它们也能反映出我们内心根深蒂固的偏见。相较其他医疗领域，对疼痛的确诊和治疗更容易受到临床医生的偏见影响。

但是，当医生们直面内心的偏见时，这对病痛中的患者又意味着什么呢？是更多的有色人种会获得阿片类药物的处方吗？急性阑尾炎发作的黑人孩子、肋骨骨折的成年黑人男性或刚接受过剖宫产手术的黑人女性当然会举双手赞成这种改变。但这对患有慢性背痛或关节痛的黑人又将产生怎样的影响呢？阿片类药物对慢性疼痛患者既没有作用，也不安全。具有讽刺性的是，几乎可以确定，医生们不愿为有色人种患者开具阿片类处方药的偏见，恰恰导致因阿片类药物过量而死亡的有色人种较少。

然而，上述情况可能正在发生变化。在新冠肺炎疫情期间阿片类药物过量事件的激增，在很大程度上是非裔群体中此类死亡人数的上升导致的。[69]

虽然消除医生个体的偏见很重要，但仅靠将弱势群体纳入一个支离破碎的医疗体系并不能解决问题。如果说医学的使命是为了免除人类的痛苦，那么我们只有通过建立更广泛的经济、种族和社会契约才能达成这一目标。重要的是，我们不但要治疗个人的疾病，还要解决那些危害人类社会的问题。简言之，如果不关心社会正义，你就不可能成为一名优秀的医生或护士。不幸的是，这一理念并未在当代医疗体系中得到体现。慢性疼痛的治疗方案被简单分为提供阿片类药物或进行侵入性治疗的二选一模式。然而，阿片类药物的成瘾风险已是众所周知，大多数控制慢性疼痛的手术也未见得比安慰疗法更有效。疼痛治疗的执行者及其雇主似乎才是从此类治疗中获益最大的人群。把弱势群体交由当代疼痛医学处置，只会让在剧烈疼痛与无效治疗的死亡螺旋中痛苦挣扎的人数进一步增长。[70]

当代疼痛医学需要一次根本性的重组。在西方社会的大部分时间里，人们都认为所有苦难都是践行形而上学的正义的工具，仿佛神的力量之所以降临在个体身上，折磨我们的神经，是为了带给我们教训，纠正我们的方向，让我们沐浴在疼痛的救赎之光中。只是在最近这几十年间，在资本主义工业力量的推动下，疼痛才被从形而上学的世界剥离，转化为纯粹的机械过程。西方世界文化史中有关苦难的大量解读被发源于焦点小组①、披着科学外衣的营销文案取代。尽管一

① 焦点小组访谈法，又称小组座谈法，指采用小型座谈会的形式，挑选一组具有同质性的消费者或客户，由一名经过训练的主持人以一种无结构、自然的形式与小组成员交谈，从而获得对有关问题的深入了解。——译者注

些医生抱有良好的初衷，但他们不仅未能保护他们的患者，反而在无意中充当了集团利益的宣传员。如果不是因为阿片类药物的泛滥以及随之而来的强力监管，西方世界似乎不太可能改弦易辙，为那些被无休止地折磨着的人找寻正确的治疗思路。

数十年来，只要丢出一句"这一切都是你的想象"，医生就足以抹杀疼痛患者的生活体验，贬损其人格，让他们在公众视野里消失。医疗科技的进步让情况进一步恶化。只有能通过 X 光片呈现的人类痛苦才是真实存在的。只有在满足这个条件之后，疾病才是客观的，患者的疼痛才能获得合法性。诊断书对患者而言就像一份礼物，而许多慢性疼痛患者可能永远收不到它。

现代医学已经取得了许多值得骄傲的成就。基础医学与临床科学发现了治愈很多疾病的方法。一些以往被视为死刑的重疾如今变成了可控制的慢性病。20 世纪 60 年代，经历过心脏病发作的患者中有一半会死亡。在极少数幸存者中，只有屈指可数的几个人还能过上接近正常的生活。而现在，绝大多数心脏病发作的患者都能恢复到继续正常生活的水平。

但是，现代医学不可能做到无往而不利。它不但承诺让人类不再感受疼痛，还承诺彻底消除疼痛。然而，当代社会的人们却承受着比历史上任何时期都多的疼痛。零零碎碎的进步不会引领我们大步向前。我们需要一次根本性的改变。

医生和护士应当重新审视自己奋斗的初心，回想自己对前来求助的患者作出过怎样的承诺。因此，我们必须丢掉许多现有的不良习惯，重新发现一直以来被我们遗忘的那些积极习惯。

事实上，为了提高对疼痛的认识，现代医学最重要的举措之一或许恰恰是后退一步。现代医学对慢性疼痛的重塑让我们对疼痛含义的认识陷入了停滞。疼痛被简化为一种纯粹的生理感觉。这使我们变得视野狭隘，一味寻找生理上的病因以及作用于生理机制的治疗方案。当一些患者的病情看上去与这一刻板而肤浅的定义不符，并对现代医学提供的无效治疗没有反应时，医护人员就会给这些患者贴上"造假者"和"骗子"的标签。由于女性和有色人种最容易沦为这类指控的目标，它便成了性别歧视与种族主义者手中具有伪科学色彩的强力工具。

不过，疼痛的真相是，它的确来自人类的大脑。只有从人类的内部着手，我们才能找到一种消除其毁灭性影响的方法。

第 9 章

皆源于脑
疼痛身体的未来

　　别让我为止息痛苦而乞求，而让我拥有一颗征服痛苦的心。

　　——印度诗人拉宾德拉纳特·泰戈尔（Rabindranath Tagore）

这本书的写作是一次痛苦的经历——这句话完全是字面意义。在这个过程中，每天的疼痛与不适变成了让人痛不欲生的肉体折磨。我阅读了数以千计的研究论文和历史文本，还曾与几十位医学家、临床医生和患者深入地交谈。当我终于开始着手整合这些材料，感到自己像透过云层看到位于终点的顶峰的时候，我才意识到自己显然要为耗费大量时间思考疼痛付出代价——一份沉重得难以承受的代价。

　　有一天，我突然发现我的脖子无法转动了。接着，我一侧的肩膀变得僵硬，随后另一侧也动不了了。一些此前从来没有被我关注过的身体部位开始折磨我，以一种前所未有、此后也再没有出现过的方式。我右手的关节变得肿大，肿到我无法端咖啡或切菜。大约就在这一时期，我的右边胸口还长出了非常疼痛的带状疱疹。另一天晚上，在我半夜起身喝水时，我的左侧大腿内侧出现了剧烈的抽痛，痛到我不由自主地抽泣起来。当时因为腿实在太疼，为了从床上起身，我被迫尝试了好几种姿势，最后只能像一条滑溜溜的鱼那样滚下来。

　　在时常孤独地忍受这些疼痛，而且所有缓解疼痛的努力相继失败之后，我再也无法打消一个反复出现在我心中的念头：这些随机出现、难以解释又令人精疲力竭的痛苦折磨，会不会是写作这本书和不停思考疼痛问题引起的呢？

那时，我的肉体不仅从生理上，也在从智能上向我发起挑战，要求我提升到更高的标准。人可以用谎言搪塞他人，却无法一直欺骗自己。于是，我开始反思我的这些疼痛体验，拷问每一次尖锐的刺痛和火辣辣的痉挛。当我独自一人在深夜迟迟无法入眠时，我审视着自己在这场折磨中的每个反应：这是过度反应还是过度表现？我该作出多强烈的反应？这疼痛至于让我一瘸一拐吗？我是不是忽视了某些症状不明显的重要疾病，例如血栓？我是不是患上了某种压力导致的自身免疫疾病，而它正在无情和肆意地攻击我的关节？我不停盘算着是该去急诊室还是等这些症状自行消退。

为了写作，我努力地回忆着我第一次脊柱骨折的经历，希望更生动地复原那段受创的记忆，让读者身临其境般地看到我的脊柱受冲撞后的状态。就在那时，我重新回到了一个我无法摆脱的噩梦中。

在刚受过伤的那段日子里，我想尽办法参与复健。在课余，只要有时间，我就会到理疗室去。那里的理疗师会免费给我的背部做理疗。我会花几个小时伸展背部，先像骆驼一样弓起后背，再像猫一样将它抻开，然后不断地重复这些动作。我还会仰面躺着，用力抬高骨盆，并尽可能长时间地保持这种姿势。接着，我会将双膝向前胸并拢，再用双臂将它们紧紧圈在一起。我经常是最后离开理疗中心的那个人。在复健活动的短暂间歇里，我时常会睡着，而那是我在许多天中能获得的唯一的休息机会。

我不计一切代价地想让身体好转。只有这样，我才能相信自己不必因为受伤而放弃成为一名医生的梦想。然而，一天又一天过去了，我的梦想似乎离我越来越遥远。我去做了一次磁共振成像检查，结果显示，我脊柱的问题远远多过其他同龄人的。放射影像团队在每周例会上甚至将我的情况当成一个"有趣"的案例来讨论。几天后，我拿着检查的胶片，向一位著名的脊柱外科医生咨询了病情。一般情况下，我可能要等上好几个月才能预约到门诊，但因为他恰好是我的导师，他同意私下看看我的情况。

"我可以给你做手术，"他在诊室之间的走廊里对我说，"但是做过外科手术的脊柱就再也不能恢复原状了。"

由于担心阿片类药物的成瘾性，我不敢使用它们。于是，一位同事向我推荐了一种当时看来很激进的药物——氯胺酮（Ketamine）。氯胺酮目前被许多人看作人类对抗疼痛的战斗中最具潜力的武器之一。

氯胺酮能够诱发所谓的"游离性感觉缺失"（dissociative anesthesia），破坏自我认识与感觉之间的联系，使意识与感官体验分离。从本质上说，氯胺酮能将疼痛弱化为无效的伤害性感受，使它不再产生痛苦感。

氯胺酮改变了我感受自己身体的方式。通常来说，在打下这些字时，从指尖传送来的感觉与我眼睛看到的手指动作是一致的。我的意识控制着我整个身体，它渗透进皮肤的每一个毛孔中。通过整合与合成由神经元加工的感觉与运动信息，大脑让现实世界达成了统一。但在使用氯胺酮时，我感觉到的不同于我看到的，而我看到的也无法与我感觉到的相对应。我听到了音乐声，但它不成调子。我的意识不再控制我的身体，而是渗透到环绕在我周围的整个空间中。当我待在房间里时，我就是那个房间本身；当我走到室外时，我就幻化成了天空。

然而，一旦药效消退，疼痛就回来了。氯胺酮还会引起一种频繁发作的恐怖幻觉，被称为"K洞"。在一次经历中，我几乎忘掉了一切——我在哪里，今年是哪一年……最后甚至慢慢忘了我自己是谁。我开始疯狂地告诉朋友我的个人信息，比如我的名字和我父母是谁。我向他们道歉，因为我当时感觉自己在陷入一种无法挽救的精神分裂状态。我的脊柱本就受了伤，而氯胺酮会毁掉我的大脑。

氯胺酮作为麻醉剂的特殊之处在于，与其他强效麻醉剂和阿片类药物不同，它不会引起呼吸放缓。因此，医生可以放心地在手术室或重症监护室外使用氯胺酮，而且这种麻醉剂的一种主要应用场合是在战场上。不过，对于氯胺酮是否有助于控制慢性疼痛，几乎不存在足够有力的证据。然而，旧事一再重演：提供氯胺酮疗法的诊所开始在美国各地不断涌现。它们不仅吸引着慢性疼痛患者（其中许多人无法再从正规渠道获得阿片类药物），也吸引着那些有焦虑、抑郁问题以及创伤后应激障碍的人。

在西方社会中，氯胺酮的致幻性使得它一直受到潮流人士的追捧。在一项针对电子乐发烧友的调查中，40% 受试者的此项检验结果呈阳性。但氯胺酮会对人体造成危害。它对心脏、肝脏和大脑都会产生毒害。尽管存在这些风险，与氯胺酮有关的业务依然在蓬勃发展。

"用氯胺酮治疗慢性疼痛和其他疾病的领域就像当年的美国西部一样混乱。"一名麻醉学专家写道，"这些静脉药物的使用极为随意，缺乏监管。"尽管患者接受的初步评估通常是免费的，但输液的费用高昂，而且很少被纳入各类保险。患者花在氯胺酮疗法上的费用每年可高达数千美元。[1]

在充分认识到阿片类药物的危险后，美国社会对此类药物的态度出现转变，导致处方从过量变为很多情况下的不足，于是许多无法通过医生获得足够药物的患者在绝望中急于找到一种代替麻醉剂的灵丹妙药。具有讽刺性的是，氯胺酮的发展脉络是对它想取代的阿片类处方药物的故事的重现。实际上，氯胺酮并不是第一种被用于这一目的的药物，甚至也不是应用最广泛的。在美国，应用最广泛的是药用大麻（cannabis）。

大麻的作用机制是激活人体内分布广泛、主要由两类受体构成的内源性大麻素系统（endocannabinoid system）。第一类受体主要分布在大脑的边缘系统中，而第二类受体分布更广泛，通常存在于全身的免疫细胞里。[2]

大麻引起的兴奋感主要源于其神经活性成分四氢大麻酚

（tetrahydrocannabinol，THC）对第一类受体的刺激。药用大麻还具有减轻炎症、放松肌肉、缓解瘙痒、刺激食欲、扩张支气管等临床作用。对某些患者来说，它也有缓解疼痛的功效。上述附加效应中的许多是大麻中的非神经活性成分大麻二酚（cannabidiol，CBD）带来的。

近年来，美国的不少地区都在推动大麻的合法化。对科罗拉多州早年数据的研究也表明，94% 的药用大麻使用者的目的是治疗慢性疼痛。可是，当药用大麻的用量迅速攀升，关于它是否真有助于治疗慢性疼痛的高质量科学研究仍然未能出现。大麻容易引发与阿片类药物同等的耐药性，而且美国人对它的长期风险和优势也缺乏认识。麦角酸二乙基酰胺（lysergic acid diethylamide，LSD）等致幻剂同样存在这些问题，但它们如今也被认定可被用于治疗慢性疼痛。美国人与麻醉药品的"致命约会"带来的教训是，他们对寻找万能灵药——无论是为了消除焦虑、抑郁、创伤还是慢性疼痛——的不懈追求最终可能产生弊大于利的后果。阿片类药物引发的危机不仅是这类药物自身的失败，更是整体药物文化的失败，而美国人研发并推出更多药物的做法只会加剧这种失败。[3]

仔细考量目前有关慢性疼痛的所有认识并对未来进行展望，我们不难发现，最具研究价值的治疗方法不涉及任何化学麻醉或手术，而在于医生与慢性疼痛患者的一对一沟通。医生要帮助患者意识到，解脱的途径就隐藏在他们的内心。

珍妮（化名）虽然才十几岁，但已经有偏头痛的问题好几年了。最近，它开始彻底打乱她的生活。她逐渐受到这种身体状态的拖累，不得不改变生活方式。在试过能想到的所有方法之后，珍妮的父母带着她来到伊莱恩·戈德哈默（Elaine Goldhammer）的办公室。

戈德哈默做了多年内科医生，主要为患者解决疼痛问题，但这也是她工作中最令人沮丧的部分。"医生和患者都希望立竿见影地解决问题，"戈德哈默说，"但我们的工具只有注射器和药片。"

为摆脱这种无助感，戈德哈默转向了一个她的同行们极少关注的领域，开始学习催眠疗法（hypnotherapy）。"催眠疗法的神奇之处在于它可以帮我找到患者发病的根本原因，也就是说，他们的大脑为何会产生复制疼痛的念头。"

催眠疗法揭示了偏头痛在表象之下无法用语言表达的心理层面上的意义。它隐藏在珍妮潜意识的深处。"珍妮的大脑构建的叙事认为，偏头痛这种生理感受远比抑郁情绪更有意义，因为后者对她而言是无意义的。"戈德哈默解释说，"大脑的机制就是保证我们不受伤害。对受到严重心理创伤的人来说，他们的大脑会尝试为这一切找到一个合理解释。"

几周后，在戈德哈默跟进治疗时，珍妮告诉她："我终于可以拉开我卧室的窗帘了。"

不可否认，我在刚接触戈德哈默时对她抱有很强的质疑。江湖骗子和庸医利用人们生病受苦时的脆弱为自己牟利的状况屡见不鲜，然而，戈德哈默显然是一名业务精湛的医生。这令我不得不反思我之前作出的一些假设。医生们在医学训练中掌握了给患者开具止痛药方、确定或调整剂量以及辨别各种副作用的能力，但许多人无法通过训练学会如何就患者的痛苦、恐惧、焦虑等情感展开艰难的对话。在面对找不到"器质性"原因的疼痛患者时，医生们经常会感到无能为力。每当这种情绪产生时，有些医生有可能将矛头从疾病转向患者，认为患者的疼痛一定不是真实的，而是来自他们大脑的想象。

"坐在那里倾听患者的叙述，让他们畅所欲言，然后引导他们走出疼痛，"戈德哈默指出，"这方面的训练是我们没有接受过的。"

和许多人一样，我唯一一次接触催眠是在舞台上参与节目。而且，连戈德哈默这样专业的催眠师也强调催眠疗法在实践中缺少可靠的数据参考。不过，由于戴维·斯皮格尔（David Spiegel）等科学家的努力，这种状况已有所改变。

"我的父母是精神病专家。"斯皮格尔在电话采访中对我说，"我父亲掌握了催眠疗法。在第二次世界大战期间，他在军中负责治疗疼痛及各种疾病。"

在哈佛大学读医学时，斯皮格尔感觉自己因为对催眠的兴趣而受到了一些排斥。"我记得在医学院学到的是，阿片类药物没有成瘾性。只有利用它们追逐快感的街头瘾君子才会上瘾。"斯皮格尔接着说，"我离开波士顿是因为那里对催眠抱有偏见。我简直快窒息了。"

斯皮格尔现在是斯坦福大学的一名教授。他致力于将催眠从博取关注的噱头转化为一门揭示人类意识新维度的科学。

"把大脑视为一个整体，用整体的方式来帮助患者，是我们当前运用得还远远不够的一种治疗手段。"他告诉我，"人们可以通过某些方式自救，实在令人惊叹。"

斯皮格尔已经证明，受到催眠影响后，人们可以自主决定自己希望关注或忽略的内容。有时，可催眠性是一种与生俱来的特质，但它也可以被视为一种巧妙的防御机制，一种将自己与噩梦般的经历分离的手段。举例来说，童年时遭受过虐待的人就非常容易被催眠。[4]

疼痛是对人类精神集中的能力的重大挑战。从演化的视角看，它具有合理性。当疼痛在大脑外"砰砰"叩门时，它抓住我们大部分注意力的现象对我们是有好处的——疼痛中的身体理应立即得到关注。假如一个陌生人把一根很粗的针头扎进你的手臂里，你的身体希望你立刻想尽办法把它拔出来。但是，如果扎针的人不是陌生人呢？当护士给你抽血或你接受流感疫苗注射时，你会怎样做呢？你会给出同样的反应吗？更重要的是，你感受到的疼痛程度是一样的吗？

"疼痛带来的压力主要源自大脑。"斯皮格尔说，"大脑的机制就是解读来自外部身体的信号，其中很重要的一环就是解读疼痛。"

大脑感受到反复发作的疼痛后会有怎样的反应？"狼来了"的故事告诉我们，一再重复和夸大的诉求会产生负面效果，让接收者对信息的传入不再敏感。不过，大脑当然没有读过《伊索寓言》里的这个故事。事实证明，慢性疼痛患者的确普遍有较低的疼痛阈值，且对疼痛更敏感。[5]

"最大的问题是，我们的大脑不会习惯慢性疼痛，所以它只能把所有疼痛都当成急性疼痛处理。"斯皮格尔说，"大脑始终会像第一次察觉疼痛那样给出同等程度的反应。这才是症结所在。"事实上，随着大脑感受到的疼痛次数增加，它对疼痛只会越来越敏感。

催眠的目的不是对抗疼痛，而是转移大脑对疼痛的注意力。你能感受到泡在浴缸里时那种被温暖包围的感觉吗？躺在沙滩上时柔和、凉爽的微风轻拂着你的脸和手臂的感觉呢？"不要总是紧盯着你的身体。你的精神可以随便去什么地方转转，体验其他事物给你的感受。"斯皮格尔总是这样建议他的患者，"当你向患者指出他们可以自行调节疼痛体验这一点后，他们会体验到真正意义上的改变。"

什么样的改变呢？在一项发表在《柳叶刀》(Lancet) 杂志上的实验中，斯皮格尔将接受微创手术的患者随机分为标准疼痛控制组（下称"标准组"）、结构化注意力组（即有专人负责回应患者的需求，专注地倾听并鼓励患者）和结构化注意力加自我催眠组（下称"催眠组"）。[6] 自我催眠的方法是给患者听录制好的催眠音频。

这项实验得到了令人震惊的结果。根据实验中绘制的图表，标准组患者的疼痛曲线持续走高，而催眠组患者的曲线则保持同一水平。标准组患者接受的止痛药剂量是催眠组的两倍，但两组的疼痛曲线依然存在如此明显的反差。标准组中有 15% 的患者由于使用止痛药而出现了血压和心率的严重异常，而催眠组中只有 1% 的患者有这类问题。此外，催眠组患者的平均疼痛治疗时间为 61 分钟，而标准组患者的为 78 分钟。总而言之，尽管标准组患者接受了更大剂量的止痛药，但相较催眠组患者，他们出现了更多并发症，疼痛感更强，接受的治疗时间也更长。

在类似的实验中，催眠方法也被用来缓解分娩以及偏头痛、癌症、肠易激综合征、纤维肌痛综合征和烧伤等情况下的疼痛。对一些受慢性疼痛影响的反映生活质量的因素，如睡眠、活动水平、精力、焦虑和抑郁情绪等，催眠可以起到一定的改善作用。而且，催眠不一定要由经过训练的专业人士来操作。《柳叶刀》发表的实验结果表明，自我催眠对许多临终患者也有不错的效果。[7]

催眠当然不是治疗慢性疼痛的特效药，但它给出了一种令人心动的暗示，让我们意识到所有人体内都有一片未被开发的领域。鉴于阿片类药物的泛滥使我们再次陷入恶性循环，现在正是揭开人类意识奥秘的最佳时机。西格蒙德·弗洛伊德等先驱曾以催眠的方式让我们首次发现人类潜意识的宝库。随着科学界对其研究的不断深入，人体自愈的能力将被越来越明确地呈现在我们眼前。

　　迄今为止，谈论疼痛仍是我们面对的一大难题，因为疼痛是一种非常个体化、无法让其他人感同身受的感受。伊莱恩·斯卡里（Elaine Scarry）在她造成极大轰动的著作《疼痛中的身体》（*The Body in Pain*）中写道："疼痛不但抗拒语言对它进行表达，甚至还会主动摧毁语言。"虽然许多人认为，疼痛是人体最难解释的一种机制，但实际上它的主要功能之一是实现与他人的沟通。不借助文字或话语，只需一个痛苦的表情或呻吟，疼痛就可以完成它的表达。

　　如果想更全面地理解疼痛，我们或许可以先剖析一种与之相近但更简单的感觉——瘙痒。

　　人们通常是用瘙痒引起的反应来定义它的。德国医生塞缪尔·哈芬雷弗（Samuel Hafenreffer）在 350 年前将其描述为"一种不舒服的感觉，会引发抓挠的欲望或反射"。与瘙痒类似，疼痛也伴有某种不可分离的反射——回避。因此疼痛和瘙痒都属于人体的保护机制。瘙痒的真实目的是引发抓挠，因为这个动作可以赶走繁殖力最强的人类天敌——蚊子，当然也能起到驱逐其他小虫或擦除腐蚀性液体的作用。疼痛导致的回避反射可以消除疼痛，但抓挠反射会带来一种完全不同的感受：抓挠后的快感被看作"世上最妙不可言的愉悦之一"。[8]

　　然而，瘙痒的感觉经常会发展为瘙痒与抓挠的无限循环。抓挠带来的满足感不但容易引发恶性循环，抓挠的动作还会加快炎性介质在皮肤中的扩散，进一步提高瘙痒程度。正如精神压力可以增强疼痛感受，抓挠也可以使暂时的瘙痒转化为长期症状。而且，瘙痒不会提升人们的抵抗力。它持续的时间越长，人就越容易感到痒。事实上，抓挠瘙痒部位导致内源性阿片类物质分泌增加的现象 —— 随便抓挠身体某部分是无法达到这种效果的 —— 在有慢性瘙痒症状的患者中表现得更明显。[9]

　　从生理角度看，疼痛和瘙痒有着紧密的关联，因此一直以来，瘙痒基本都被视为疼痛的一种较温和的形式。一些疼痛感受器 —— 例如 TRP 等热疼痛的感受器 —— 似乎也能察觉瘙痒的刺激。当然，我们现在已经知道，神经系统中还存在一些专门传送瘙痒感觉的通道。

　　瘙痒虽然与疼痛存在诸多不同，却是最接近疼痛的一种感觉，印证了我们如今对疼痛的许多认识。只要想到瘙痒，我们的大脑就能完整地复制这种感受。一旦我们相信随便哪瓶药膏有缓解瘙痒的作用，我们抓痒的次数就会减少。慢性瘙痒不但不能提高患者对这类症状的辨识力，反而非常容易让他们在受暗示后产生瘙痒感。[10]

　　我曾提到，写作这本书让我感受到疼痛。同理，我在撰写本章时也总会觉得痒，会频繁摸耳垂、挠手肘、抓胸口和揉鼻尖。这些瘙痒的感觉非常折磨人。但它们还只是浮出水面的冰山一角，因为尽管抓挠会带来很强的快感，我在大多时候还是选择了克制，而不是屈服于它的压力。对于更多从小腿肚、脚跟甚至双腿之间发出的要求解脱的诉求，我一概没有理会，任由它们自生自灭。

按照我们一直以来接受的教导，人的身体和意识之间有一道不可逾越的墙，将真实与虚拟的世界一分为二。然而，通过瘙痒和疼痛获得的科学认知表明，身心二分的概念是错误的。身心二分一方面是古代人对人体构造的有限认知导致的陈旧观念，但另一方面也揭示出我们对人性的认识中的某些最深层次的信念。

当胎儿在子宫中漂浮时，他逐渐形成一种想象，认为自己的皮肤与母亲的皮肤是连为一体的。随着时间过去，胎儿的感觉认知发育成熟，能够区分自己的皮肤与母亲的皮肤。从这时起，他开始将自身以及一切内在心理过程视为被表皮包裹的存在。作为最大的人体器官以及最明显的表征，皮肤容纳着每个人的内在自我。法国精神分析学家迪迪埃·安齐厄（Didier Anzieu）提出了"皮肤自我"（ego-skin）的概念，并指出"皮肤是灵魂的摇篮"。他试图用这一概念解释为什么皮肤会成为心理创伤的战场，正如它也是感官享乐的游乐场那样。[11]

我们对自身的认知既是我们所在世界的一部分，又独立于它存在。鉴于这种认知深深地被皮肤承载着，我们自然可以理解皮肤上的裂口为什么会有如此丰富的含义。有些人割伤自己，是为了给受伤的灵魂以出口，而这正是他们的痛苦位于身体内部的表现。

"我痛，故我在。"安齐厄写道。[12]

现代医学决意让人体臣服于它的工具与装置的威力之下，而这些手段在很大程度上是被商业利益支配的。正是这些利益促使医药产业利用药物、设备和手术将人类的疾病作为摇钱树。传统的医疗方法可以应对烧伤后出现的棘手的瘙痒，但对疤痕消退后仍在持续的瘙痒却毫无效果。利用综合生理与心理因素的多学科疗法，对导致患者失控抓挠的各种因素进行有针对性的治疗，才是控制慢性瘙痒的黄金守则。[13]

在控制慢性疼痛时，我们也需要运用类似的方法。为了做到这一点，我们需要先对一些最古老的治疗方法进行挖掘。

在脊柱受伤后，我基本上一直在卧床。每次移动身体，哪怕只是轻微调整重心，都会带来巨大的疼痛。我甚至开始担心我的脊柱会不会折断。脊柱外科医生认为手术或许会让情况恶化，于是建议我去找一位理疗师。

我在一位朋友的帮助下回到医学院的运动中心，也就是我受伤的地方。我要见的理疗师就在这里工作。这位充满活力的理疗师和我聊了几句，然后就开始让我尝试各种艰难的动作。他让我四肢着地，交替弓起或压低背部。我感到我的每一节脊柱都在用力与相邻的脊柱摩擦。他还让我盘腿坐在地上，向左右两侧扭动头、颈部以及身体。这些操作没有什么效果，反而让我的背比以前更疼了。在我扭动身体时，脊柱折断、身体瘫痪等可怕的场景不断出现在我眼前，但这位理疗师向我保证不会出现这些后果。他要求我每天把这套练习做三到四遍，但我连再做一遍都不愿意。我感觉自己像刚刚被揍了一顿一样。

古代人锻炼不是出于自主意愿，而是因为别无选择。在从猿变成人的过程中，人类从用四肢移动的树栖动物变成了两足行走动物。为了完成这一转换，我们的祖先用力量换取了耐力上的优势，因为他们要把大量时间花在跟踪和追逐猎物上。例如，生活在非洲南部卡拉哈里沙漠的布希曼人平均每次远程狩猎要步行 30 千米。我们必须先走完一段只比马拉松比赛短一点点的路程，才能获得足够的食物果腹。[14]

因此，在汽车和摩托车还未被发明，人类社会还不曾建立起那种只需在触摸屏上滑动几下就足以维持运转的自动化经济之前，我们并没有太多选择：为了保存辛苦狩猎得来的营养，我们更强烈的冲动不是行动，而是抓住一切机会休息。

在印度贝拿勒斯①（Benares）的一所学院里教授医学的苏胥如塔（Susruta），在公元前 600 年便给他的患者开具了运动处方。他或许是世界上最早尝试这种疗法的医生之一。苏胥如塔要求他的患者每天锻炼，因为"疾病会远离那些有定期

---

① 现称"瓦拉纳西"，位于印度北方邦东南部，印度教圣地、著名历史古城。——编者注

锻炼习惯的人"。不过，运动对疼痛中的人却像一种诅咒。在这些人看来，连运动的念头都是可怕的。50%～70%的慢性疼痛患者都有运动恐惧症（kinesophobia）。运动恐惧症如此常见是有原因的：假如你的手臂骨折了，你当然不想让它晃来晃去，造成伤势恶化。但是，这种合理的恐惧心理也会渗透到绝大多数慢性疾病之中。这时，不运动就有害了。[15]

在修建疼痛的牢狱时，对运动的恐惧如同加固墙体的砂浆。随着身体机能的下降，力量、柔韧性和平衡感逐渐丧失，患者会变得更容易受伤。运动恐惧症在提高患者警觉的同时，也使他们对疼痛更敏感了。一些纵贯研究表明，作为一项独立影响因素，运动恐惧症的加重会导致失能情况加剧、疼痛以及生活质量降低。[16]

出于上述原因，尽管我不太愿意承认，但我的理疗师采用的疗法都是正确的。运动是任何一种慢性疼痛多学科管理方法的核心。虽然运动疗法在初期阶段可能导致某些人的疼痛增强，但实践已经证明，这种疗法对慢性疼痛患者是绝对安全的，而且可以减轻疼痛强度、改善身体机能。事实上，众所周知，运动是激活人体内天然镇痛剂的最有效的方法。[17]

当我全身上下都在被疼痛撕扯，生活走向支离破碎，仿佛被困在无边无际的黑洞中时，我知道我必须给自己找到一条出路，不然等待我的就只有死亡。

我躺在宿舍里，最终决定慢慢把膝盖贴近胸口，但我用尽力气也只能把它们挪动到距目标还有一半距离的位置。一个极其微小的动作就会让我大汗淋漓。我用手臂抱住膝盖后侧，尽可能长地坚持这个蜷缩成球的姿态。当我再次展开身体时，疼痛会变得更剧烈。然而，既然不能做手术，而我又不想选择阿片类药物，运动就是我唯一的机会。想到这里，我又一次抬起了双腿。

第二天，我前往理疗中心，拿着一张要向接待员出示的运动处方。我被带进了一个黑暗的房间，房间靠里的一侧摆放着几张用纤薄的亚麻布帘隔开的床。在接下来的一年里，我会对这个房间越来越熟悉。我几乎每天都会来到这里，有时一天还不止一次。为了摆脱疼痛，我必须变得更勇敢。那时，我几乎无法完成医学生分内的任务。在参与长时间的手术时，我无法一直在手术室保持站立，而在病房巡诊时，一把空椅子就会让我走神。这是我对自己的身体感到最绝望的一段时光。我忘记了自己健康时的样子，甚至开始相信每一天从睁开眼睛到入睡，疼痛会始终与我相伴。

然而，慢慢地，虽然没有太多预兆，但我的状态开始一点点好转了。我可以把膝盖贴到胸口了。我开始更频繁地锻炼，把运动当作止痛药，抢在疼痛发展成地狱之火前就将其扑灭。运动救了我的命。

然而，这份功劳并不只属于运动。如果没有那些耐心地陪我治疗的工作人员，如果他们没有关注我的忧虑，如果不是他们从不看轻或质疑我的感受，一心为我提供帮助，我还能走出这样的逆境吗？如果不是他们有时在运动中心关门后还让我留在训练室里拉伸和恢复，如果不是他们在我没预约时也愿意接待我，我又怎能恢复得如此快呢？会不会是这些人用他们美好的心灵，而不是双手治愈了我呢？

在为期 5 年的课程学习和 7 年的临床训练期间，我一直在寻找一个简单的问题的答案：怎样才算好医生？能延长患者的生命或缓解他们的痛苦是好医生的标准吗？医生们要怎样才能取得平衡，一边为面前的患者提供帮助，一边又能照顾到无数候诊患者的需求？他们如何才能一边无微不至地照顾患者，一边陪伴自己的家人，实现工作与生活之间难以捉摸并有些不切实际的平衡？我们能通过挂在办公室墙上的学位证书、发表过的科研论文数量或社交媒体上的受欢迎程度来评判一个人是不是好医生吗？

我逐渐认识到，好医生有一种能与患者高度共情的神奇特质——能在一瞬间了解患者如何看待这个世界，体会患者所处的状态，掌握他们的所见所闻，同时还要具备充分的知识和专业技能，从而能从医学的角度以合乎道德的方式回应他们看到的一切。这种超能力有一个名称——同理心。好医生可以设身处地地在另一个个体的参照系中理解对方的感受，而这种能力可能正是结束这场现代“大瘟疫”的关键。

当我们看到一个被疼痛折磨的人时，我们的大脑会发生一些有趣的变化——负责产生那种疼痛感的脑区会变亮。和瘙痒一样，疼痛是可以传染的。大脑试图在我们身上真实地复制另一个人的生理体验。被复制的疼痛的强度取决于我们和这个疼痛患者之间的关系。在面对人类而非机器人、朋友而非陌生人、爱人而非普通朋友时，我们的大脑会制造出更强烈的疼痛感。[18]

在照护慢性疼痛患者时，临床医生需要表现出最强的同理心。这些患者的身上通常没有肉眼可见的伤疤或伤口。他们曾向许多临床医生求助过，但都没有找到病因或解决方法。他们不但体验着不公，而且开始认为生存本身也是非正义的，仿佛宇宙中只剩下煎熬。与此同时，医生无法提供有效的治疗方法：世界上既不存在消除疼痛的抗生素，也不存在免疫痛苦的疫苗。在一定程度上，正是出于这种无能为力的感觉，医生接诊慢性疼痛患者时有 41% 的概率评价患者"不配合"，而这个数据在普通患者中只有 15%。在与慢性疼痛患者打交道时，医生有更大可能反映感到挫折，认为患者控制欲强且有自毁倾向，并希望他们不来复诊。[19]

人类表达同理心的一种核心方式是触摸。在一项研究触摸的镇痛效果的实验中，研究人员在一些情侣的头部同时插上电极，观察他们的脑电波。当一对情侣有身体接触时，他们的脑电波实际上在互相模拟，因为触摸会模糊自我与他人的边界。这项实验一共招募了 22 对异性恋伴侣。其结果表明，在受试者感到疼痛时，爱人的触摸不但能增强二人间的移情作用，还可以减轻受试者的痛楚。当一对情侣中的受试者陷入痛苦时，如果另一半能抱住他 / 她，移情作用的效果最强；如果另一半无法触摸他 / 她，移情作用的效果最弱。此外，并不是任何触摸都有同等效果。当两个人的关系较亲密时，触摸缓解疼痛的效果会更明显。[20]

爱人的触摸为什么具有强效的镇痛效果？

答案可能是所谓的"爱情激素"——下丘脑生成的催产素（oxytocin）。催产素似乎是人体从内部获得安慰的另一种渠道。情感联系和身体接触就像分娩一样，都可以使下丘脑通过垂体后叶释放催产素。由静脉给药的催产素通常被用于促进孕妇分娩，现在则越来越多地被用于治疗慢性疼痛，不过这种治疗方案仍缺乏可靠的临床数据支持。

混合数据表明，催产素有效缓解疼痛的作用机制之一，是一种经过强化的安慰剂效应——人体对抗痛苦的最有力的工具之一。

这种安慰剂效应揭示了人体在通过神经化学物质的调节自行缓解疼痛方面具有巨大的复原力。此外，如果要量化一位友善的临床医生对患者产生的影响，它也是核心要素。

在我读书时，每到重大考试的前一晚，我的脑子总是很乱，要用一些方法才能把一大堆二次方程式和生物通路从大脑里清除。我母亲不许我吃安眠药，总是给我一半哮喘药片，一种有强效镇静作用的抗组胺药。因此，在求学和进入医学院深造的大部分时间里，我只靠这种温和的药物来保证在考试前获得充足睡眠。直到有一天，在药理学课上，我发现我信赖的哮喘片根本不具有任何镇静作用。这些年来，让我顺利入睡的其实是我自己，而不是哮喘片。

安慰剂效应是医学界研究得最深入的神经心理学现象之一。它是一个强效按钮。我们只要按下它，就可以缓解恶心、瘙痒、焦虑、疲劳、呼吸困难等身体不适的情况。人体利用安慰剂效应的能力可以解决上述所有问题。安慰剂效应甚至还可以调节免疫系统的反应。疼痛不但最有可能在我们预期它会有所缓解时缓解，也最容易在我们担心它出现时被唤起。我们将这种现象称为"反安慰剂效应"（nocebo effect）。[21]

安慰剂效应比大多数人想象中更有效。在大多数实验中，安慰剂的作用和受测试的治疗方案一样强。与此同时，多达 1/4 的受试者因为存在副作用而停止使用安慰剂，而疼痛是这些副作用中最常见的。当医生假装给患者停用了强效止痛药芬太尼时，这种药的强大药效就会真的失去作用。如果医生告知患者一种没有副作用的药物会产生副作用，患者体验到副作用的概率就会大幅提升。仅仅是把抗偏头痛药物贴上安慰剂的标签，就能让它失效。事实上，贴安慰剂标签的抗偏头痛药物与贴抗偏头痛药物标签的安慰剂在患者身上产生的效果是大致等同的。不仅如此，安慰剂的侵入性越强或生效机制越复杂，它的效应就越显著：有些"假性手术"的安慰剂效应可以持续许多年，时效与真实的手术大致相当。在脊柱和关节等处注射生理盐水就是一例。在这种假性膝盖手术中，外科医生只是在患者皮肤上做了一个切口，并没有对膝盖做任何处置。[22]

在认识安慰剂效应时，我们关注的重点经常是糖制药丸或假性手术，但实际上，开具处方的医生才是施展安慰剂效应的最重要的魔术师。

从外表上看，泰德·卡普丘克（Ted Kaptchuk）根本不像哈佛大学教授。作为从澳门一所学院获得中医学位且训练有素的针灸师，他是哈佛大学医学院中极少数没有临床医学博士和科研医学博士学位的教职人员之一。他的文凭甚至得不到马萨诸塞州的承认。但是，卡普丘克可算是世界上最具创新性的研究人员之一。他比任何科学家都更能帮我们理解医生对患者的影响力。

2008 年，卡普丘克发表了一项突破性的实验成果。他招募了 262 名肠易激综合征患者。这种令人衰弱的慢性病的特征是腹部疼痛，伴有腹泻或便秘。卡普丘克把患者分成 3 个参照组。在第一组中，患者被列入接受下一步治疗的候诊名单。第二组的患者借助一件看不出与真正针灸器具有任何差异的特制工具接受了"假性针灸"。第一组与第二组患者的治疗效果几乎没有任何差异。在第三组中，患者接受了所谓的"增强针灸"——同样是假性针灸，其流程本身与第二组没什么差别，但细节体验完全不同。这些患者受到了热情的接待，针灸师也会专注地听他们讲话，通常会在患者希望得到进一步解释时重复他们的问题。最重要的是，针灸师对患者的疾病表现出了同理心。比如，针灸师会这样说："我明白，肠易激综合征会让你感觉多难受。"这些针灸师接受过大量旨在加强与患者互动的培训。[23]

实验结果的差异非常惊人。接受增强针灸的第三组患者在生活质量和症状严重性方面的改善幅度，是被列入候诊名单的第一组患者和接受了针灸但未获得关注与同情的第二组患者的两倍多。事实上，增强针灸组的反应效率可以与许多肠易激综合征特效药的效果媲美。

不过，即使是为了研究，这一类安慰剂实验还是带有欺骗患者的道德瑕疵。有人认为，患者是被操纵和误导的。在现实中，医生开给患者的安慰剂大多是维生素、抗生素和营养品，而很少是糖或面粉制成的真正的安慰剂。美国医学协会在其发布的《医学伦理守则》（*Code of Medical Ethics*）中对此提出警告，"在患者不知情的前提下使用安慰剂可能会破坏医患之间的信任，损害双方关系，并导致对患者的医疗伤害"。[24]

为此，卡普丘克进行了一项更富于探索精神的实验。这一次，他坦诚地告诉他的患者，他们将接受安慰剂治疗。

该研究以 83 名慢性腰痛患者为对象。他们被随机分组，要么继续接受常规治疗，要么在此基础上接受明确标示出"安慰剂"的药物治疗。患者被告知安慰剂具有很强的效应，已被之前的研究证明可以缓解疼痛。这项实验取得了惊人的结果。仅仅 3 个星期后，在常规治疗外也服用安慰剂的知情患者报告称，他们的失能程度出现了 30% 的缓解，而只接受常规治疗的患者则没有报告任何变化。就疼痛的改善情况而言，明确使用安慰剂组是常规治疗组的两倍甚至更多。鉴于实验前有多达 70% 的参与者对安慰剂的效果持怀疑态度，如此明显的提升是值得关注的。[25]

在患者知情的前提下使用安慰剂，似乎比隐瞒患者时的效果更好。一份系统性综述评估了针对各种问题（癌因性疲乏、抑郁、注意缺陷与多动障碍、偏头痛、背痛、肠易激综合征和过敏性鼻炎等疾病）的有明确标记的安慰剂的效果，得出结论：与传统上在患者不知情时使用的安慰剂相比，有明确标记的安慰剂改善病情的效果更明显。[26]

所以说，安慰剂效应的秘诀在于医疗流程。医生的同理心可以极大地提升它的效果。安慰剂无法修复骨折，也不能缝合穿孔的阑尾，但可以影响医生选择是做治愈者还是单纯的技术人员。2014 年，当我代表《波士顿环球报》（*Boston Globe*）采访泰德·卡普丘克时，他表示，任何一位医生都可以通过"承诺给予患者陪伴"来最大化个人的安慰剂效应。在一项针对约 3000 名慢性疼痛患者的研究中，认为自己的医生更有同理心的患者在临床上疼痛缓解的现象更明显。[27]

然而，许多慢性疼痛患者在就医时无法感受到医生的同理心。现代医疗保健体系和疼痛医学专科之所以需要清算，在很大程度上是因为从业者没能为求助者提供具有同理心的治疗。这正是疼痛医学领域女性医生的稀缺具有如此大破坏性的主要原因。从整体上说，女性医生比男性医生更能以同理心来对待患者。[28]

不过，仅靠性别多样化还不足以解决疼痛医学领域中同理心匮乏的问题。一项以 700 名美国医生为对象的研究表明，除了男女医生的同理心差别之外，造成这种现象的另一个因素是，在所有医学专科中，麻醉学 —— 美国大多数疼痛专科医生都出自这个专科 —— 是最缺乏具有同理心的从业人员的。医学专科可以被分为以人或以技术为中心两类，而麻醉学无疑属于后者。问题在于，如果世界上只有一种疾病需要以人为中心的医生，那么它应该是慢性疼痛。[29]

黑人医生的稀缺或许正是美国社会对黑人群体的疼痛表现冷漠的原因。一项广泛的综合性研究表明，当我们认为另一个人是我们所在群体的一员时 —— 比如支持同一个足球队，信仰同一种宗教或属于同一个种族 —— 我们最能切身地感受到对方的疼痛。[30]

这种同理心方面的偏见在不同种族之间普遍存在，但并非不可克服。克服同理心中的种族偏见不但在疼痛管理中极为重要，也关系着如何在医疗体系乃至整个社会层面实现平等。我们当下最迫切的任务或许不是研发新的止痛药，而是致力于培养出更有同理心的医生，并对整个医疗体系进行改革，给医生们更多时间去照顾患者。我们还需要调整激励机制，鼓励医生们做正确的事，而不是为绩效拼命。

大量证据表明，对他人疾患的同理心是可以被培养的。仅仅是与其他族裔人群生活和互动，就足以增强个体的同理心。[31]

　　调整内心深处偏见的另一个重要途径是强调而非设法消除族裔之间的差异。一种"个体化训练"可以帮助人们将他人看成具有独特品质和个性的个体，而不仅仅是某个特定群体的成员。在一项实验中，受试者被要求不去关注其他族裔的组员的肤色，而是专注他们感受到的疼痛的强度。这种做法能够激发更强烈的同理心，消除群体间的偏见。当受试者被告知某个被排斥的族裔的成员现在成为其所在群体的一分子时，与之前的实验结果相似，受试者的同理心也得到了显著提升。[32]

　　同理心不但是帮助慢性疼痛患者的关键，而且是消除医疗实践中对患者无所不在的偏见的重要因素。然而，有些人不相信可以通过培训让每个临床医生变得更有爱心。他们认为同理心就像卷舌头的能力一样，有人天生具备，而有人天生缺乏。

　　的确，有人天生就更有爱心，频繁参加沟通技巧训练班也不会让爱心增加分毫。但我仍然相信，同理心在很大程度上是可以在后天培养的。我还相信，一个人的经历可以影响其站在他人角度看问题的能力。我的生活因为脊柱受伤而偏离了正轨，但这场悲剧也让我更能体会我面对的患者们的痛苦，其中许多人和我一样，在不为人知之处承受着煎熬。在理想的情况下，我们要帮临床医生塑造一种与病患建立连接、避免让他们独自面对重大疾病打击的能力。

　　更重要的是，我们本应通过结构性的医疗体系和配套的激励机制来鼓励医生们提供更体贴周到、更具人性化的照护。可惜的是，现有的医疗体系不幸与这一宗旨背道而驰，美国的医疗系统尤为明显。在这种情况下，疼痛患者受到的折磨无人可比。

被《时代》杂志尊称为"疼痛缓解之父"的约翰·博尼卡，清晰地阐述过在他看来帮助疼痛患者的最佳方式。博尼卡认为，缓解患者的疼痛需要多个学科的通力合作，并且不能只关注身体或心灵，而应该将二者融合，关注作为整体的人。

博尼卡曾在 1976 年的文章中谈到对慢性疼痛患者的医疗照护有多糟糕，而过程中还不时出现困扰伊凡·伊里奇的那类医源性问题——医疗干预不但少有成效，反而经常导致并发症。"这些（患者）中的不少人因为无效或不当治疗而出现医源性并发症的风险很高，可能出现麻醉剂中毒和重复多次、毫无意义、有时甚至会致残的手术等情况。相当多人因此放弃了治疗，转而求助于一些不但会榨干患者金钱而且往往会造成更大伤害的庸医。一些受顽固性剧烈疼痛困扰的患者感到绝望，最终选择了自杀。"令博尼卡感到格外悲哀的是"以专业化为目标的发展趋势"，因为"它促使每名专业人员以僵化、狭隘的方式看待疼痛"。为了提供针对疼痛的全人（whole-person）照顾，博尼卡提出的解决方案是建立多学科疼痛门诊。后来，这种门诊很快就开遍了美国各地。[33]

多学科疼痛治疗尊重疼痛体验不可化约的复杂性。1961年，作为受过正规培训的麻醉师，博尼卡建立了世界上第一家由外科医生、心理学家、精神病学家和理疗师组成的多学科疼痛门诊。博尼卡推行的这种治疗方法不但有强大的实证基础，而且相较过度强调药物或手术的其他治疗方法，几乎没有或只有轻微风险。[34]

据卡罗尔·沃菲尔德回忆，1979 年她开设多学科疼痛门诊时，医疗界的大环境与如今完全不同。她告诉我："在 20 世纪 80 或 90 年代，医生绝对不会为慢性疼痛患者开具阿片类药物。"在多数情况下，哈佛大学医学院不同科室的专家会聚在一起，寻找适合特定患者的治疗方案。在一段时间后，这个团队的成员便能共同制定出最佳方案。

不知从何时起，一切都变了。一如多学科疼痛治疗的崛起般迅速，全美各地的多学科疼痛门诊又开始大片停诊。2021 年，美国康复机构认证委员会（Commission on Accreditation of Rehabilitation Facilities）只通过了 51 个多学科疼痛康复项目，而 1999 年获批的同类项目达 1000 多个。在这 51 个项目中，有 18 个位于得克萨斯州。生活在美国其他地区的疼痛患者很难从这类机构中获益。[35]

如今，我们还在用博尼卡在 1976 年描述的方法来控制疼痛。情况甚至可能比当时更糟。为什么会变成这样？

多学科照护走向衰落的一个主要原因在于保险公司。许多保险公司认为多学科照护的性价比较低，因此不对其进行覆盖。具有讽刺意味的是，受这种策略影响，患者要么选择接受无效的手术，导致保险公司支付更高额的理赔金，要么选择使用阿片类药物，而后者虽然减轻了保险公司的文书负担，在短期内也能缓解疼痛，但长期看却对患者的病情并没有任何好处。此外，即使在多学科照护可以获得理赔的情况下，强加给临床医生和患者的申报流程负担也经常造成理赔延误。患者的症状很可能因为延误而恶化，于是许多人干脆选择了放弃。[36]

导致多学科照护最终走向没落的一个更重要的原因，是医疗领域无节制的企业化。

美国医疗体系采取收费服务模式。因此，从本质上说，看医生跟去商店购物没有什么不同：你放入购物车的东西越多，要支付的费用就越多。唯一的差别在于，医生才是医疗体系里真正的购买者。患者既不知道存在哪些选项及其可能的价格，也不知道它们各有哪些风险和优势，因此只能听从临床医生的选择。这就导致医患之间出现了利益冲突，毕竟，医院和医生推荐的项目收费越多，他们获得的收益就越高。

就在前些年，医生们还很少谈论卡罗尔·沃菲尔德口中那个"以 M 开头的词"[①]。沃菲尔德说："我们从不讨论价格，也不关心某台手术的费用如何。我们只会按对患者最有利的

---

① 指"钱"（money）。——编者注

方案做。"但是，当抽取佣金的渴望压倒了医学的道德本质，局势就发生了变化。"疼痛医学领域的医生更偏爱手术治疗，因为这样做更有利可图。"

在一个上级不断向下施压，要求获取更多收益的医疗体系里，连最有道德感的医生也会发现自己思考的标准已经渐渐偏向提高利润了。作为个体，医生们得到的指示是要严格遵守道德准则，但他们所在的机构和系统却可以不受这些准则的制约。当然，无论如何，医生本身都要为屈服于这些外部压力承担一定的责任。

"疼痛介入治疗专家可能会利用被持续的疼痛折磨的患者的脆弱心理，让他们接受那些能让自己抽取高佣金却没有任何证据支持其有效性的手术。"疼痛心理学家艾伦·莱博维茨（Allen Lebovits）在《疼痛医学》（*Pain Medicine*）杂志中揭露，"倾听患者的讲述、观察其疼痛相关行为需要花一些时间，但鉴于'时间'已成为一种商品，它通常是疼痛医学这门'生意'无法免费给予的。"[37]

将生命健康置于利润之上的医疗系统会为生命垂危的患者转换治疗方案。在不以利润至上为宗旨的医疗体系中发展疼痛治疗的做法并不是空中楼阁，因为在现实中的美国就存在一个这样的例子——退伍军人医疗系统（Veterans Affairs Health System，VA）。

作为全美最大的综合性医疗系统，退伍军人医疗系统始终在竭力抵抗美国医疗界的每一次堕落。尽管在美国大众中，阿片类药物的处方量仍然处于足以威胁他们健康的高水平，但在退伍军人群体中，此类处方的数量已被成功降低了40%。多学科照护虽然在美国国内整体上日见稀缺，但在退伍军人医疗系统中，它却成了医疗照护的标杆。该系统几乎所有附属机构在常规的内科与外科治疗之外，还会进一步为疼痛患者提供瑜伽、冥想和催眠等补充性和综合性的健康照护。[38]

退伍军人医疗系统的运营方式的重要性体现在以下几个方面。首先，不同于传统的医疗中心，退伍军人医疗系统不采取收费服务模式。它采取总额预付制，让各分支机构自行决定资源的使用方式，以实现从患者角度看的最佳治疗目标。我在结束临床训练后选择在退伍军人医疗系统内工作的一个重要原因是，我发现，在这个系统环境中，患者和医疗体系受到的激励是完全一致的：对患者最有利的选项同时也对医疗系统最有利。其次，退伍军人医疗系统还在资助一些重大的慢性疼痛临床试验，如处方类止痛药比较效益策略（Strategies for Prescribing Analgesics Comparative Effectiveness，SPACE）试验。这些临床试验为探索疼痛的未知世界提供了第一手宝贵资料。

不过，如果医学界希望以多学科疼痛管理真正取代目前这种缓解疼痛的不光彩的方式，它还需要争取所有利益相关者中最关键的一群——慢性疼痛患者的支持。因为听过太多次某种药物或手术可以有效消除疼痛的承诺，许多患者已经不敢再轻易地给予信任，而多学科疼痛照护的核心支柱之一正是患者对它的接纳。

如果我们希望未来每位患者都能在个体化治疗的帮助下与疼痛共存，那么我们就必须更新我们对人体与疼痛机制基本关系的想象。

最近，我又一次走进了睽违多年的牙科诊室。由于上一次的经历特别惨痛，我一直没有勇气回到这里。但从某个时候开始，我的牙已经疼得让我没法忽略了。

牙医认为我的情况并不乐观。我的牙龈有很重的炎症，轻微触碰一下就会流血，而且非常容易过敏。我的智齿也长歪了，挤占了口腔的空间。牙医警告我，清理的过程会非常痛苦，需要 3 次才能完成。这种治疗通常应该间隔几个月，但我的工作日程只允许我在连续 3 天里完成全部清理。

第一次口腔清理是一场让人后背发麻的无情折磨。钻牙器在我的耳畔嗡鸣，我的牙龈在戳碰和刮擦中不停流血，而我嘴中满是血腥味。我试图强迫自己放松，但钻牙器每挪动一下，我的全身便立即僵硬得像一块混凝土板。我想把注意力集中在脚尖上或想象自己正在玩电子游戏（对我来说，这就好比想象躺在沙滩上一样自在），但这些努力都没有用。诊室里很冷，可我从头到脚全被汗水打湿了。即使回到家中很久，应激激素依然在我体内激荡和盘旋。

第二天走进诊室时，我满心以为情况只会更糟，因为我的口腔已经承受了太多。但在清理工作进行到一半时，我的牙医表示我看上去冷静多了。我在第三次就诊时甚至更放松了一些。现在回想起来，我想我清楚了其中的原因。在后两次清理牙齿时，疼痛并没有减轻，但我对将要发生的事已经有了预期。正是我的心理变化让一切变得不同。

灼痛、酸痛、刺痛、压迫性疼痛……不论表现方式是什么，所有疼痛都在传达同一个信息：人体的理想状态和实际状态之间出现了根本性的不一致。疼痛在要求我们采取行动。对于越来越关心盈利的医疗产业来说，疼痛的报警信号正中它的下怀。

长期的糖尿病会引起神经病变，导致患者的双手和双膝出现刺痛和不适感。在一项针对此类患者的实验中，研究人员发现了与疼痛共存的要诀。这项实验将这些患者随机分为常规组或认知疗法（cognitive therapy）组。认知疗法的内容是通过训练使患者接受其身体上的冲突现象，并帮助他们作出选择：是接受疼痛并继续照常生活，还是出于逃避或控制疼痛的目的而选择限制当前的生活。该疗法会让患者认识到自己虽然是被迫作出选择的，但也会因此获得力量。这种疗法也被称为"接纳承诺疗法"（acceptance and commitment therapy，ACT）。在心理治疗领域，认知行为疗法是最常见且理论研究最充分的一个类别，而 ACT 疗法则是它新近出现的一个分支。[39]

在这项实验中，采用接纳承诺疗法的患者在疼痛感知和疼痛接受度方面均有明显改善。疼痛接受度是通过有效的调查问卷评估的，可以反映受试者放弃控制疼痛，在一种由其个人价值观驱动的积极生活中与疼痛共存的意愿。

疼痛接受度这个概念虽然引发了一些争议，导致许多患者将其错误地等同于向无法避免的疼痛投降，但它的有效性也获得了极其有力的证明。多项实验表明，即使仅通过互联网提供治疗，接纳承诺疗法也可以有效地减轻患者的痛苦，并帮助他们以更符合主观意愿的方式生活。接纳承诺疗法的基本思路是帮助患者放弃逃避令自己痛苦的念头、情绪和处境的愿望，并通过将自我从感官中抽离，让患者以开放的心态参与活动，来获得心理弹性。[40]

接纳承诺疗法可以显著地强化现有的慢性疼痛治疗方案。英国的一项临床试验对理疗师进行了培训，要求他们帮助患者把恢复功能置于比缓解疼痛更重要的地位上，并教他们运用接纳、正念和根据价值观行动等工具。这项试验的特别之处在于，受试患者密切参与了试验设计，有一位患者甚至是该试验所获资金的共同申请人之一。在试验中，248 名慢性腰痛患者被随机分到经接纳承诺疗法强化的理疗组或常规理疗组。运用接纳承诺疗法的理疗师不是心理学专家，与患者相处的时间也比常规组的理疗师少，但试验结果却引人深思。[41]

虽然接受接纳承诺强化理疗的患者的疼痛问题没有缓解，但是他们在失能、疼痛消极影响、身体机能与工作和社交方面的适应力等方面均有很大改善。重要的是，尽管这些患者更强调解决疼痛问题，但没有一位患者在接纳承诺治疗中出现副作用。事实上，这些患者认为接纳承诺强化理疗比常规理疗更有效。

疼痛患者曾在缓解疼痛和为自己的痛苦正名过程中经历了漫长的煎熬，因此接纳这种方法对他们而言无异于一剂苦药。在许多患者看来，医疗系统对待他们的态度就像手术刀一样冰冷无情。

因此，一些患者不愿接受接纳承诺疗法也是完全可以理解的。致力于为残疾人谋福利的安娜·汉密尔顿（Anna Hamilton）在其博客中写道："疼痛接受度对一些患者或许有用，而且我确实认为在某种程度上接受自己的疼痛是必要的——但'单纯接受疼痛'这种一刀切的做法可能非常危险，尤其是在它没有配备一整套多维度的医疗方案时。"[42]

患者对疼痛接受度心存疑虑，是因为他们的求医之路有可能因为它的出现戛然而止，而就算他们求医的结果不过是模糊的诊断书或未经验证的新疗法，这些救命稻草也有可能彻底改变他们的生活。他们也许会认为，接受就意味着屈服。这是一个表示放弃的信号，标志着医疗逃避了它应当承担的责任。

在患者看来，接纳疼痛的做法让他们失去了选择的权利，但疼痛接受度的概念恰恰意味着医护人员要帮助患者作好旅途上最重要的一次选择：是任由自己的生活被疼痛毁掉，还是自主决定要过怎样的生活？

一旦接纳承诺疗法被正确运用，再辅以善意和同理心，许多患者便会发现，这样的生活方式是有益身心的。在上文提到的英国实验中，共有 478 名患者参与了前期海选，其中高达 85% 的人最终参与了实验——在同类型研究中，这个比例可算非常可观。在参与实验的患者中，高达 88% 的人参与了全程，并提供了随访结果。[43]

当遇到本书第 1 章中提到的那位患者时，我已经了解到这些信息，并对接纳承诺疗法产生了坚定的信心。我坐在他旁边的病床上，看着这位受带状疱疹的疼痛折磨而形销骨立的患者。他接受过总价值高达百万美元的检查，尝试了无数的药物和手术治疗，但一切都无济于事。虽然我不确定能否发现新的病因，也不知道能否找到某种根除痛苦的疗法，但我向他保证，我们这个团队会全力以赴地找出疼痛的根源，并尽一切可能帮助他。与此同时，我也向他坦承，彻底消除这种疼痛的可能性是非常低的。

"我希望能帮助你和疼痛共存，"我告诉他，"我希望你重新开始打高尔夫球。"

也许正是因为相信我们已经拼尽全力，相信我们愿意用所有可能的方法帮助他，他整个人都发生了变化。他的用药没有改变，但在短短几天之内，他就觉得自己的状态好多了。他拒绝去康复机构，只想在家里自己锻炼。在他出院之前，我询问他是否有兴趣去见一位疼痛心理学家。我告诉他，我们现在不是要向疼痛举起白旗，而是要收集一切可以利用的选项，以弥合他体内出现的裂痕。他急切地接受了我的引荐。

疼痛接受度最近才被纳入帮助患者与疼痛共存的生物医疗方法体系。然而，只要简略地回顾一下，我们就会发现在人类历史上，接受疼痛一直是我们与疼痛共存的重要方式之一。佛教徒总是通过直面难忍疼痛的方式来缓解它，但他们不会采取大张旗鼓的对抗，而会借助安静的沉思或冥想。世界上的大多数文明都鼓励人类与疼痛共存，强调与其和平共生而非对抗。

如今最前沿的疼痛科学并非要揭示疼痛领域的新知识，而是要重新唤起在迅速发展的商业机器对永生和无痛的无节制营销下被人类遗忘的一种对待身体的方式。商业化医疗体系的核心假设是实现对个体的控制。它灌输给我们的观念是，只有医生开具的处方或他们握在手中的手术刀才能治愈人类的疾病。

为了对治疗疼痛的方式进行纠偏，我们需要改写慢性疼痛的故事。一些观点诱使我们相信，所有疼痛都是灾难性的，都会危及生命，因此我们需要放下其他所有事情，一心关注它们。我们不应该接受这样的理念。为了治愈慢性疼痛，我们在世界各地寻找着答案，从传统的草药找到致幻剂，从侵入性手术找到柔术动作，但解决它的终极方法始终深藏在我们内心深处。

一个没有疼痛的世界是永远不可能成为现实的。有人甚至会认为，这样的世界也永远不应该成为现实。现代医学成功地延长了人类的寿命，同时也带来了难以预见的痛苦。为了阻止疼痛的蔓延，我们的努力已经催生出一个恶魔——鸦片本应被用作一种止痛药，但它夺走的生命却远远多于它挽救的。我们必须作出选择：是要继续走以前走过的路，追求一种被商业推手侵蚀和重塑的疼痛观，还是采取人类践行了千百年的传统方式，去拥抱疼痛，重新将它看作一种生活体验、一种我们感受到的情感，而不仅仅是我们接收到的生理感觉。

在与疼痛共生的那段日子里，一个问题在我脑海中生根发芽，使我越来越难以摆脱：我此时面对的疼痛，以及我曾经感受到的一切疼痛，是否只存在于我的大脑中？难道它们只是我狂野的想象虚构出的产物，是我过度活跃的回忆的一种表征？

在疼痛患者看来，"一切都是你想象出来的"是他们接收到的最傲慢也最无用的论断之一。疼痛是众多患者日常叙事的核心，因此质疑它的真实性在本质上等同于抹杀那些正受疼痛折磨的患者的存在。

然而，鉴于现代医学对人体内疼痛成因的认识，我们又很难得出其他结论。在人类的所有感觉中，疼痛最具可塑性。相较其他感官，它更多源自大脑而非身体。身体负责察觉伤害性感受，大脑则负责生成疼痛体验。让我们感到痛苦的正是我们的大脑。

的确，我们感受到的所有疼痛都来自大脑。

这本不该是一个有争议的观点。然而，我们被医学领域内广泛流行的身心二元论引入了歧途。

在文艺复兴时期，在身心二元论的影响下，宗教势力掌控所谓"神圣心灵"、生物学与医学管理身体的局面得以形成。科学从此打破了神学的枷锁。从事医疗实践的医生被划分为负责大脑的（即后来的精神科医生）和修复身体的两类。相较人体修复领域的巨大成功，现代医学对大脑的认知却几乎可算是止步不前。在最初的大众制度化与麻醉药品热潮之后，抗抑郁药等近期的精神病学发展成果仍无法扭转这一窘境。而且，当人们越来越关注生理疾病时，精神疾病受到的污名化仍无处不在。[44]

从本质上说，疼痛可谓驳斥身心二元论谬误的最有力的证据。心灵，即人类的全部意识，是由大脑和身体共同创造的。我们清楚，使身体受到影响的因素也会影响所谓的心灵。正如在大多数情况下，伤害性感受会首先导致疼痛，进而才令我们产生煎熬的感觉。但是，疼痛也明确地告诉我们，扰动心灵的因素也可以改变身体的感受，把自下而上的信号传导链条逆转为自上而下的。

人体的神经不知道心灵和身体之间的界线在哪里。也许正在兴起的表观遗传学（epigenetics）可以为二者的相互渗透提供最鲜明的示例。

表观遗传学主要研究重大生命事件如何修改人体的基因

表达。例如，仅在压力环境中成长这一条件就可以导致人类基因的化学变化，从而影响它们的作用方式。为研究生活方式与环境对神经脆弱性的影响，英国的研究人员对 25 对同卵双胞胎进行了基因对比，寻找他们在热敏感性方面的差异。研究人员发现，尽管每对同卵双胞胎的基因完全相同，但某些双胞胎各自判断探针过热的时间点存在明显的差别。研究人员因此得出结论，当不同的生活事件引起表观遗传变异时，一对双胞胎在与疼痛相关的基因表达（TRPA1 通道）方面出现了差异。这似乎可以解释同卵双胞胎在热敏感性方面的差异。[45]

我们的主观感受可以从根本上影响我们的生理状况。童年不幸的个体有可能出现表观遗传修饰，导致他们在成年后更容易患上慢性疼痛。这种基因上的变化或许也是经历过种族歧视的个体对不适更敏感的原因之一。

现代医学逐渐认识到，人类的心灵与身体不是两个完全分立的实体，而是在身体之下运行的同一种基础生理过程的同一种表征。意识是人类一切认知过程的总和，而我们的所有感觉都是它的产物。饥饿感不是空空如也的胃产生的，而是大脑制造的。愉悦感的来源也不是皮肤，而是大脑。因此，即使皮肤没有被抚摸，你依然可以产生愉悦感；哪怕胃已经被填满，你还是会馋冰激凌。

医生、护士和理疗师能提供给患者的最大帮助，就是以同理心和善意为核心开展医疗工作。但是，要使心怀善意成为照护的标准，医学院和培训项目必须先重视这一因素，医疗系统也必须在此基础上改革。我们需要采取多学科治疗疼痛的方法，用现有的一切工具帮助患者缓解痛苦。我们还应调整以往由医疗体系决定医护人员薪酬的做法，改由患者来评定医护人员的表现，让"以人为本的医疗"真正成为现实，而不是止步于一句口号。建设一个为所有人提供关心和爱护的医疗体系的这份美好愿景可能会在医院和门诊之外的领域引起共鸣，将为一个更加公平和公正的社会奠定基石。

"一切都是大脑的想象"过去曾被用来贬损患者的人格，而我们现在应该用它为患者赋权。一些最具前景的疼痛缓解策略放大了人体自身调节机制的作用。现代医学不能让人们一味从外部资源中寻找喘息之机，而应该帮助他们最大限度地发挥自身内在的达成平衡的能力。与其向疼痛开战，不惜一切代价地征服它，我们不如另寻一条前行之路。我们总在尝试控制人体的疼痛机制，让它服从于我们的意志，但这种做法已经加剧了人体内的不平衡，并反过来使疼痛渐渐主导了我们的生活。现在，我们最理想的出路是重新与一种人类与生俱来的存在方式建立连接。这种现实状态不但会使患者接纳过去，着眼现在，也会给他们未来以希望，告诉他们即使有疼痛相伴，人类也可以好好生活。

致　谢

自 2008 年脊柱骨折的那一天起，我的生活彻底改变了，但那时我还不知道，我正向着写作这本书迈出艰难的第一步。很少有人像我这样幸运，可以奇迹般地用过去时写下那段惨痛的日子。在让被毁掉的生活重新回到正轨的过程中，我遇到了一大群好心人：允许我提前离开门诊或手术室的主治医生、不时免费帮我复健的理疗师，还有那些在许多人抛弃我之后还留在我身边的朋友们。但是，我还能好好活着并把这段故事讲述给读者，主要应该感谢我的妻子，我过去爱着、今后也将一直深爱的拉贝尔。我的后背体验过许多种疼痛，但我在教科书或研究论文中却找不出任何一段足以解释我为何康复的文字。拉贝尔的爱与关怀才是将我破碎的身体和灵魂重新黏合在一起的胶水与药膏。不过，慢性疼痛的幽灵并未真正远离我的生活。一次锻炼中的不慎或一场难以预料的意外足以使它再次成为威胁。在心理层面上，慢性疼痛已经永远地改变了我。

《伤痕之歌：疼痛的黑暗历史》的主题是疼痛以及与疼

痛共存的人们。很少会有人倾听这些人的感受，他们的痛苦也很少得到社会和医疗系统的承认。为了完成这本书，我采访了许多疼痛患者及其护理者。他们无私地向我敞开了心扉，而这份信任我将永远铭记在心。我衷心希望公开这些人的经历能帮助到一些正在阅读这本书并默默忍受煎熬的读者。一些长期受慢性疼痛折磨的患者或许会对本书的部分内容持有异议，但我希望他们可以看到我是始终站在善意和严谨的立场上写作的。虽然每一名疼痛患者的具体情况都不同，但本书的目的之一是说明疼痛如何建立起一种深刻的联结，不仅存在于人与人之间，甚至也存在于人与整个生物王国之间。本书既不是第一本有关疼痛的书，当然也绝不会是最后一本。

成为一名医生一直是我此生最大的荣幸。没有这样的身份，我是不可能写出这样一本讲述自身疼痛经历的书的。我年少时就读于巴基斯坦卡拉奇的阿迦汗大学医学院，之后在美国马萨诸塞州波士顿的贝斯以色列女执事医疗中心完成内科实习，接着前往北卡罗来纳州达勒姆的杜克大学医学中心接受心脏病学培训，接受了我能想象到的最好的科学、医学与人文教育。我还要感谢波士顿的退伍军人医疗系统、布列根和妇女医院及哈佛大学医学院的所有同事。我为自己能在这些令人尊敬的机构中执业、研究和任教而感到非常荣幸。

最后，假如没有一个优秀团队的帮助，这本书就不可能从一个构想变成现实。我的经纪人唐·菲尔在我第一次就慢性疼痛问题为《纽约时报》撰稿时告诉我，我可以将其扩展为一本书。他的判断是对的。他在基本图书出版公司帮我找到了一个由埃里克·亨尼领导的优秀编辑团队。在我与亨尼通过电话建立合作之后，亨尼敦促我继续修改和完善本书。随后，艾玛·贝里接手了他的工作，直至本书顺利出版。

参考文献

导　言

1　Hoffman KM, Trawalter S, Axt JR, Oliver MN. Racial bias in pain assessment and treatment recommendations, and false beliefs about biological differences between blacks and whites. *Proc Natl Acad Sci USA.* 2016;113(16):4296–4301.

2　James SL, Abate D, Abate KH, et al. Global, regional, and national incidence, prevalence, and years lived with disability for 354 diseases and injuries for 195 countries and territories, 1990–2017: a systematic analysis for the Global Burden of Disease Study 2017. *Lancet.* 2018;392:1789–1858.

3　Goldberg DS, McGee SJ. Pain as a global public health priority. *BMC Public Health.* 2011;11:770; Blanchflower F, Oswald, A. Unhappiness and pain in modern America: a review essay, and further evidence, on Carol Graham's Happiness for All? NBER Working Paper No. 24087. 2017; Zelaya CE, Dahlhamer JM, Lucas JW, Connor EM. Chronic pain and high-impact chronic pain among U.S. adults, 2019. NCHS Data Brief. 2020;390:1–8; Institute of Medicine. *Relieving Pain in America: A Blueprint for Transforming Prevention, Care, Education, and Research.* Washington, DC: National Academies Press; 2011; Craig KD, Holmes C, Hudspith M, et al. Pain in persons who are marginalized by social conditions. *Pain.* 2020;161:261–265; Mills SEE, Nicolson KP, Smith BH. Chronic pain: a review of its epidemiology and associated factors in population-based studies. *Brit J Anaesth.* 2019;123:e273–e283.

4　Wiech K. Deconstructing the sensation of pain: the influence of cognitive processes on pain perception. *Science.* 2016;354:584–587.

第 1 章　解读痛苦

1　Moehring F, Halder P, Seal RP, Stucky CL. Uncovering the cells and circuits of touch in normal and pathological settings. *Neuron.* 2018;100:349–360.

2　Cahill JF, Jr., Castelli JP, Casper BB. Separate effects of human visitation and touch on plant growth and herbivory in an old-field community. *Am J Bot.* 2002;89:1401–1409; Xu Y, Berkowitz O, Narsai R, et al. Mitochondrial function modulates touch signalling in *Arabidopsis thaliana. Plant J.* 2019;97:623–645.

3　Trewavas A. Aspects of plant intelligence. *Ann Bot.* 2003;92:1–20.

4　De Luccia TP. *Mimosa pudica, Dionaea muscipula* and anesthetics. *Plant Signal Behav.* 2012;7:1163–1167; Murthy SE, Dubin AE, Whitwam T, et al. OSCA/TMEM63 are an evolutionarily conserved family of mechanically activated ion channels. *Elife.* 2018;7; Gremiaux A, Yokawa K, Mancuso S, Baluska F. Plant anesthesia supports similarities between animals and plants: Claude Bernard's forgotten studies. *Plant Signal Behav.* 2014;9:e27886; Dillard MM. Ethylene—the new general anesthetic. *J Natl Med Assoc.* 1930;22:10–11.

5　Bastuji H, Frot M, Perchet C, Hagiwara K, Garcia-Larrea L. Convergence of sensory and limbic noxious input into the anterior insula and the emergence of pain from nociception. *Sci Rep.* 2018;8:13360.

6　Pain terms: a list with definitions and notes on usage. Recommended by the IASP Subcommittee on Taxonomy. *Pain.* 1979;6:249.

7　Raja SN, Carr DB, Cohen M, et al. The revised International Association for the Study of Pain definition of pain: concepts, challenges, and compromises. *Pain.* 2020;161:1976–1982.

8   Sneddon LU. Evolution of nociception and pain: evidence from fish models. *Philos Trans R Soc Lond B Biol Sci.* 2019;374:20190290; Batista FLA, Lima LMG, Abrante IA, et al. Antinociceptive activity of ethanolic extract of *Azadirachta indica* A. Juss (Neem, Meliaceae) fruit through opioid, glutamatergic and acid-sensitive ion pathways in adult zebrafish (*Danio rerio*). *Biomed Pharmacother.* 2018;108:408–416.

9   Rose JD, Arlinghaus, R, Cooke, SJ, et al. Can fish really feel pain? *Fish Fish.* 2014;15:97–133.

10 Dunlop R, Millsopp S, Laming P. Avoidance learning in goldfish (*Carassius auratus*) and trout (*Oncorhynchus mykiss*) and implications for pain perception. *Appl Anim Behav Sci.* 2006;97:255–271.

11 Millsopp S, Laming P. Trade-offs between feeding and shock avoidance in goldfish (*Carassius auratus*). *Appl Anim Behav Sci.* 2008;113:247–254.

12 Dunlop R, Millsopp S, Laming P. Avoidance learning in goldfish (*Carassius auratus*) and trout (*Oncorhynchus mykiss*) and implications for pain perception. *Appl Anim Behav Sci.* 2006;97:255–271.

13 Beecher HK. Relationship of significance of wound to pain experienced. *J Am Med Assoc.* 1956;161:1609–1613.

14 Ashley PJ, Sneddon LU, McCrohan CR. Nociception in fish: stimulus-response properties of receptors on the head of trout *Oncorhynchus mykiss. Brain Res.* 2007;1166:47–54.

15 Langford DJ, Crager SE, Shehzad Z, et al. Social modulation of pain as evidence for empathy in mice. *Science.* 2006;312:1967–1970.

16 Gioiosa L, Chiarotti F, Alleva E, Laviola G. A trouble shared is a trouble halved: social context and status affect pain in mouse dyads. *PLoS One.* 2009;4:e4143; Dunlop R, Millsopp S, Laming P. Avoidance learning in goldfish (*Carassius auratus*) and trout (*Oncorhynchus mykiss*) and implications for pain perception. *Appl Anim Behav Sci.* 2006;97:255–271.

17 Yong MH, Ruffman T. Emotional contagion: dogs and humans show

a similar physiological response to human infant crying. *Behav Process.* 2014;108:155–165.

18　Guesgen MJ. The social function of pain-related behaviour and novel techniques for the assessment of pain in lambs: a thesis presented in partial fulfilment of the requirements for the degree of doctor of philosophy in zoology at Massey University, Turitea campus, Manawatu, New Zealand [doctoral]. Massey University; 2015.

19　Vigil JM, Strenth CR, Mueller AA, et al. The curse of curves: sex differences in the associations between body shape and pain expression. *Hum Nat.* 2015;26:235–254.

20　Fairbrother N, Barr RG, Chen M, et al. Prepartum and postpartum mothers' and fathers' unwanted, intrusive thoughts in response to infant crying. Behav Cogn Psychother. 2019;47:129–147; Brandon S. Child abusive head trauma on the rise during COVID-19. Loma Linda University Health. January 22, 2021. https://news.llu.edu/health-wellness/child-abusive-head-trauma-rise-during-covid-19. Accessed May 7, 2021.

21　Keen S. The lost voices of the gods. *Psychology Today.* 1977;11:58–64.

22　Cassel EJ. The nature of suffering and the goals of medicine. *N Engl J Med.* 1982;306:639–645.

第 2 章　为何疼痛

1　Abdo H, Calvo-Enrique L, Lopez JM, et al. Specialized cutaneous Schwann cells initiate pain sensation. *Science.* 2019;365:695–699.

2　Yen CT, Lu PL. Thalamus and pain. *Acta Anaesthesiol Taiwan.* 2013;51:73–80.

3　Bugiardini R, Ricci B, Cenko E, et al. Delayed care and mortality among women and men with myocardial infarction. *J Am Heart Assoc.* 2017;6(8): e005968.

4　Rainville P, Duncan GH, Price DD, Carrier B, Bushnell MC. Pain affect encoded in human anterior cingulate but not somatosensory cortex. *Science.* 1997;277:968–971.

5 Rainville P, Duncan GH, Price DD, Carrier B, Bushnell MC. Pain affect encoded in human anterior cingulate but not somatosensory cortex. *Science.* 1997;277:968–971.

6 Pyszczynski T, Solomon S, Greenberg J. Chapter one—thirty years of terror management theory: from genesis to revelation. In: Olson JM, Zanna MP, eds. *Adv Exp Soc Psychol.* San Diego, CA: Academic Press; 2015:1–70; Burger O, Baudisch A, Vaupel JW. Human mortality improvement in evolutionary context. *Proc Natl Acad Sci USA.* 2012;109(44):18210–18214.

7 Yong E. Meet the woman without fear. *Discover Magazine.* December 16, 2010. https://www.discovermagazine.com/mind/meet-the-woman-without-fear.

8 Veinante P, Yalcin I, Barrot M. The amygdala between sensation and affect: a role in pain. *J Mol Psychiatry.* 2013;1:9.

9 Corder G, Ahanonu B, Grewe BF, Wang D, Schnitzer MJ, Scherrer G. An amygdalar neural ensemble that encodes the unpleasantness of pain. *Science.* 2019;363:276–281.

10 Gandhi W, Rosenek NR, Harrison R, Salomons TV. Functional connectivity of the amygdala is linked to individual differences in emotional pain facilitation. *Pain.* 2020;161:300–307.

11 Twilley N. The neuroscience of pain. *New Yorker.* June 25, 2018. https://www.newyorker.com/magazine/2018/07/02/the-neuroscience-of-pain.

12 Mazzola L, Isnard J, Peyron R, Mauguiere F. Stimulation of the human cortex and the experience of pain: Wilder Penfield's observations revisited. *Brain.* 2012;135:631–640.

13 Isnard J, Magnin M, Jung J, Mauguiere F, Garcia-Larrea L. Does the insula tell our brain that we are in pain? *Pain.* 2011;152:946–951.

14 Mazzola L, Isnard J, Peyron R, Mauguiere F. Stimulation of the human cortex and the experience of pain: Wilder Penfield's observations revisited. *Brain.* 2012;135:631–640.

15 Benarroch EE. Insular cortex: functional complexity and clinical correlations. *Neurology.* 2019;93:932–938.

16 Bastuji H, Frot M, Perchet C, Hagiwara K, Garcia-Larrea L. Convergence of sensory and limbic noxious input into the anterior insula and the emergence of pain from nociception. *Sci Rep.* 2018;8:13360.

17 Northoff G. Psychoanalysis and the brain—why did Freud abandon neuroscience? *Front Psychol.* 2012;3:71.

18 Yong E. Meet the woman without fear. *Discover Magazine.* December 16, 2010. https://www.discovermagazine.com/mind/meet-the-woman-without-fear; Berret E, Kintscher M, Palchaudhuri S, et al. Insular cortex processes aversive somatosensory information and is crucial for threat learning. *Science.* 2019;364(6443):eaaw0474.

19 Logothetis NK. What we can do and what we cannot do with fMRI. *Nature.* 2008;453:869–878.

20 Wager TD, Atlas LY, Lindquist MA, Roy M, Woo CW, Kross E. An fMRI-based neurologic signature of physical pain. *N Engl J Med.* 2013;368:1388–1397.

第 3 章　永无宁日

1 Benedetti C, Chapman CR. John J. Bonica. A biography. *Minerva Anestesiol.* 2005;71:391–396.

2 Loeser JD. John J. Bonica 1917–1994. Emma B. Bonica 1915–1994. *Pain.* 1994;59:1–3.

3 Bonica JJ. *The Management of Pain.* Philadelphia, PA: Lea and Febirger; 1953; Raffaeli W, Arnaudo E. Pain as a disease: an overview. *J Pain Res.* 2017;10:2003–2008.

4 Loeser JD. John J. Bonica 1917–1994. Emma B. Bonica 1915–1994. *Pain.* 1994;59:1–3.

5 Vos T, Flaxman AD, Naghavi M, et al. Years lived with disability (YLDs) for 1160 sequelae of 289 diseases and injuries 1990–2010: a systematic analysis for the Global Burden of Disease Study 2010.

Lancet. 2012;380:2163–2196; Zelaya CE, Dahlhamer JM, Lucas JW, Connor EM. Chronic pain and high-impact chronic pain among U.S. adults, 2019. NCHS Data Brief. 2020;390:1–8; Institute of Medicine. *Relieving Pain in America: A Blueprint for Transforming Prevention, Care, Education, and Research.* Washington, DC: National Academies Press; 2011; Nahin RL, Sayer B, Stussman BJ, Feinberg TM. Eighteen-year trends in the prevalence of, and health care use for, noncancer pain in the United States: data from the Medical Expenditure Panel Survey. *J Pain.* 2019;20:796–809.

6   Mills SEE, Nicolson KP, Smith BH. Chronic pain: a review of its epidemiology and associated factors in population-based studies. *Brit J Anaesth.* 2019;123:e273–e283.

7   Blanchflower F, Oswald A. Unhappiness and pain in modern America: a review essay, and further evidence, on Carol Graham's Happiness for All? NBER Working Paper No. 24087. 2017; Sa KN, Moreira L, Baptista AF, et al. Prevalence of chronic pain in developing countries: systematic review and meta-analysis. *Pain Rep.* 2019;4:e779.

8   Mokdad AH, Ballestros K, Echko M, et al. The state of US health, 1990–2016: burden of diseases, injuries, and risk factors among US states. *JAMA.* 2018;319:1444–1472; James SL, Abate D, Abate KH, et al. Global, regional, and national incidence, prevalence, and years lived with disability for 354 diseases and injuries for 195 countries and territories, 1990–2017: a systematic analysis for the Global Burden of Disease Study 2017. *Lancet.* 2018;392:1789–1858.

9   Mokdad AH, Ballestros K, Echko M, et al. The state of US health, 1990–2016: burden of diseases, injuries, and risk factors among US states. *JAMA.* 2018;319:1444–1472; Stovner LJ, Nichols E, Steiner TJ, et al. Global, regional, and national burden of migraine and tension-type headache, 1990–2016: a systematic analysis for the Global Burden of Disease Study 2016. *Lancet Neurol.* 2018;17:954–976; James SL, Abate D, Abate KH, et al. Global, regional, and national

incidence, prevalence, and years lived with disability for 354 diseases and injuries for 195 countries and territories, 1990–2017: a systematic analysis for the Global Burden of Disease Study 2017. *Lancet.* 2018;392:1789–1858.

10 Dieleman JL, Cao J, Chapin A, et al. US health care spending by payer and health condition, 1996–2016. *JAMA.* 2020;323:863–884.

11 Toye F, Seers K, Allcock N, et al. *A Meta-ethnography of Patients' Experience of Chronic Non-malignant Musculoskeletal Pain.* Southampton, UK: NIHR Journals Library; 2013.

12 Birk LB. Erasure of the credible subject: an autoethnographic account of chronic pain. *Cultural Studies ↔ Critical Methodologies.* 2013;13:390–399.

13 Rhoades DR, McFarland KF, Finch WH, Johnson AO. Speaking and interruptions during primary care office visits. *Fam Med.* 2001;33:528–532; Birk LB. Erasure of the credible subject: an autoethnographic account of chronic pain. *Cultural Studies ↔ Critical Methodologies.* 2013;13:390–399.

14 Robles TF. Marital quality and health: implications for marriage in the 21(st) century. *Curr Dir Psychol Sci.* 2014;23:427–432; Gortmaker SL, Must A, Perrin JM, Sobol AM, Dietz WH. Social and economic consequences of overweight in adolescence and young adulthood. *N Engl J Med.* 1993;329:1008–1012.

15 Junghaenel DU, Schneider S, Broderick JE. Partners' overestimation of patients' pain severity: relationships with partners' interpersonal responses. *Pain Med.* 2018;19:1772–1781.

16 Hayes J, Chapman P, Young LJ, Rittman M. The prevalence of injury for stroke caregivers and associated risk factors. *Top Stroke Rehabil.* 2009;16:300–307; Hartke RJ, King RB, Heinemann AW, Semik P. Accidents in older caregivers of persons surviving stroke and their relation to caregiver stress. *Rehabil Psychol.* 2006;51:150–156.

17 Karraker A, Latham K. In sickness and in health? Physical illness as a risk factor for marital dissolution in later life. *J Health Soc Behav.*

2015;56:420–435; AARP. Caregiving in the United States, 2020. National Alliance of Caregiving. https://www.caregiving.org/caregiving-in-the-us-2020.

18 Monin JK, Schulz R, Martire LM, Jennings JR, Lingler JH, Greenberg MS. Spouses' cardiovascular reactivity to their partners' suffering. *J Gerontol B Psychol Sci Soc Sci.* 2010;65B:195–201.

19 Spanos NP, Radtke-Bodorik HL, Ferguson JD, Jones B. The effects of hypnotic susceptibility, suggestions for analgesia, and the utilization of cognitive strategies on the reduction of pain. *J Abnorm Psychol.* 1979;88:282–292.

20 Quartana PJ, Campbell CM, Edwards RR. Pain catastrophizing: a critical review. *Expert Rev Neurother.* 2009;9:745–758.

21 Darnall BD, Sturgeon JA, Cook KF, et al. Development and validation of a daily pain catastrophizing scale. *J Pain.* 2017;18:1139–1149.

22 Martire LM, Zhaoyang R, Marini CM, Nah S, Darnall BD. Daily and bidirectional linkages between pain catastrophizing and spouse responses. *Pain.* 2019;160:2841–2847; Stephens MAP, Martire LM, Cremeans-Smith JK, Druley JA, Wojno WC. Older women with osteoarthritis and their caregiving husbands: effects of pain and pain expression on husbands' well-being and support. Washington, DC: American Psychological Association; 2006:3–12.

23 Martire LM, Keefe FJ, Schulz R, Parris Stephens MA, Mogle JA. The impact of daily arthritis pain on spouse sleep. *Pain.* 2013;154:1725–1731.

24 Klein LW, Tra Y, Garratt KN, et al. Occupational health hazards of interventional cardiologists in the current decade: results of the 2014 SCAI membership survey. *Catheter Cardio Inte.* 2015;86:913–924.

25 Grant M, O-Beirne-Elliman J, Froud R, Underwood M, Seers K. The work of return to work. Challenges of returning to work when you have chronic pain: a meta-ethnography. *BMJ Open.* 2019;9:e025743.

26 *Annual Statistical Report on the Social Security Disability Insurance*

Program, 2019 (Tables 39–45). 2020. https://www.ssa.gov/policy/docs/statcomps/di_asr/index.html.

27 Annual Statistical Report on the Social Security Disability Insurance Program, 2019 (Tables 39–45). 2020. https://www.ssa.gov/policy/docs/statcomps/di_asr/index.html; Joffe-Walt C. Unfit for work: the startling rise of disability in America. NPR. 2013. https://www.npr.org/series/196621208/unfit-for-work-the-startling-rise-of-disability-in-america.

28 Brinjikji W, Luetmer PH, Comstock B, et al. Systematic literature review of imaging features of spinal degeneration in asymptomatic populations. *AJNR Am J Neuroradiol.* 2015;36:811–816.

29 Contorno S. Rand Paul says most people receive disability for back pain, anxiety. PolitiFact. January 16, 2015. https://www.politifact.com/factchecks/2015/jan/16/rand-paul/rand-paul-says-most-people-receive-disability-back.

第 4 章　体内怒火

1 5 things to know about Boston's hospital hotspot. *Stat News.* December 21, 2015. https://www.statnews.com/2015/12/21/longwood-medical-area. Accessed May 14, 2021.

2 Melzack R, Wall PD. Pain mechanisms: a new theory. *Science.* 1965;150:971–979.

3 Woolf CJ. Patrick D. Wall (1925–2001). *Nature.* 2001;413:378.

4 Squire LR, ed. *The History of Neuroscience in Autobiography.* San Diego, CA: Academic Press; 2001.

5 Squire LR, ed. *The History of Neuroscience in Autobiography.* San Diego, CA: Academic Press; 2001.

6 Melzack R, Wall PD. Pain mechanisms: a new theory. *Science.* 1965;150:971–979.

7 Katz J, Rosenbloom BN. The golden anniversary of Melzack and Wall's gate control theory of pain: celebrating 50 years of pain re-

search and management. *Pain Res Manag.* 2015;20:285–286.

8　Squire LR, ed. *The History of Neuroscience in Autobiography.* San Diego, CA: Academic Press; 2001.

9　Murray JF, Schraufnagel DE, Hopewell PC. Treatment of tuberculosis: a historical perspective. *Ann Am Thorac Soc.* 2015;12:1749–1759.

10　Hicks CW, Selvin E. Epidemiology of peripheral neuropathy and lower extremity disease in diabetes. *Curr Diab Rep.* 2019;19:86.

11　Hippocrates of Cos. *The Sacred Disease.* Cambridge, MA: Harvard University Press; 1923.

12　Bourke J. Silas Weir Mitchell's The Case of George Dedlow. *Lancet.* 2009;373:1332–1333; Reilly RF. Medical and surgical care during the American Civil War, 1861–1865. *Proc (Bayl Univ Med Cent).* 2016;29:138–142.

13　Army surgeons: their character and duties. In: Stevens EB, Murray JA, eds. *The Cincinnati Lancet and Observer.* Cincinnati, OH: E. B. Stevens, 1863:339.

14　Kline DG. Silas Weir Mitchell and "The Strange Case of George Dedlow." *Neurosurg Focus.* 2016;41:E5.

15　Puglionesi A. The Civil War doctor who proved phantom limb pain was real. History.com. Updated August 31, 2018. https://www.history.com/news/the-civil-war-doctor-who-proved-phantom-limb-pain-was-real. Accessed May 18, 2021.

16　Finger S, Hustwit MP. Five early accounts of phantom limb in context: Pare, Descartes, Lemos, Bell, and Mitchell. *Neurosurgery.* 2003;52:675–686; discussion 85–86.

17　Gabriel R. *Between Flesh and Steel: A History of Military Medicine from the Middle Ages to the War in Afghanistan.* Washington, DC: Potomac Books; 2013.

18　Finger S, Hustwit MP. Five early accounts of phantom limb in context: Pare, Descartes, Lemos, Bell, and Mitchell. *Neurosurgery.* 2003;52:675–686; discussion 85–86.

19 Descartes R. *The Philosophical Writings of Descartes,* Vol. 3: *The Correspondence.* Cottingham J, Stoothoff R, Murdoch D, Kenny A (trans). New York: Cambridge University Press; 1991.

20 Bailey AA, Moersch FP. Phantom limb. *Can Med Assoc J.* 1941;45:37–42.

21 Bailey AA, Moersch FP. Phantom limb. *Can Med Assoc J.* 1941;45:37–42.

22 Collins KL, Russell HG, Schumacher PJ, et al. A review of current theories and treatments for phantom limb pain. *J Clin Invest.* 2018;128:2168–2176.

23 Collins KL, Russell HG, Schumacher PJ, et al. A review of current theories and treatments for phantom limb pain. *J Clin Invest.* 2018;128:2168–2176.

24 Katz J, Melzack R. Pain "memories" in phantom limbs: review and clinical observations. *Pain.* 1990;43:319–336.

25 Nikolajsen L, Ilkjaer S, Kroner K, Christensen JH, Jensen TS. The influence of preamputation pain on postamputation stump and phantom pain. *Pain.* 1997;72:393–405; Melzack R, Israel R, Lacroix R, Schultz G. Phantom limbs in people with congenital limb deficiency or amputation in early childhood. *Brain.* 1997;120(Pt 9):1603–1620.

26 Saurat M, Agbakou M, Attigui P, Golmard J, Arnulf I. Walking dreams in congenital and acquired paraplegia. *Consciousness and Cognition.* 2011;20(4):1425–1432.

27 Bekrater-Bodmann R, Schredl M, Diers M, et al. Post-amputation pain is associated with the recall of an impaired body representation in dreams—results from a nation-wide survey on limb amputees. *PLoS One.* 2015;10:e0119552.

28 The curious case of the phantom penis. Vice.com. March 31, 2016. https://www.vice.com/en/article/vdxapx/the-curious-case-of-the-phantom-penis. Accessed May 20, 2021.

29 Woolf CJ. Evidence for a central component of post-injury pain hypersensitivity. *Nature.* 1983;306:686–688.

30 Hashmi JA, Baliki MN, Huang L, et al. Shape shifting pain: chron-ification of back pain shifts brain representation from nociceptive to emotional circuits. *Brain.* 2013;136:2751–2768; Tatu K, Costa T, Nani A, et al. How do morphological alterations caused by chronic pain distribute across the brain? A meta-analytic co-alteration study. *Neuroimage-Clin.* 2018;18:15–30.

31 Ko HG, Kim JI, Sim SE, et al. The role of nuclear PKMzeta in mem-ory maintenance. *Neurobiol Learn Mem.* 2016;135:50–56.

32 Li XY, Ko HG, Chen T, et al. Alleviating neuropathic pain hyper-sensitivity by inhibiting PKMzeta in the anterior cingulate cortex. *Science.* 2010;330:1400–1404.

33 Asiedu MN, Tillu DV, Melemedjian OK, et al. Spinal protein kinase M zeta underlies the maintenance mechanism of persistent nocicep-tive sensitization. *J Neurosci.* 2011;31:6646–6653.

34 BIM. Vania Apkarian and the holy grail. *Relief.* 2012. https://relief.news/2012/05/28/vania-apkarian-and-the-holy-grail. Accessed May 21, 2021.

35 Redelmeier DA, Kahneman D. Patients' memories of painful medical treatments: real-time and retrospective evaluations of two minimally invasive procedures. *Pain.* 1996;66:3–8.

36 Redelmeier DA, Katz J, Kahneman D. Memories of colonoscopy: a randomized trial. *Pain.* 2003;104:187–194.

37 Kensinger EA, Garoff-Eaton RJ, Schacter DL. How negative emo-tion enhances the visual specificity of a memory. *J Cogn Neurosci.* 2007;19:1872–1887; Noel M, Rabbitts JA, Tai GG, Palermo TM. Remembering pain after surgery: a longitudinal examination of the role of pain catastrophizing in children's and parents' recall. Pain. 2015;156:800–808; Noel M, Rabbitts JA, Fales J, Chorney J, Paler-mo TM. The influence of pain memories on children's and adoles-cents' post-surgical pain experience: a longitudinal dyadic analysis. *Health Psychol.* 2017;36:987–995.

38 Liu X, Liu Y, Li L, Hu Y, Wu S, Yao S. Overgeneral autobiographical

memory in patients with chronic pain. *Pain Med.* 2014;15:432–439; Berger SE, Vachon-Presseau E, Abdullah TB, Baria AT, Schnitzer TJ, Apkarian AV. Hippocampal morphology mediates biased memories of chronic pain. *Neuroimage.* 2018;166:86–98.

39 Apkarian AV, Mutso AA, Centeno MV, et al. Role of adult hippocampal neurogenesis in persistent pain. *Pain.* 2016;157:418–428.

40 Dellarole A, Morton P, Brambilla R, et al. Neuropathic pain-induced depressive-like behavior and hippocampal neurogenesis and plasticity are dependent on TNFR1 signaling. *Brain Behav Immun.* 2014;41:65–81; Berger SE, Vachon-Presseau E, Abdullah TB, Baria AT, Schnitzer TJ, Apkarian AV. Hippocampal morphology mediates biased memories of chronic pain. *Neuroimage.* 2018;166:86–98; Oosterman JM, Hendriks H, Scott S, Lord K, White N, Sampson EL. When pain memories are lost: a pilot study of semantic knowledge of pain in dementia. *Pain Med.* 2014;15:751–757.

41 Chou R, Hartung D, Turner J, et al. Opioid treatments for chronic pain. Comparative Effectiveness Review No. 229. Agency for Healthcare Research and Quality, Rockville, MD. AHRQ Publication No 20-EHC011. 2020; Krebs EE, Gravely A, Nugent S, et al. Effect of opioid vs nonopioid medications on pain-related function in patients with chronic back pain or hip or knee osteoarthritis pain: the SPACE Randomized Clinical Trial. *JAMA.* 2018;319(9):872–882; Wilson N, Kariisa M, Seth P, Smith H, IV, Davis NL. Drug and opioid-involved overdose deaths—United States, 2017–2018. *MMWR Morb Mortal Wkly Rep.* 2020;69:290–297.

第 5 章　梦之主宰

1 Garrison G. Claire McCaskill cites disproven figure on opioid use. Politifact. May 10, 2017. https://www.politifact.com/fact-checks/2017/may/10/claire-mccaskill/mccaskill-cites-long-disproven-figure-opioid-use. Accessed May 27, 2021; Boslett AJ, Denham

A, Hill EL. Using contributing causes of death improves prediction of opioid involvement in unclassified drug overdoses in US death records. *Addiction.* 2020;115(7):1308–1317.

2 Institute of Medicine. *Relieving Pain in America: A Blueprint for Transforming Prevention, Care, Education, and Research.* Washington, DC: National Academies Press; 2011.

3 Inglis L. *Milk of Paradise: A History of Opium.* New York: Pegasus Books; 2019; Brook K, Bennett J, Desai SP. The chemical history of morphine: an 8000-year journey, from resin to de-novo synthesis. *J Anesth Hist.* 2017;3(2):50–55.

4 Kritikos PG, Papadaki, SP. The history of the poppy and of opium and their expansion in antiquity in the eastern Mediterranean area. *UNODC Bulletin on Narcotics.* 1967(3):17–38.

5 Kritikos PG, Papadaki, SP. The history of the poppy and of opium and their expansion in antiquity in the eastern Mediterranean area. *UNODC Bulletin on Narcotics.* 1967(3):17–38.

6 Kritikos PG, Papadaki, SP. The history of the poppy and of opium and their expansion in antiquity in the eastern Mediterranean area. *UNODC Bulletin on Narcotics.* 1967(3):17–38; Africa TW. The opium addiction of Marcus Aurelius. *J Hist Ideas.* 1961;22(1):97–102.

7 Inglis L. *Milk of Paradise: A History of Opium.* New York: Pegasus Books; 2019.

8 Littman G. "A splendid income": The world's greatest drug cartel. *Bilan.* November 24, 2015. https://www.bilan.ch/opinions/garry-littman/_a_splendid_income_the_world_s_greatest_drug_cartel. Accessed May 27, 2021.

9 Backhouse E, Bland, JOP. *Annals and Memoirs of the Court of Peking.* Boston: Houghton Mifflin; 1914.

10 Littman G. "A splendid income": The world's greatest drug cartel. *Bilan.* November 24, 2015. https://www.bilan.ch/opinions/garry-littman/_a_splendid_income_the_world_s_greatest_drug_cartel. Accessed May 27, 2021.

11 Lau J. Highlighting differences in interpretations of the Opium War. *New York Times.* August 18, 2011; Pardo B, Taylor J, Caulkins JP, Kilmer B, Reuter P, Stein BD. *The Future of Fentanyl and Other Synthetic Opioids.* Santa Monica, CA: RAND Corporation; 2019.

12 Trocki C. *Opium and Empire: Chinese Society in Colonial Singapore, 1800–1910.* Ithaca, NY: Cornell University Press; 1990.

13 Lyall A. The religious situation in India. In: *Asiatic Studies: Religious and Social.* London: John Murray, Albemarle Street; 1884.

14 Hacker JD. Recounting the dead. Opinionator. *New York Times.* September 20, 2011. https://opinionator.blogs.nytimes.com/2011/09/20/recounting-the-dead/#more-105317. Accessed May 27, 2021; Figg L, Farrell-Beck J. Amputation in the Civil War: physical and social dimensions. *J Hist Med Allied Sci.* 1993;48(4):454–475.

15 Brook K, Bennett J, Desai SP. The chemical history of morphine: an 8000-year journey, from resin to de-novo synthesis. *J Anesth Hist.* 2017;3(2):50–55.

16 Wood A. New method of treating neuralgia by the direct application of opiates to the painful points. *Edinb Med Surg J.* 1855;82(203):265–281.

17 Howard-Jones N. A critical study of the origins and early development of hypodermic medication. *J Hist Med Allied Sci.* 1947;2(2):201–249.

18 Trickey E. Inside the story of America's 19th-century opiate addiction. *Smithsonian Magazine.* January 4, 2018. https://www.smithsonianmag.com/history/inside-story-americas-19th-century-opiate-addiction-180967673.

19 Daly JRL. A clinical study of heroin. *Boston Med Surg J.* 1900; 142(8):190–192.

20 Geiger HJ. Medical nemesis. *New York Times.* May 2, 1976.

21 Nunn R, Parsons J, Shambaugh J. A dozen facts about the economics of the U.S. health-care system. Brookings Institution. March 10, 2020. https://www.brookings.edu/research/a-dozen-facts-about-the-

economics-of-the-u-s-health-care-system.

22 Mitchell EM. Concentration of health expenditures and selected characteristics of high spenders, U.S. civilian noninstitutionalized population, 2016. In: *Statistical Brief (Medical Expenditure Panel Survey [US])*. Rockville, MD: Agency for Healthcare Research and Quality (US); 2001; Himmelstein DU, Jun M, Busse R, et al. A comparison of hospital administrative costs in eight nations: US costs exceed all others by far. *Health Aff (Millwood)* 2014;33(9):1586–1594.

23 *Pharmaceutical Drugs Global Market Report*. Bangalore: Business Research Company; 2018.

24 Macy B. *Dopesick: Dealers, Doctors, and the Drug Company That Addicted America*. Boston: Little, Brown; 2018.

第 6 章　慈悲天使

1 Fontana JS. The social and political forces affecting prescribing practices for chronic pain. *J Prof Nurs*. 2008;24(1):30–35.

2 Davies EC, Green CF, Taylor S, Williamson PR, Mottram DR, Pirmohamed M. Adverse drug reactions in hospital in-patients: a prospective analysis of 3695 patient-episodes. *PLoS One*. 2009;4(2):e4439.

3 Deng LX, Patel K, Miaskowski C, et al. Prevalence and characteristics of moderate to severe pain among hospitalized older adults. *J Am Geriatr Soc*. 2018;66(9):1744–1751; Desai R, Hong YR, Huo J. Utilization of pain medications and its effect on quality of life, health care utilization and associated costs in individuals with chronic back pain. *J Pain Res*. 2019;12:557–569.

4 Toye F, Seers K, Tierney S, Barker KL. A qualitative evidence synthesis to explore healthcare professionals' experience of prescribing opioids to adults with chronic non-malignant pain. *BMC Fam Pract*. 2017;18(1):94.

5 Li L, Setoguchi S, Cabral H, Jick S. Opioid use for noncancer pain

and risk of myocardial infarction amongst adults. *J Intern Med.* 2013;273(5):511–526; Fernando H, Nehme Z, Peter K, et al. Prehospital opioid dose and myocardial injury in patients with ST elevation myocardial infarction. *Open Heart.* 2020;7(2); Storey RF, Parker WAE. Opiates and clopidogrel efficacy: lost in transit? *J Am Coll Cardiol.* 2020;75(3):301–303; Bonin M, Mewton N, Roubille F, et al. Effect and safety of morphine use in acute anterior ST-segment elevation myocardial infarction. *J Am Heart Assoc.* 2018;7(4).

6   Institute of Medicine. *Relieving Pain in America: A Blueprint for Transforming Prevention, Care, Education, and Research.* Washington, DC: National Academies Press; 2011.

7   Fauber J. IOM and COI: painful disclosures? *Milwaukee Journal Sentinel/MedPage Today.* June 25, 2014. https://www.medpagetoday. com/painmanagement/painmanagement/46482.

8   Humphreys K. Americans take more opioids than any other country—but not because they're in more pain. *Washington Post.* March 23, 2018. https://www.washingtonpost.com/news/wonk/ wp/2018/03/23/americans-take-more-pain-pills-but-not-because-theyre-in-more-pain.

9   Trickey E. Inside the story of America's 19th-century opiate addiction. *Smithsonian Magazine.* January 4, 2018. https://www.smithsonianmag.com/history/inside-story-americas-19th-century-opiate-addiction-180967673.

10 6,000 opium users here. Dr. Hamilton Wright thinks five-sixths of them are white. *New York Times.* August 1, 1908; Marshall E. "Uncle Sam is the worst drug fiend in the world"; Dr Hamilton Wright, Opium Commissioner, says we use more of that drug per capita than the Chinese. *New York Times.* March 12, 1911.

11 Marshall E. "Uncle Sam is the worst drug fiend in the world"; Dr Hamilton Wright, Opium Commissioner, says we use more of that drug per capita than the Chinese. *New York Times.* March 12, 1911.

12 Marshall E. "Uncle Sam is the worst drug fiend in the world"; Dr

Hamilton Wright, Opium Commissioner, says we use more of that drug per capita than the Chinese. *New York Times.* March 12, 1911.

13 Richmond C. Dame Cicely Saunders, founder of the modern hospice movement, dies. *Brit Med J,* 2005;331(7510):238; Stolberg S. A conversation with Dame Cicely Saunders; reflecting on a life of treating the dying. *New York Times.* May 11, 1999; Saunders C. *Watch with Me: Inspiration for a Life in Hospice Care.* Lancaster, UK: Observatory Publications; 2003.

14 Stolberg S. A conversation with Dame Cicely Saunders; reflecting on a life of treating the dying. *New York Times.* May 11, 1999.

15 Saunders C. *Watch with Me: Inspiration for a Life in Hospice Care.* Lancaster, UK: Observatory Publications; 2003.

16 Saunders C. Dying of cancer. *St Thomas's Hospital Gazette.* 1958;56(2):37–47.

17 Stolberg S. A conversation with Dame Cicely Saunders; reflecting on a life of treating the dying. *New York Times.* May 11, 1999.

18 Saunders C. A personal therapeutic journey. *BMJ.* 1996;313(7072): 1599–1601.

19 Saunders C. The treatment of intractable pain in terminal cancer. *Proc R Soc Med.* 1963;56:195–197.

20 Jeffrey D. *Against Physician Assisted Suicide: A Palliative Care Perspective.* New York: Radcliffe Publishing; 2009.

21 Saunders C. The treatment of intractable pain in terminal cancer. *Proc R Soc Med.* 1963;56:195–197.

22 Saunders C. The treatment of intractable pain in terminal cancer. *Proc R Soc Med.* 1963;56:195–197.

23 Stolberg S. A conversation with Dame Cicely Saunders; reflecting on a life of treating the dying. *New York Times.* May 11, 1999.

24 Saunders C. The treatment of intractable pain in terminal cancer. *Proc R Soc Med.* 1963;56:195–197.

25 Posner G. *Pharma: Greed, Lies, and the Poisoning of America.* New York: Simon & Schuster; 2021; Reynolds LA, Tansey EM, eds. *Inno-*

vation in Pain Management. London: Wellcome Trust Centre for the History of Medicine at UCL; 2004.

26　Leech AA, Cooper WO, McNeer E, Scott TA, Patrick SW. Neonatal abstinence syndrome in the United States, 2004–16. *Health Aff (Millwood).* 2020;39(5):764–767; Villapiano NL, Winkelman TN, Kozhimannil KB, Davis MM, Patrick SW. Rural and urban differences in neonatal abstinence syndrome and maternal opioid use, 2004 to 2013. *JAMA Pediatr.* 2017;171(2):194–196.

27　Keefe PR. *Empire of Pain: The Secret History of the Sackler Dynasty.* New York: Doubleday; 2021.

28　Young JH. *The Toadstool Millionaires: A Social History of Patent Medicines in America Before Federal Regulation.* Princeton, NJ: Princeton University Press; 1961.

29　Younkin P. Making the market: how the American pharmaceutical industry transformed itself during the 1940s. UC Berkeley: Center for Culture, Organizations and Politics—Previously Affiliated. 2008. https://escholarship.org/uc/item/2g67r185.

30　Fugh-Berman A, Alladin K, Chow J. Advertising in medical journals: Should current practices change? *PLoS Med.* 2006;3(6):e130; Harris R. *The Real Voice.* New York: Macmillan; 1964.

31　Lewin T. Drug makers fighting back against generics. *New York Times.* July 28, 1987, https://www.nytimes.com/1987/07/28/business/drug-makers-fighting-back-against-advance-of-generics.html; Donohue J. A history of drug advertising: the evolving roles of consumers and consumer protection. *Milbank Q.* 2006;84(4):659–699.

32　Keefe PR. The family that built an empire of pain. *New Yorker.* October 30, 2017. https://www.newyorker.com/magazine/2017/10/30/the-family-that-built-an-empire-of-pain.

33　Ransom A. Direct-to-physician advertising, depression, and the advertised female patient. PhD diss., University of Tennessee; 2017; Podolsky SH, Herzberg D, Greene JA. Preying on prescribers (and their patients)—pharmaceutical marketing, iatrogenic epidemics, and the Sackler legacy. *N Engl J Med.* 2019;380(19):1785–1787.

34 Bobrow RS. Selections from current literature: benzodiazepines revisited. *Fam Pract.* 2003;20(3):347–349.

35 Dougherty P. Advertising; generic drugs and agencies. *New York Times.* September 12, 1985. https://www.nytimes.com/1985/09/12/business/advertising-generic-drugs-and-agencies.html.

36 Applbaum K. Pharmaceutical marketing and the invention of the medical consumer. *PLoS Med.* 2006;3(4):e189.

37 Tuttle AH, Tohyama S, Ramsay T, et al. Increasing placebo responses over time in U.S. clinical trials of neuropathic pain. *Pain.* 2015;156(12):2616–2626.

38 Keefe PR. The family that built an empire of pain. *New Yorker.* October 30, 2017. https://www.newyorker.com/magazine/2017/10/30/the-family-that-built-an-empire-of-pain.

39 Seth P, Scholl L, Rudd RA, Bacon S. Overdose deaths involving opioids, cocaine, and psychostimulants—United States, 2015–2016. *MMWR Morb Mortal Wkly Rep.* 2018;67(12):349–358.

40 *2018 Annual Surveillance Report of Drug-Related Risks and Outcomes—United States. Surveillance Special Report.* Atlanta: Centers for Disease Control and Prevention, US Department of Health and Human Services; 2018.

41 Chou R, Hartung D, Turner J, et al. Opioid treatments for chronic pain. Comparative Effectiveness Review No. 229. Agency for Healthcare Research and Quality, Rockville, MD. AHRQ Publication No 20-EHC011. 2020; Krebs EE, Gravely A, Nugent S, et al. Effect of opioid vs nonopioid medications on pain-related function in patients with chronic back pain or hip or knee osteoarthritis pain: the SPACE Randomized Clinical Trial. *JAMA.* 2018;319(9):872–882.

42 Grace PM, Strand KA, Galer EL, et al. Morphine paradoxically prolongs neuropathic pain in rats by amplifying spinal NLRP3 inflammasome activation. *Proc Natl Acad Sci USA.* 2016;113(24):E3441–E3450; Carroll CP, Lanzkron S, Haywood C, Jr., et al. Chronic

opioid therapy and central sensitization in sickle cell disease. *Am J Prev Med.* 2016;51(1 Suppl 1):S69–S77; Rivat C, Ballantyne J. The dark side of opioids in pain management: basic science explains clinical observation. *Pain Rep.* 2016;1(2):e570; Yi P, Pryzbylkowski P. Opioid induced hyperalgesia. *Pain Med.* 2015;16(Suppl 1):S32–S36.

第 7 章　荆棘冠冕

1　Coffin PO, Rowe C, Oman N, et al. Illicit opioid use following changes in opioids prescribed for chronic non-cancer pain. *PLoS One.* 2020;15(5):e0232538.

2　Monico LB, Mitchell SG. Patient perspectives of transitioning from prescription opioids to heroin and the role of route of administration. *Subst Abuse Treat Prev Policy.* 2018;13(1):4; Carlson RG, Nahhas RW, Martins SS, Daniulaityte R. Predictors of transition to heroin use among initially non-opioid dependent illicit pharmaceutical opioid users: a natural history study. *Drug Alcohol Depend.* 2016;160:127–134.

3　Kadri AN, Wilner B, Hernandez AV, et al. Geographic trends, patient characteristics, and outcomes of infective endocarditis associated with drug abuse in the United States from 2002 to 2016. *J Am Heart Assoc.* 2019;8(19):e012969.

4　Dreborg S, Sundstrom G, Larsson TA, Larhammar D. Evolution of vertebrate opioid receptors. *Proc Natl Acad Sci USA.* 2008;105(40):15487–15492; Stein C, Hassan AH, Lehrberger K, Giefing J, Yassouridis A. Local analgesic effect of endogenous opioid peptides. *Lancet.* 1993;342(8867):321–324.

5　Janssen SA, Arntz A. Real-life stress and opioid-mediated analgesia in novice parachute jumpers. *J Psychophysiol.* 2001;15(2):106–113; Valentino RJ, Van Bockstaele E. Endogenous opioids: the downside of opposing stress. *Neurobiol Stress.* 2015;1:23–32.

6 Valentino RJ, Van Bockstaele E. Endogenous opioids: opposing stress with a cost. *F1000Prime Rep.* 2015;7:58. doi:10.12703/P7-58.

7 Chou R, Hartung D, Turner J, et al. Opioid treatments for chronic pain. Comparative Effectiveness Review No. 229. Agency for Healthcare Research and Quality, Rockville, MD. AHRQ Publication No 20-EHC011. 2020.

8 Fricker LD, Margolis EB, Gomes I, Devi LA. Five decades of research on opioid peptides: current knowledge and unanswered questions. *Mol Pharmacol.* 2020;98(2):96–108.

9 Martel MO, Petersen K, Cornelius M, Arendt-Nielsen L, Edwards R. Endogenous pain modulation profiles among individuals with chronic pain: relation to opioid use. *J Pain.* 2019;20(4):462–471.

10 Xu GP, Van Bockstaele E, Reyes B, Bethea T, Valentino RJ. Chronic morphine sensitizes the brain norepinephrine system to corticotropin-releasing factor and stress. *J Neurosci.* 2004;24(38):8193–8197; Sullivan MD. Depression effects on long-term prescription opioid use, abuse, and addiction. *Clin J Pain.* 2018;34(9):878–884.

11 Inagaki TK, Hazlett LI, Andreescu C. Opioids and social bonding: effect of naltrexone on feelings of social connection and ventral striatum activity to close others. *J Exp Psychol Gen.* 2020;149(4):732–745.

12 Paredes RG. Opioids and sexual reward. *Pharmacol Biochem Behav.* 2014;121:124–131; Koob GF. Neurobiology of opioid addiction: opponent process, hyperkatifeia, and negative reinforcement. *Biol Psychiatry.* 2020;87(1):44–53.

13 Lopez-Martinez AE, Reyes-Perez A, Serrano-Ibanez ER, Esteve R, Ramirez-Maestre C. Chronic pain, posttraumatic stress disorder, and opioid intake: a systematic review. *World J Clin Cases.* 2019;7(24):4254–4269.

14 Porter J, Jick H. Addiction rare in patients treated with narcotics. *N Engl J Med.* 1980;302(2):123.

15 Haney T, Hsu, A. Doctor who wrote 1980 letter on painkillers re-

grets that it fed the opioid crisis. NPR. June 16, 2017. https://www. npr.org/sections/health-shots/2017/06/16/533060031/doctor-who-wrote-1980-letter-on-painkillers-regrets-that-it-fed-the-opioid-crisi. Accessed June 2, 2021.

16 Leung PTM, Macdonald EM, Stanbrook MB, Dhalla IA, Juurlink DN. A 1980 letter on the risk of opioid addiction. *N Engl J Med.* 2017;376(22):2194–2195.

17 Portenoy RK, Foley KM. Chronic use of opioid analgesics in non-malignant pain: report of 38 cases. *Pain.* 1986;25(2):171–186.

18 Lurie J. Unsealed documents show how Purdue Pharma created a "pain movement." *Mother Jones.* August 29, 2019. https://www. motherjones.com/crime-justice/2019/08/unsealed-documents-show-how-purdue-pharma-created-a-pain-movement. Accessed June 2, 2021.

19 *Fueling an Epidemic: Exposing the Financial Ties Between Opioid Manufacturers and Third Party Advocacy Groups (Report 2).* US Senate Homeland Security and Governmental Affairs Committee; 2018.

20 Perrone M. Federal pain panel rife with links to pharma companies. Associated Press. January 27, 2016. https://apnews.com/article/6e22f8ffcded4b2e9ba278bcc00f4f53.

21 Offices of Representatives Katherine Clark and Hal Rogers. *Corrupting Influence: Purdue and the WHO. Report: Exposing Dangerous Opioid Manufacturer Influence at the World Health Organization.* Bethesda, MD: ProQuest; 2019.

22 Amended Complaint, *State of Connecticut v. Purdue Pharma LP et al.*, No. X07 HHD-CV-19-6105325-S. Connecticut Superior Court; 2019.

23 Brower V. Patients see proposed FDA opioid rules as painfully restrictive. *Nat Med.* 2009;15(8):827; Opioid makers not fully responsible for abuse prevention, says FDA panel. *The Pharma Letter.* November 2, 2002. https://www.thepharmaletter.com/article/opioid-

makers-not-fully-responsible-for-abuse-prevention-says-fda-panel. Accessed June 2, 2021.

24 Lurie J. Unsealed documents show how Purdue Pharma created a "pain movement." *Mother Jones.* August 29, 2019. https://www. motherjones.com/crime-justice/2019/08/unsealed-documents-show-how-purdue-pharma-created-a-pain-movement. Accessed June 2, 2021.

25 Weissman DE, Haddox DJ. Opioid pseudoaddiction—an iatrogenic syndrome. *Pain.* 1989;36(3):363–366; Greene MS, Chambers, RA. Pseudoaddiction: fact or fiction? An investigation of the medical literature. *Curr Addict Rep.* 2015;2(4):310–317; Passik SD, Kirsh KL, Webster L. Pseudoaddiction revisited: a commentary on clinical and historical considerations. *Pain Manag.* 2011;1(3):239–248.

26 Esch C. How one sentence helped set off the opioid crisis. *Marketplace.* December 13, 2017. https://www.marketplace.org/2017/12/13/ opioid. Accessed June 3, 2021.

27 The marketing of OxyContin®: a cautionary tale. *Indian J Med Ethics.* 2019;4(3):183–193.

28 The marketing of OxyContin®: a cautionary tale. *Indian J Med Ethics.* 2019;4(3):183–193; Ryan H, Girion, L, Glover, S. "You want a description of hell?" OxyContin's 12-hour problem. *LA Times.* May 5, 2016. https://www.latimes.com/projects/oxycontin-part1; Whitaker B. Did the FDA ignite the opioid epidemic? *60 Minutes.* February 24, 2019. https://www.cbsnews.com/news/opioid-epidemic-did-the-fda-ignite-the-crisis-60-minutes. Accessed June 3, 2021.

29 Sullivan L. Critics question FDA's approval of Zohydro. NPR. February 26, 2014. https://www.npr.org/2014/02/26/282836473/critics-question-fdas-approval-of-zohydro. Accessed June 3, 2021.

30 Ahmad FB, Anderson RN. The leading causes of death in the US for 2020. *JAMA.* 2021;325(18):1829–1830.

31 Groenewald CB, Murray CB, Palermo TM. Adverse childhood experiences and chronic pain among children and adolescents in the

United States. *Pain Rep.* 2020;5(5):e839.

第 8 章　弱者之苦

1 Goyal MK, Kuppermann N, Cleary SD, Teach SJ, Chamberlain JM. Racial disparities in pain management of children with appendicitis in emergency departments. *JAMA Pediatr.* 2015;169(11):996–1002.

2 Flogging. Jewish Virtual Library. https://www.jewishvirtuallibrary. org/flogging. Accessed June 7, 2021; "Religion." *Encyclopedia Britannica.* February 2, 2021. https://www.britannica.com/topic/religion. Accessed June 7, 2021.

3 Schrader AM. Containing the spectacle of punishment: the Russian autocracy and the abolition of the knout, 1817–1845. *Slavic Review.* 1997;56(4):613–644; Langley H. *Social Reform in the U.S. Navy, 1798–1862.* Urbana, IL: University of Illinois Press; 1967.

4 Evans M, Morgan, R. *Preventing Torture: A Study of the European Convention for the Prevention of Torture and Inhuman or Degrading Treatment or Punishment.* Oxford, UK: Clarendon Press; 1998; Demosthenes. *Orations,* Vol. IV: *Orations 27–40: Private Cases.* Murray AT, trans. London: W. Heinemann Ltd.; 1936.

5 Maio G. History of medical involvement in torture—then and now. Lancet. 2001;357(9268):1609–1611; duBois P. *Torture and Truth.* London: Routledge Revivals; 1991.

6 Einolf CJ. The fall and rise of torture: a comparative and historical analysis. *Sociological Theory.* 2007;25(2):101–121.

7 Silverman L. *Tortured Subjects: Pain, Truth, and the Body in Early Modern France.* Chicago: University of Chicago Press; 2001.

8 Bourke J. Pain sensitivity: an unnatural history from 1800 to 1965. *J Med Humanit.* 2014;35(3):301–319; Royster HA. A review of the operations at St. Agnes Hospital, with remarks upon surgery in the Negro. *J Natl Med Assoc.* 1914;6(4):221–225.

9 Galton F. *Inquiries into Human Faculty and Its Development.* Lon-

don: Macmillan; 1883; Mitchell SW. Civilization and pain. *J Am Med Assoc*. 1892;18(108).

10 Bourke J. Pain sensitivity: an unnatural history from 1800 to 1965. *J Med Humanit*. 2014;35(3):301–319.

11 Toledo AH. The medical legacy of Benjamin Rush. *J Invest Surg*. 2004;17(2):61–63.

12 Myers B. *"Drapetomania": Rebellion, Defiance and Free Black Insanity in the Antebellum United States*. Los Angeles: University of California, Los Angeles; 2014; Cartwright SA. How to save the republic, and the position of the South in the Union. *De Bow's Review, Agricultural, Commercial, Industrial Progress and Resources*. 1851;11(2).

13 Frank J. Sympathy and separation: Benjamin Rush and the contagious public. *Modern Intellectual History*. 2009;6(1):27–57; Cartwright SA. Report on the diseases and physical peculiarities of the Negro race. *New Orleans Med Surg J*. 1851;7:691–715.

14 Cartwright SA. Report on diseases and peculiarities of the Negro race. *De Bow's Review, Agricultural, Commercial, Industrial Progress and Resources*. 1851;11(3).

15 Cartwright SA. Unity of the human race disproved by the Hebrew Bible. *De Bow's Review, Agricultural, Commercial, Industrial Progress and Resources*. 1860;29(2):129–136.

16 Hoffman KM, Trawalter S, Axt JR, Oliver MN. Racial bias in pain assessment and treatment recommendations, and false beliefs about biological differences between blacks and whites. *Proc Natl Acad Sci USA*. 2016;113(16):4296–4301.

17 Chibnall JT, Tait RC. Disparities in occupational low back injuries: predicting pain-related disability from satisfaction with case management in African Americans and Caucasians. *Pain Med*. 2005;6(1):39–48; Chibnall JT, Tait RC, Andresen EM, Hadler NM. Race differences in diagnosis and surgery for occupational low back injuries. *Spine* (Phila Pa 1976). 2006;31(11):1272–1275; Anderson

KO, Green CR, Payne R. Racial and ethnic disparities in pain: causes and consequences of unequal care. *J Pain.* 2009;10(12):1187–1204.

18 Bijur P, Berard A, Esses D, Calderon Y, Gallagher EJ. Race, ethnicity, and management of pain from long-bone fractures: a prospective study of two academic urban emergency departments. *Acad Emerg Med.* 2008;15(7):589–597; Tamayo-Sarver JH, Hinze SW, Cydulka RK, Baker DW. Racial and ethnic disparities in emergency department analgesic prescription. *Am J Public Health.* 2003;93(12):2067–2073; Mills AM, Shofer FS, Boulis AK, Holena DN, Abbuhl SB. Racial disparity in analgesic treatment for ED patients with abdominal or back pain. *Am J Emerg Med.* 2011;29(7):752–756; Alexander MJ, Kiang MV, Barbieri M. Trends in Black and white opioid mortality in the United States, 1979–2015. *Epidemiology.* 2018;29(5):707–715.

19 Netherland J, Hansen H. White opioids: pharmaceutical race and the war on drugs that wasn't. *Biosocieties.* 2017;12(2):217–238.

20 Ung E. In neighborhoods, mourning the lives lost to a legal drug. *Philadelphia Inquirer.* July 31, 2001.

21 Netherland J, Hansen H. White opioids: pharmaceutical race and the war on drugs that wasn't. *Biosocieties.* 2017;12(2):217–238.

22 Netherland J, Hansen H. White opioids: pharmaceutical race and the war on drugs that wasn't. *Biosocieties.* 2017;12(2):217–238; Larochelle MR, Bernson D, Land T, et al. Medication for opioid use disorder after nonfatal opioid overdose and association with mortality: a cohort study. *Ann Intern Med.* 2018;169(3):137–145; Goedel WC, Shapiro A, Cerda M, Tsai JW, Hadland SE, Marshall BDL. Association of racial/ethnic segregation with treatment capacity for opioid use disorder in counties in the United States. *JAMA Netw Open.* 2020;3(4):e203711; Lagisetty PA, Ross R, Bohnert A, Clay M, Maust DT. Buprenorphine treatment divide by race/ethnicity and payment. *JAMA Psychiat.* 2019;76(9):979–981.

23 Kim HJ, Yang GS, Greenspan JD, et al. Racial and ethnic differences

in experimental pain sensitivity: systematic review and meta-analysis. *Pain.* 2017;158(2):194–211; Campbell CM, Edwards RR, Fillingim RB. Ethnic differences in responses to multiple experimental pain stimuli. *Pain.* 2005;113(1–2):20–26.

24 Begley S. Brain-imaging study shows "hot spot" that may explain why African Americans feel greater pain. *Stat News.* February 3, 2020. https://www.statnews.com/2020/02/03/brain-imaging-study-may-explain-why-african-americans-feel-greater-pain. Accessed June 9, 2021; Wager TD, Atlas LY, Lindquist MA, Roy M, Woo CW, Kross E. An fMRI-based neurologic signature of physical pain. *N Engl J Med.* 2013;368(15):1388–1397.

25 Losin EAR, Woo CW, Medina NA, Andrews-Hanna JR, Eisenbarth H, Wager TD. Neural and sociocultural mediators of ethnic differences in pain. *Nat Hum Behav.* 2020;4(5):517–530.

26 Hutcherson CA, Plassmann H, Gross JJ, Rangel A. Cognitive regulation during decision making shifts behavioral control between ventromedial and dorsolateral prefrontal value systems. *J Neurosci.* 2012;32(39):13543–13554; Sokol-Hessner P, Camerer CF, Phelps EA. Emotion regulation reduces loss aversion and decreases amygdala responses to losses. *Soc Cogn Affect Neurosci.* 2013;8(3):341–350; Baliki MN, Geha PY, Fields HL, Apkarian AV. Predicting value of pain and analgesia: nucleus accumbens response to noxious stimuli changes in the presence of chronic pain. *Neuron.* 2010;66(1):149–160.

27 Kim HJ, Yang GS, Greenspan JD, et al. Racial and ethnic differences in experimental pain sensitivity: systematic review and meta-analysis. *Pain.* 2017;158(2):194–211; Campbell CM, Edwards RR, Fillingim RB. Ethnic differences in responses to multiple experimental pain stimuli. *Pain.* 2005;113(1–2):20–26.

28 Anderson SR, Gianola M, Perry JM, Losin EAR. Clinician-patient racial/ethnic concordance influences racial/ethnic minority pain: evidence from simulated clinical interactions. *Pain Med.*

2020;21(11):3109-3125.

29 Elliott ML, Knodt AR, Ireland D, et al. What is the test-retest relia-
bility of common task-functional MRI measures? New empirical evi-
dence and a meta-analysis. *Psychol Sci.* 2020;31(7):792-806; Goodin
BR, Pham QT, Glover TL, et al. Perceived racial discrimination, but
not mistrust of medical researchers, predicts the heat pain tolerance
of African Americans with symptomatic knee osteoarthritis. *Health
Psychol.* 2013;32(11):1117-1126; Ziadni MS, Sturgeon JA, Bissell D,
et al. Injustice appraisal, but not pain catastrophizing, mediates the
relationship between perceived ethnic discrimination and depression
and disability in low back pain. *J Pain.* 2020;21(5-6):582-592.

30 Diversity in medicine: facts and figures 2019. Figure 18. Percentage
of all active physicians by race/ethnicity, 2018. AAMC. https://www.
aamc.org/data-reports/workforce/interactive-data/figure-18-per-
centage-all-active-physicians-race/ethnicity-2018. Accessed June 9,
2021.

31 Burger O, Baudisch A, Vaupel JW. Human mortality improvement in
evolutionary context. *Proc Natl Acad Sci USA.* 2012;109(44):18210-
18214; Warraich HJ, Califf RM. Differences in health outcomes be-
tween men and women: biological, behavioral, and societal factors.
Clin Chem. 2019;65(1):19-23.

32 Steingrimsdottir OA, Landmark T, Macfarlane GJ, Nielsen CS. De-
fining chronic pain in epidemiological studies: a systematic review
and meta-analysis. *Pain.* 2017;158(11):2092-2107; Barker KK. Lis-
tening to Lyrica: contested illnesses and pharmaceutical determin-
ism. *Soc Sci Med.* 2011;73(6):833-842.

33 Mogil JS. Qualitative sex differences in pain processing: emerging
evidence of a biased literature. *Nat Rev Neurosci.* 2020;21(7):353-
365; Vambheim SM, Flaten MA. A systematic review of sex
differences in the placebo and the nocebo effect. *J Pain Res.*
2017;10:1831-1839; Hoffmann DE, Tarzian AJ. The girl who cried
pain: a bias against women in the treatment of pain. *J Law Med*

Ethics. 2001;29(1):13–27; McDonald DD, Bridge RG. Gender stereotyping and nursing care. *Res Nurs Health.* 1991;14(5):373–378; Steingrimsdottir OA, Landmark T, Macfarlane GJ, Nielsen CS. Defining chronic pain in epidemiological studies: a systematic review and meta-analysis. *Pain.* 2017;158(11):2092–2107.

34 Shipman PL. Why is human childbirth so painful? *Am Sci.* 2013;101(6); Albers LL. The duration of labor in healthy women. *J Perinatol.* 1999;19(2):114–119.

35 Sadatmoosavi Z, Shokouhi MA. Relationship of Eve's sin myth in Judeo-Christian and Islamic teachings with women education. 2nd International Seminar of Teaching Excellence and Innovation. February 25, 2014.

36 Helmuth L. The disturbing, shameful history of childbirth deaths. *Slate.* September 10, 2013. https://slate.com/technology/2013/09/death-in-childbirth-doctors-increased-maternal-mortality-in-the-20th-century-are-midwives-better.html. Accessed June 9, 2021.

37 Lurie S. Euphemia Maclean, Agnes Sampson and pain relief during labour in 16th century Edinburgh. *Anaesthesia.* 2004;59(8):834–835.

38 Hibbard B. *The Obstetrician's Armamentarium: Historical Obstetric Instruments and Their Inventors.* Novato, CA: Norman Publishing; 2000.

39 Dunn PM. Sir James Young Simpson (1811–1870) and obstetric anaesthesia. *Arch Dis Child Fetal Neonatal Ed.* 2002;86(3):F207–F209.

40 Caton D. *What a Blessing She Had Chloroform: The Medical and Social Response to the Pain of Childbirth from 1800 to the Present.* New Haven, CT: Yale University Press; 1999.

41 Simpson JA. On a new anaesthetic agent, more efficient than sulphuric ether. *Lancet.* 1847;50(1264):549–550.

42 Caton D. *What a Blessing She Had Chloroform: The Medical and Social Response to the Pain of Childbirth from 1800 to the Present.* New Haven, CT: Yale University Press; 1999; Barry E. Chloroform in childbirth? Yes, please, the queen said. *New York Times.* May 6,

2019. https://www.nytimes.com/2019/05/06/world/europe/uk-royal-births-labor.html.

43 Barry E. Chloroform in childbirth? Yes, please, the queen said. *New York Times.* May 6, 2019. https://www.nytimes.com/2019/05/06/world/europe/uk-royal-births-labor.html.

44 Finkbeiner A. Labor dispute. *New York Times.* October 31, 1999. https://www.nytimes.com/1999/10/31/books/labor-dispute.html.

45 Skowronski GA. Pain relief in childbirth: changing historical and feminist perspectives. *Anaesth Intens Care.* 2015;43Suppl:25–28; MacIvor Thompson L. The politics of female pain: women's citizenship, twilight sleep and the early birth control movement. *Med Humanit.* 2019;45(1):67–74.

46 MacIvor Thompson L. The politics of female pain: women's citizenship, twilight sleep and the early birth control movement. *Med Humanit.* 2019;45(1):67–74.

47 Bryan WT. On American motherhood. Theodore Roosevelt. In: Halsey F, ed. *The World's Famous Orations.* New York: Funk and Wagnalls; 1906.

48 Leavitt JW. Birthing and anesthesia: the debate over twilight sleep. *Signs.* 1980;6(1):147–164.

49 Loeser JD. In memoriam: John J. Bonica (1917–1994). *Pain.* 1994;59(7).

50 Collins M. Natural birth. Lucie's List. https://www.lucieslist.com/natural-birth/#gref. Updated April 2021. Accessed June 9, 2021.

51 Dick-Read G. *Motherhood in the Post-war World.* London: Heinemann Medical Books; 1944; Dick-Read G. *Revelation of Childbirth: The Principles and Practice of Natural Childbirth.* London: Heinemann Medical Books; 1942.

52 Slee E. Misogyny and the epidural: a primer. Medium. November 26, 2018. https://medium.com/s/story/misogyny-and-the-epidural-a-primer-7749328e8999. Accessed June 9, 2021.

53 Badreldin N, Grobman WA, Yee LM. Racial disparities in postpar-

tum pain management. *Obstet Gynecol.* 2019;134(6):1147–1153; Leal MDC, Gama S, Pereira APE, Pacheco VE, Carmo CND, Santos RV. The color of pain: racial iniquities in prenatal care and childbirth in Brazil. *Cad Saude Publica.* 2017;33(Suppl 1):e00078816; Souza MA, Guida JPS, Cecatti JG, et al. Analgesia during labor and vaginal birth among women with severe maternal morbidity: secondary analysis from the WHO Multicountry Survey on Maternal and Newborn Health. *Biomed Res Int.* 2019;2019:7596165.

54 Zelaya CE, Dahlhamer JM, Lucas JW, Connor EM. Chronic pain and high-impact chronic pain among U.S. adults, 2019. *NCHS Data Brief.* 2020(390):1–8; Mogil JS. Qualitative sex differences in pain processing: emerging evidence of a biased literature. *Nat Rev Neurosci.* 2020;21(7):353–365; Hoffmann DE, Tarzian AJ. The girl who cried pain: a bias against women in the treatment of pain. *J Law Med Ethics.* 2001;29(1):13–27; Sorenson SB. Gender disparities in injury mortality: consistent, persistent, and larger than you'd think. *Am J Public Health.* 2011;101(Suppl 1):S353–S358.

55 Mogil JS, Chanda ML. The case for the inclusion of female subjects in basic science studies of pain. *Pain.* 2005;117(1–2):1–5.

56 Steiner TJ, Stovner LJ, Jensen R, Uluduz D, Katsarava Z. Migraine remains second among the world's causes of disability, and first among young women: findings from GBD2019. *J Headache Pain.* 2020;21(1):137.

57 Borsook D, Erpelding N, Lebel A, et al. Sex and the migraine brain. *Neurobiol Dis.* 2014;68:200–214; Hau M, Dominguez OA, Evrard HC. Testosterone reduces responsiveness to nociceptive stimuli in a wild bird. *Horm Behav.* 2004;46(2):165–170; Basaria S, Travison TG, Alford D, et al. Effects of testosterone replacement in men with opioid-induced androgen deficiency: a randomized controlled trial. *Pain.* 2015;156(2):280–288; Aloisi AM, Bachiocco V, Costantino A, et al. Cross-sex hormone administration changes pain in transsexual women and men. *Pain.* 2007;132Suppl 1:S60–S67. doi: 10.1016/

j.pain.2007.02.006.

58 Avona A, Burgos-Vega C, Burton MD, Akopian AN, Price TJ, Dussor G. Dural calcitonin gene-related peptide produces female-specific responses in rodent migraine models. *J Neurosci.* 2019;39(22):4323–4331; Cetinkaya A, Kilinc E, Camsari C, Ogun MN. Effects of estrogen and progesterone on the neurogenic inflammatory neuro-peptides: implications for gender differences in migraine. *Exp Brain Res.* 2020;238(11):2625–2639.

59 Cohen J. Migraine breakthrough: not so fast. Forbes.com. June 6, 2018. https://www.forbes.com/sites/joshuacohen/2018/06/06/migraine-breakthrough-not-so-fast/?sh=35ab46fe8971. Accessed June 9, 2021.

60 Samulowitz A, Gremyr I, Eriksson E, Hensing G. "Brave men" and "emotional women": a theory-guided literature review on gender bias in health care and gendered norms towards patients with chronic pain. *Pain Res Manag.* 2018;2018:6358624.

61 Samulowitz A, Gremyr I, Eriksson E, Hensing G. "Brave men" and "emotional women": a theory-guided literature review on gender bias in health care and gendered norms towards patients with chronic pain. *Pain Res Manag.* 2018;2018:6358624; Vincent A, Lahr BD, Wolfe F, et al. Prevalence of fibromyalgia: a population-based study in Olmsted County, Minnesota, utilizing the Rochester Epidemiology Project. *Arthritis Care Res.* 2013;65:786–792. https://doi.org/10.1002/acr.21896.

62 Munce SE, Stewart DE. Gender differences in depression and chronic pain conditions in a national epidemiologic survey. *Psychosomatics.* 2007;48(5):394–399.

63 Serdarevic M, Striley CW, Cottler LB. Sex differences in prescription opioid use. *Curr Opin Psychiatry.* 2017;30(4):238–246; Cicero TJ, Wong G, Tian Y, Lynskey M, Todorov A, Isenberg K. Co-morbidity and utilization of medical services by pain patients receiving opioid medications: data from an insurance claims database. *Pain.*

2009;144(1–2):20–27; Schieber LZ, Guy GP, Jr., Seth P, Losby JL. Variation in adult outpatient opioid prescription dispensing by age and sex—United States, 2008–2018. *MMWR Morb Mortal Wkly Rep.* 2020;69(11):298–302.

64 Doshi TL, Bicket MC. Why aren't there more female pain medicine physicians? *Reg Anesth Pain Med.* 2018;43(5):516–520; AAPM Board of Directors. American Association of Pain Medicine. https://painmed.org/board-of-directors. Accessed June 11, 2021.

65 Doshi TL, Bicket MC. Why aren't there more female pain medicine physicians? *Reg Anesth Pain Med.* 2018;43(5):516–520.

66 Doctor gets $7m in gender bias suit. Boston.com. www.boston.com/culture/health/2013/02/06/doctor-gets-7m-in-gender-bias-suit/. Published 2013. Accessed June 11, 2021.

67 Jefferson L, Bloor K, Birks Y, Hewitt C, Bland M. Effect of physicians' gender on communication and consultation length: a systematic review and meta-analysis. *J Health Serv Res Policy.* 2013;18(4):242–248; Bertakis KD, Azari R. Patient-centered care: the influence of patient and resident physician gender and gender concordance in primary care. *J Womens Health (Larchmt).* 2012;21(3):326–333; Hirsh AT, Hollingshead NA, Matthias MS, Bair MJ, Kroenke K. The influence of patient sex, provider sex, and sexist attitudes on pain treatment decisions. *J Pain.* 2014;15(5):551–559.

68 Tori ME, Larochelle MR, Naimi TS. Alcohol or benzodiazepine co-involvement with opioid overdose deaths in the United States, 1999–2017. *JAMA Netw Open.* 2020;3(4):e202361; Opioid overdose deaths by gender. Kaiser Family Foundation. https://www.kff.org/other/state-indicator/opioid-overdose-deaths-by-gender/?currentTimeframe=0&sortModel=%7B%22colId%22:%22Location%22,%22sort%22:%22asc%22%7D. Accessed June 9, 2021; Sex and gender differences in substance use. NIDA. April 13, 2021. https://www.drugabuse.gov/publications/research-reports/substance-use-in-women/sex-gender-differences-in-substance-use. Accessed June

9, 2021; Sadhasivam S, Chidambaran V, Olbrecht VA, et al. Opioid-related adverse effects in children undergoing surgery: unequal burden on younger girls with higher doses of opioids. *Pain Med.* 2015;16(5):985–997; Hernandez-Avila CA, Rounsaville BJ, Kranzler HR. Opioid-, cannabis-and alcohol-dependent women show more rapid progression to substance abuse treatment. *Drug Alcohol Depend.* 2004;74(3):265–272.

69 Goodnough A. Overdose deaths have surged during the pandemic, C.D.C. data shows. *New York Times.* April 14, 2021. https://www.nytimes.com/2021/04/14/health/overdose-deaths-fentanyl-opiods-coronavirus-pandemic.html.

70 Jonas WB, Crawford C, Colloca L, et al. Are invasive procedures effective for chronic pain? A systematic review. *Pain Med.* 2019;20(7):1281–1293.

第 9 章　皆源于脑

1 Palamar JJ, Salomone A, Rutherford C, Keyes KM. Extensive underreported exposure to ketamine among electronic dance music party attendees. *J Gen Intern Med.* 2021;36(1):235–237; Clark JD. Ketamine for chronic pain: old drug new trick? *Anesthesiology.* 2020;133(1):13–15.

2 Vuckovic S, Srebro D, Vujovic KS, Vucetic C, Prostran M. Cannabinoids and pain: new insights from old molecules. *Front Pharmacol.* 2018;9:1259.

3 Kondrad E, Reid A. Colorado family physicians' attitudes toward medical marijuana. *J Am Board Fam Med.* 2013;26(1):52–60; Ramaekers JG, Hutten N, Mason NL, et al. A low dose of lysergic acid diethylamide decreases pain perception in healthy volunteers. *J Psychopharmacol.* 2021;35(4):398–405.

4 Putnam FW, Helmers K, Horowitz LA, Trickett PK. Hypnotizability and dissociativity in sexually abused girls. *Child Abuse Negl.*

1995;19(5):645–655.

5 Amiri M, Alavinia M, Singh M, Kumbhare D. Pressure pain threshold in patients with chronic pain: a systematic review and meta-analysis. *Am J Phys Med Rehabil.* 2021;100(7):656–674.

6 Lang EV, Benotsch EG, Fick LJ, et al. Adjunctive non-pharmacological analgesia for invasive medical procedures: a randomised trial. *Lancet.* 2000;355(9214):1486–1490.

7 Madden K, Middleton P, Cyna AM, Matthewson M, Jones L. Hypnosis for pain management during labour and childbirth. *Cochrane Database Syst Rev.* 2016(5):CD009356; Jensen MP, Patterson DR. Hypnotic approaches for chronic pain management: clinical implications of recent research findings. *Am Psychol.* 2014;69(2):167–177; Thompson T, Terhune DB, Oram C, et al. The effectiveness of hypnosis for pain relief: a systematic review and meta-analysis of 85 controlled experimental trials. *Neurosci Biobehav Rev.* 2019;99:298–310.

8 Bishop GH. The skin as an organ of senses with special reference to the itching sensation. *J Invest Dermatol.* 1948;11(2):143–154; Han L, Dong X. Itch mechanisms and circuits. *Annu Rev Biophys.* 2014;43:331–355.

9 Evers AWM, Peerdeman KJ, van Laarhoven AIM. What is new in the psychology of chronic itch? *Exp Dermatol.* 2019;28(12):1442–1447.

10 Schut C, Grossman S, Gieler U, Kupfer J, Yosipovitch G. Contagious itch: what we know and what we would like to know. *Front Hum Neurosci.* 2015;9:57; Darragh M, Booth RJ, Koschwanez HE, Sollers J, III, Broadbent E. Expectation and the placebo effect in inflammatory skin reactions: a randomised-controlled trial. *J Psychosom Res.* 2013;74(5):439–443; Evers AWM, Peerdeman KJ, van Laarhoven AIM. What is new in the psychology of chronic itch? *Exp Dermatol.* 2019;28(12):1442–1447.

11 Werbart A. "The skin is the cradle of the soul": Didier Anzieu on the skin-ego, boundaries, and boundlessness. *J Am Psychoanal Assoc.*

2019;67(1):37–58.

12 Werbart A. "The skin is the cradle of the soul": Didier Anzieu on the skin-ego, boundaries, and boundlessness. *J Am Psychoanal Assoc.* 2019;67(1):37–58.

13 Naldi L, Mercuri SR. Chronic pruritus management: a plea for improvement—can itch clinics be an option? *Dermatology.* 2010;221(3):216–218.

14 Liebenberg L. Persistence hunting by modern hunter-gatherers. Curr *Anthropol.* 2006;47(6):1017–1026.

15 Tipton CM. The history of "exercise is medicine" in ancient civilizations. *Adv Physiol Educ.* 2014;38(2):109–117; Luque-Suarez A, Martinez-Calderon J, Falla D. Role of kinesiophobia on pain, disability and quality of life in people suffering from chronic musculoskeletal pain: a systematic review. *Brit J Sports Med.* 2019;53(9):554–559.

16 Luque-Suarez A, Martinez-Calderon J, Falla D. Role of kinesiophobia on pain, disability and quality of life in people suffering from chronic musculoskeletal pain: a systematic review. *Brit J Sports Med.* 2019;53(9):554–559.

17 Geneen LJ, Moore RA, Clarke C, Martin D, Colvin LA, Smith BH. Physical activity and exercise for chronic pain in adults: an overview of Cochrane Reviews. *Cochrane Database Syst Rev.* 2017;1:CD011279; Rice D, Nijs J, Kosek E, et al. Exercise-induced hypoalgesia in pain-free and chronic pain populations: state of the art and future directions. *J Pain.* 2019;20(11):1249–1266.

18 Fallon N, Roberts C, Stancak A. Shared and distinct functional networks for empathy and pain processing: a systematic review and meta-analysis of fMRI studies. *Soc Cogn Affect Neurosci.* 2020;15(7):709–723; Rosenthal–von der Pütten AM, Schulte FP, Eimler SC, et al. Investigations on empathy towards humans and robots using fMRI. *Comput Hum Behav.* 2014;33:201–212; Meyer ML, Masten CL, Ma Y, et al. Empathy for the social suffering of friends and strangers recruits distinct patterns of brain activation. *Soc Cogn*

Affect Neurosci. 2013;8(4):446–454; Pan Y, Cheng X, Zhang Z, Li X, Hu Y. Cooperation in lovers: an fNIRS-based hyperscanning study. *Hum Brain Mapp.* 2017;38(2):831–841.

19 Bissell DA, Ziadni MS, Sturgeon JA. Perceived injustice in chronic pain: an examination through the lens of predictive processing. *Pain Manag.* 2018;8(2):129–138; Henry SG, Bell RA, Fenton JJ, Kravitz RL. Goals of chronic pain management: do patients and primary care physicians agree and does it matter? *Clin J Pain.* 2017;33(11):955–961.

20 Goldstein P, Weissman-Fogel I, Dumas G, Shamay-Tsoory SG. Brain-to-brain coupling during handholding is associated with pain reduction. *Proc Natl Acad Sci USA.* 2018;115(11):E2528–E2537.

21 Wolters F, Peerdeman KJ, Evers AWM. Placebo and nocebo effects across symptoms: from pain to fatigue, dyspnea, nausea, and itch. *Front Psychiatry.* 2019;10:470; Kirchhof J, Petrakova L, Brinkhoff A, et al. Learned immunosuppressive placebo responses in renal transplant patients. *Proc Natl Acad Sci USA.* 2018;115(16):4223–4227.

22 Rief W, Avorn J, Barsky AJ. Medication-attributed adverse effects in placebo groups: implications for assessment of adverse effects. *Arch Intern Med.* 2006;166(2):155–160; Bingel U, Wanigasekera V, Wiech K, et al. The effect of treatment expectation on drug efficacy: imaging the analgesic benefit of the opioid remifentanil. *Sci Transl Med.* 2011;3(70):70ra14; Kam-Hansen S, Jakubowski M, Kelley JM, et al. Altered placebo and drug labeling changes the outcome of episodic migraine attacks. *Sci Transl Med.* 2014;6(218):218ra215; Holtedahl R, Brox JI, Tjomsland O. Placebo effects in trials evaluating 12 selected minimally invasive interventions: a systematic review and meta-analysis. *BMJ Open.* 2015;5(1):e007331.

23 Kaptchuk TJ, Kelley JM, Conboy LA, et al. Components of placebo effect: randomised controlled trial in patients with irritable bowel syndrome. *BMJ.* 2008;336(7651):999–1003.

24 Use of placebo in clinical practice. Code of medical ethics opin-

ion 2.1.4. American Medical Association. https://www.ama-assn. org/delivering-care/ethics/use-placebo-clinical-practice. Accessed June 11, 2021; Linde K, Atmann O, Meissner K, et al. How often do general practitioners use placebos and non-specific interventions? Systematic review and meta-analysis of surveys. *PLoS One.* 2018;13(8):e0202211.

25 Carvalho C, Caetano JM, Cunha L, Rebouta P, Kaptchuk TJ, Kirsch I. Open-label placebo treatment in chronic low back pain: a randomized controlled trial. *Pain.* 2016;157(12):2766–2772.

26 von Wernsdorff M, Loef M, Tuschen-Caffier B, Schmidt S. Effects of open-label placebos in clinical trials: a systematic review and meta-analysis. *Sci Rep.* 2021;11(1):3855.

27 Canovas L, Carrascosa AJ, Garcia M, et al. Impact of empathy in the patient-doctor relationship on chronic pain relief and quality of life: a prospective study in Spanish pain clinics. *Pain Med.* 2018;19(7):1304–1314.

28 Bylund CL, Makoul G. Empathic communication and gender in the physician-patient encounter. *Patient Educ Couns.* 2002;48(3):207–216.

29 Hojat M, Gonnella JS, Nasca TJ, Mangione S, Vergare M, Magee M. Physician empathy: definition, components, measurement, and relationship to gender and specialty. *Am J Psychiat.* 2002;159(9):1563–1569.

30 Han S. Neurocognitive basis of racial ingroup bias in empathy. *Trends Cogn Sci.* 2018;22(5):400–421.

31 Cao Y, Contreras-Huerta LS, McFadyen J, Cunnington R. Racial bias in neural response to others' pain is reduced with other-race contact. *Cortex.* 2015;70:68–78.

32 Sheng F, Han S. Manipulations of cognitive strategies and intergroup relationships reduce the racial bias in empathic neural responses. *Neuroimage.* 2012;61(4):786–797.

33 Bonica JJ. Organization and function of a multidisciplinary pain

clinic. In: Weisenberg M, Tursky B, eds. *Pain: New Perspectives in Therapy and Research.* Boston: Springer US; 1976:11–20.

34 Kamper SJ, Apeldoorn AT, Chiarotto A, et al. Multidisciplinary biopsycho-social rehabilitation for chronic low back pain: Cochrane systematic review and meta-analysis. *BMJ.* 2015;350:h444; Kligler B, Bair MJ, Banerjea R, et al. Clinical policy recommendations from the VHA State-of-the-Art Conference on non-pharmacological approaches to chronic musculoskeletal pain. *J Gen Intern Med.* 2018;33(Suppl 1):16–23.

35 Schatman ME, Webster LR. The health insurance industry: perpetuating the opioid crisis through policies of cost-containment and profitability. *J Pain Res.* 2015;8:153–158.

36 Schatman ME, Webster LR. The health insurance industry: perpetuating the opioid crisis through policies of cost-containment and profitability. *J Pain Res.* 2015;8:153–158.

37 Lebovits A. Maintaining professionalism in today's business environment: ethical challenges for the pain medicine specialist. *Pain Med.* 2012;13(9):1152–1161.

38 VA Office of Public and Intergovernmental Affairs. VA becomes first hospital system to release opioid prescribing rates. US Department of Veterans Affairs. January 11, 2018. https://www.va.gov/opa/pressrel/pressrelease.cfm?id=3997. Accessed June 11, 2021; Mattocks K, Rosen MI, Sellinger J, et al. Pain care in the Department of Veterans Affairs: understanding how a cultural shift in pain care impacts provider decisions and collaboration. *Pain Med.* 2020;21(5):970–977.

39 Taheri AA, Foroughi AA, Mohammadian Y, et al. The effectiveness of acceptance and commitment therapy on pain acceptance and pain perception in patients with painful diabetic neuropathy: a randomized controlled trial. *Diabetes Ther.* 2020;11(8):1695–1708.

40 Coronado RA, Brintz CE, McKernan LC, et al. Psychologically informed physical therapy for musculoskeletal pain: current approaches, implications, and future directions from recent randomized trials.

Pain Rep. 2020;5(5):e847; Trindade IA, Guiomar R, Carvalho SA, et al. Efficacy of online-based acceptance and commitment therapy for chronic pain: a systematic review and meta-analysis. *J Pain.* April 20, 2021. https://doi.org/10.1016/j.jpain.2021.04.003.

41 Godfrey E, Wileman V, Galea Holmes M, et al. Physical therapy informed by acceptance and commitment therapy (PACT) versus usual care physical therapy for adults with chronic low back pain: a randomized controlled trial. *J Pain.* 2020;21(1–2):71–81.

42 Hamilton A. Stop telling chronic pain patients that we should just accept our pain. Rooted in Rights. June 21, 2018. https://rootedin-rights.org/stop-telling-chronic-pain-patients-that-we-should-just-accept-our-pain. Accessed June 11, 2021.

43 Godfrey E, Wileman V, Galea Holmes M, et al. Physical therapy informed by acceptance and commitment therapy (PACT) versus usual care physical therapy for adults with chronic low back pain: a randomized controlled trial. *J Pain.* 2020;21(1–2):71–81.

44 Munkholm K, Paludan-Muller AS, Boesen K. Considering the methodological limitations in the evidence base of antidepressants for depression: a reanalysis of a network meta-analysis. *BMJ Open.* 2019;9(6):e024886.

45 Bell JT, Loomis AK, Butcher LM, et al. Differential methylation of the TRPA1 promoter in pain sensitivity. *Nat Commun.* 2014;5:2978.

图书在版编目（ＣＩＰ）数据

伤痕之歌：疼痛的黑暗历史 / (巴基) 海德·瓦莱
奇 (Haider Warraich) 著；刘晓燕译. — 贵阳：贵州
人民出版社, 2023.10
书名原文: The Song of Our Scars: The Untold
Story of Pain
ISBN 978-7-221-17796-4

Ⅰ.①伤… Ⅱ.①海… ②刘… Ⅲ.①疼痛—研究
Ⅳ.①R441.1

中国国家版本馆CIP数据核字(2023)第160986号

THE SONG OF OUR SCARS.Copyright © 2022 by Haider Warraich.
All rights reserved.
本书中文简体版权归属于银杏树下（北京）图书有限责任公司。
著作权合同登记图字：22-2023-094号

SHANGHEN ZHI GE：TENGTONG DE HEIAN LISHI
伤痕之歌：疼痛的黑暗历史

著　者：［巴基斯坦］海德·瓦莱奇
译　者：刘晓燕

出 版 人：朱文迅	选题策划：后浪出版公司
出版统筹：吴兴元	编辑统筹：王　頔
策划编辑：王潇潇	特约编辑：刘昱含
责任编辑：严　娇	责任印制：常会杰
医学审校：王若愚	
装帧制造：墨白空间·陈威伸 ｜ mobai@hinabook.com	
营销推广：ONEBOOK	

出版发行：贵州出版集团　贵州人民出版社
地　　址：贵阳市观山湖区会展东路SOHO办公区A座
印　　刷：嘉业印刷（天津）有限公司
版　　次：2023年10月第1版
印　　次：2023年10月第1次印刷
开　　本：880毫米×1194毫米　1/32
印　　张：12.75
字　　数：262千字
书　　号：ISBN 978-7-221-17796-4
定　　价：65.00元

贵州人民出版社微信

从白大褂到病号服
探索医疗中的人性落差

In Shock: My Journey from Death to Recovery and the Redemptive Power of Hope

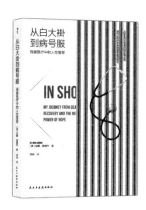

一段离奇经历，一场求生之旅，一部点破医患关系症结的警醒之作，一部对美国医疗界产生深刻影响的回忆录。作者荣登抗击新冠"医院英雄"榜单。本书为《洛杉矶时报》畅销书，被译为 8 种语言，被纳入英美多所大学医学院培训体系。

作者：[美] 拉娜·奥迪什
（ Dr. Rana Awdish ）

译者：郑澜

书号：ISBN 978-7-5139-3134-2

定价：39.80 元

内容简介 | 作为一名年轻的医生，奥迪什曾相信，严格的医疗训练就是她和同行们走上工作岗位前所需的一切，但她很快会发现自己错得有多离谱。在刚刚结束实习、即将开始正式工作时，一个隐匿的肿瘤破坏了她的肝脏，引发了一系列灾难事件，也让她失去了腹中的孩子。她躺在 ICU 里，接受着接二连三的紧急手术，忍受着多重器官衰竭。许多次病情危急时，带给她意料外打击的却是她身边的医生同行——对误诊的冷漠，对病痛的全盘忽视，理所当然的情感疏离。奥迪什感到恐惧不安，然而最重要的是，她感到震惊：患者要面对的不只有疾病本身。在当前最好的医疗条件下，人情味依然是一项奢求。

在这本视角独特、文笔优美的回忆录中，奥迪什与读者分享了自己的故事。她呼吁采取行动，让医生们以一种新模式去重新思考医患之间的情感互动，并给所有的疾病研究者提供了一份大胆的路线图。真正的治愈需要良好的沟通、医生充分的同理心以及在医患之间建立真诚关系的努力。这是一种双赢的选择。

不同的音调
自闭症的故事
In a Different Key: The Story of Autism

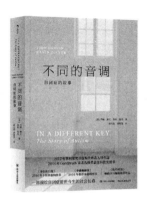

一部描绘自闭症前世今生的社会长卷。2017年普利策奖非虚构类终选入围作品，2016年Goodreads读者选择奖最佳科技类图书，《华尔街日报》2016年十佳非虚构图书之一，《华盛顿邮报》2016年推荐非虚构图书，《纽约时报》畅销书与编辑推荐作品。

内容简介 | 1910年，一名瑞士精神病学家首次使用"autistic"来描述一些精神分裂症患者的思维模式。1942年，美国"自闭症研究之父"列昂·肯纳根据11名儿童的病情，借用"autistic"一词，将这种疾病命名为"情感接触中的自闭性障碍"。

　　《不同的音调》讲述了一个世纪以来人们对自闭症的认识发展。这部历史不仅是由学者与先驱的研究构成的，更是无数孩子及其家庭不被理解的痛苦与不折不挠的奋斗写就的。在这里，母亲们摆脱了针对自身的道德指责，家长们努力推动了相关领域内的科学研究，医疗界为寻找病因和疗法进行了数不清的尝试，政界与法律界为这些孩子铺平了进入普通课堂的道路。

　　这也是一部关于失败和进步的历史，展现了在面对未知威胁时人性的黑暗与光明。唐文和祖克以理性的笔触忠实记录下人们走过的弯路与获得的成就，并告诉我们，这段旅途仍在继续。

著者：[美]约翰·唐文（John Donvan）凯伦·祖克（Caren Zucker）

译者：高天放 诸葛雯

书号：ISBN 978-7-220-11109-9

定价：75.00元

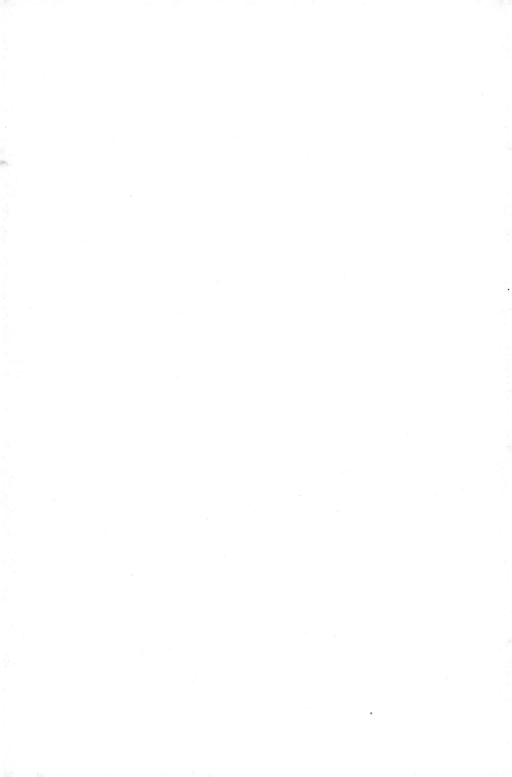